한방
피부미용법
330 지혜

한방
피부미용법
330 지혜

김이현 編著
(상당한의원 원장)

도서
출판 **한방미디어**

예로부터 미인을 말하는 첫 번째 조건이 있다. 아름다운 피부다. 깨끗하고 윤기나는 피부는 아름다움을 가늠하는 중요한 척도가 된다.

흔히들 눈이 예쁘면 다 예쁘다거나 코가 반듯하면 얼굴의 균형이 잡혀있다고들 하지만 이 또한 아름다운 피부가 전제된 후의 일이다.

아무리 이목구비가 뚜렷해도 피부가 곱지 않으면 그 아름다움은 빛을 잃기 때문이다.

그런 탓에 피부미용에 쏟아 붓는 여성들의 정성은 대단하다. 시간과 노력을 아끼지 않는다. 동서고금을 막론하고 그래왔고 그것은 인류의 역사가 지속되는 한 앞으로도 계속될 것이다.

실제로 임상에서 진료를 하다보면 많은 여성들이 크고 작은 피부 트러블로 고민한다는 사실을 심심찮게 접할 수 있다. 흔하디 흔한 여드름부터 시작해 기미나 주근깨, 주름살 등 다양한 문제들을 하소연한다.

그런 사례들을 접하면서 오래 전부터 꿈꿔온 일이 있었다. 한방피부미용법에 관한 하나의 정립된 이론을 세워보자는 것이 바로 그것이었다.

이번에 출판을 하게 된 〈한방 피부미용법 330 지혜〉는 그 오랜 꿈의 산물이다.

많은 사람들은 피부하면 단순히 표피적인 문제로만 인식을 한다는 사실도 이 책의 출간을 서두르게 된 배경이 되었다.

왜냐하면 아름다운 피부는 몸과 마음, 그리고 정기에서 나오는 것이기 때문이다.

일찍이 한의학에서 피부는 내장기관이 튼튼한가, 그렇지 않은가를 비추는 거울로 보았다. 그것은 피부를 인체의 유기적인 총체의 일부로 간주하기 때문이다.

즉 얼굴이나 피부, 머리카락, 오관 등은 인체의 일부분으로 이들 부위의 왕성과 쇠약은 신체의 건강상태를 직접적으로 반영하고 있다는 시각이다.

따라서 피부가 희고 부드러우며 안색이 불그스레하고 체구가 건강하면 건강미의 표상이 된다. 이는 오장육부와 경맥의 기능이 정상이고 기혈이 넘친다는 표현으로 보기 때문이다.

그래서 한의학에서는 건강한 신체에 기혈의 운행이 잘되고 오장육부의 음양이 균형으로 이루어야만이 청춘을 유지할 수 있다고 본다. 또한 피부가 늙지 않고 살결이 부드러우며 탄력을 잃지 않는다고 보는 것이다.

한방 피부미용법은 이러한 기초위에서 출발한다. 그런 까닭에 한방 피부미용법에서 강조하고 있는 것은 근본적으로 오장육부의 기운을 도우며 경락을 소통시켜야 한다는 점은 중요시 한다. 또한 기(氣)와

혈(血)의 운행을 원활히 하고 풍(風)을 몰아내며 열을 맑히는 치료법이 주로 활용된다. 특히 피를 식히고 해독하며 종기를 해소시켜 피부를 윤택하게 하고 하얀 피부로 만드는데 주안점을 둔다.

그리하여 주름살을 완화시키고 모발과 오관에 유익한 영향을 주어 젊음은 더욱 젊게 하고 젊음을 잃은 경우는 새로운 젊음을 되찾게 해주는 효능을 발휘한다. 그야말로 전반적인 몸의 기능을 높여주어 아름다운 피부 또한 가꾸어 주는 것이 한방 피부미용법이 지닌 장점이라 할 수 있을 것이다.

이 책 또한 이러한 관점을 주요 골자로 하고 있다. 이러한 토대 위에서 다양한 한약재를 이용하여 여드름의 근본을 다스리고 기미나 주근깨를 없애주며 주름살을 펴주고 예방할 수 있는 한방요법을 총망라시켰다.

부디 이 한 권의 책이 아름다운 피부를 가꾸고 건강한 삶을 영위하는데 좋은 건강지침서가 되기를 기대해 본다. 부작용이 없고 효과 또한 뛰어난 한방 피부미용법을 일상생활 속에서 꾸준히 활용한다면 그 염원은 결코 어려운 일이 아닐 것이다.

김 이 현

CONTENTS

11

제1장

한방 피부미용법이란 무엇인가

한방 미용법이란 한약재를 응용하여 인체의 생리기능을 조절하고 노화과정을 완화시키는 것을 말한다. 사람들은 저마다 각기 다른 생리와 피부색의 특징을 지니고 있다. 그렇다 하더라도 대부분의 사람들이 추구하는 바는 하나다. 보다 아름다워지고 싶어 하고 최대한 노화를 예방하고자 한다는 점이다. 한방 미용법은 이러한 욕구를 충족시켜준다.

그 방법은 간단하다. 일부 한약을 복용하거나 외용 한약 미용제에다 인체의 전신기능과 국부 치료를 서로 결합시키는 방법을 쓴다.

이는 근본적으로 오장육부의 기운을 도우며 경락을 소통시킨다. 또한 기(氣)와 혈(血)의 운행을 원활하게 하고 풍(風)을 몰아내며 열을 끌어 내린다. 피를 식히고 해독하며 종기를 해소시키고 피부를 윤택하게 하며 하얀 피부로 만든다.

특히 주름살을 완화시키며 모발과 오관(五官)에 유익한 영향을 주어 젊음은 더욱 젊게 하고 젊음을 잃은 경우는 다시금 새로운 젊음을 되찾게 해주는 역할을 한다.

그야말로 전반적인 몸의 기능을 높여주면서 아름다운 피부 또한 가꾸어 주는 것이 한방미용법의 실체라 할 수 있다.

이러한 한방미용법은 그 효과가 뛰어날 뿐만 아니라 장기간 사용하여도 부작용이 없어 그 진가를 배가시키고 있다.

2
한방 미용법의 특징

　　한방 미용법은 오랜 세월을 통해 축적되고 또 전해 내려오면서 끈질긴 생명력을 유지해오고 있는 경험의 산물이다. 그것은 특히 피부의 노화를 완화하고 얼굴을 아름답게 하며 청춘을 간직하게 하면서 장수를 누리게 한다는 중요한 특징을 지니고 있다. 요약하면 다음과 같다.

○ 한방 미용법은 총체적 미용으로 근본 치료를 주요 핵심으로 한다.

　　한방 미용법은 화학약품의 화장품이나 현대 미용법과 비교해 볼 때 우수성과 실용성을 가지고 있다. 화학약품으로 만들어진 화장품은 다만 아름다움을 꾸며내는 작용이 중요한 기능이다. 쉽게 말해 표면만 다스리는 작용이 강하다.

　　손쉬운 예를 들어보면 몸이 야윈 사람의 경우 어떠한 화장이나 분장을 한다 해도 깡마른 얼굴과 탄력이 없는 피부는 감출 수가 없다. 그러나 한방 미용법은 근본적으로 총체적 미용에 중점을 두고 있기 때문에 근본 치료를 핵심으로 삼고 있다. 옛 한의서인 〈성제총록(聖濟總錄)〉에 의하면 다음과 같은 기록이 있다.

　　"얼굴을 아름답게 하는 것은 혈기(血氣)를 도우는 것을 우선으로 해야 한다. 만약 이를 알지 못하고 얼굴에 바르는 보잘 것 없는 술수

15

로서는 올바른 방법이 되지 못한다."고 했다.

이점이 바로 총체적인 관점에서 출발하고 있는 한방 미용법의 특징이다. 얼굴을 인체의 유기적인 총체의 일부로 간주하고 있기 때문이다. 한의학에서는 얼굴의 영(榮)과 쇠(衰)는 오장육부, 기혈과 밀접한 관계가 있다고 본다. 얼굴이나 피부, 머리카락, 오관, 손톱은 인체의 일부분으로 이들 부위의 왕성과 쇠약은 신체의 건강상태를 직접적으로 반영하고 있다는 것이다.

따라서 피부가 희고 부드러우며 안색이 불그스레하고 체구가 건장하면 건강미의 표상이 된다. 이는 오장육부와 경맥의 기능이 정상이고 기혈이 넘친다는 표현으로 보기 때문이다.

그래서 한의학에서는 건강한 신체에 기혈의 운행이 잘되고 오장육부의 음양이 균형을 이루어야만이 청춘을 유지시킬 수가 있다고 했다. 피부가 늙지 않고 살결이 부드러우며 탄력을 잃지 않는다고 본다. 머리카락도 일찍 희어지지 않고 오관과 신체의 모든 부위가 비로소 건강하게 된다는 것이다.

그렇지 못하고 허증(虛症)이 나타나거나 허증(虛症)을 동반한 질병은 피부병을 일으켜서 미용에도 적잖은 영향을 미치게 된다. 예를 들면 계통성홍반낭창(系統性紅斑狼瘡)의 경우 모든 신음허증(腎陰虛症)을 수반하고 있다. 또한 신수(腎水)가 위로 뜨거나 수(水)가 쇠퇴하거나 화(火)가 거세어지면 살결이나 피부, 또는 안색을 검게 만들어 버린다.

이러한 경우는 신장을 보하는 것부터 치료를 시작해야 한다. 약재는 숙지황, 산수유, 산약, 택사, 복령, 목단피, 백작약, 적작약, 단삼, 진피 각각 10g으로 처방을 구성하여 복용하면 된다. 이 처방은 인체의 신경 내분비와 대사 기능을 조절하면서 뇌하수체(腦下垂體)의 흥분을 높여준다. 또 인체의 면역상태를 개선시켜주어 뛰어난 미용작용을 발휘하게 된다. 이같은 예에서도 알 수 있듯이 한방 미용법은 근본에 대한 치료가 중요한 핵심이다. 인체의 유기적인 총체를 조절하면서 미용의 목적 또한 이루게 한다고 할 수 있다.

그래서 한방 미용법은 외용약과 내복약뿐만 아니라 식품이나 침구술, 안마, 기공 등 여러 종류의 한방 요법을 집대성 시키고 있다.

이러한 총체적인 관리와 국부적인 치료가 종합적으로 활용되는 한방 미용법은 그래서 효과도 뛰어나다.

◯ 한방 미용제는 천연성분이라 안전하다.

한방 미용제는 외용이든, 내복약이든간에 한약의 천연적인 유효성분을 함유하고 있다. 이들 천연성분의 종류는 매우 다양하다. 알칼로이드, 유기산류, 휘발유류, 아미노산, 단백질과 효소, 비타민, 미량원소, 식물색소, 그리고 많은 중요한 물질이 함유돼 있다. 예를 들어 보혈의 한약재인 당귀에는 휘발성 물질이 함유돼 있고 니코틴산, 비타민 B12, 비타민 E와 그밖에 많은 물질이 함유돼 있다.

인삼도 예외는 아니다. 보약의 대명사로 불리는 인삼에는 20여종의 중요한 물질이 함유돼 있어 신경계통과 물질대사, 심혈관 계통 등에 모두 훌륭한 조절작용이 있으므로 항노화작용이 있는 것으로 밝혀졌다. 홍삼 또한 항지지과산화의 능력이 있어 갈색지방색소와 나이가 들어보이게 하는 물질의 생성을 억제함으로써 노인성 반점의 형성을 방지하는 것으로 알려져 있다.

특히 보골지는 신장을 보하고 양기를 도우면서 풍부한 미량원소가 함유돼 있어 백전풍(白癲風)에 대하여 특별한 치료작용이 있는 것으로 밝혀지기도 했다.

더구나 천연성분만을 지닌 미용 한약은 일반적으로 인체와 피부에 전혀 해가 없는 것으로 드러나고 있어 그 진가를 배가시키고 있다.

설사 일부 한약 가운데 간혹 소수의 자극성과 독성이 있는 약재가 있다 해도 다른 약재와 배합하여 중화시키게 되므로 얼굴과 피부에 대하여 자극성이 없거나 있다 해도 극히 미미한 정도이다. 바로 이점 이 한방 미용제가 지닌 장점이라 할 것이다.

○ 한방 미용법은 예방과 치료를 결합시킨 이중작용을 발휘한다.

많은 작용과 용도가 있는 한약제제의 미용제품은 총체적인 미용의 관점에서 시작하여 근본을 치료하는 특성이 있다. 얼굴에 혈색이 돌 게 하고 피부를 희고 부드러우며 매끈하게 한다. 또 주름살을 예방하 고 항노화 효능이 있어 특히 중, 노년이나 피부가 약한 사람, 또는 과 민성을 지닌 사람에게 더욱 효과적이다. 한방 미용팩 하나만 보더라 도 그렇다. 한방 미용팩은 주름살을 없애고 피부를 윤택하게 하는 효 과 뿐만 아니라 피부의 주근깨에도 뚜렷한 치료 효과가 있다. 일종의 예방과 치료를 위주로 하면서 각종 피부질환도 치료하는 것을 보조로 삼고 있는 미용법이라 할 수 있다.

그러므로 한방 미용팩은 피부의 노화가 시작되는 20대 이후의 모든 연령층에 효과적이다. 이밖에도 각종 한약재의 미용분말, 미용액, 미용연고 등 한방 미용법은 그 종류도 다양하다. 이들 외용 미용제품에 함유돼 있는 한약은 거의 대부분 피부를 윤택하게 하고 희게 하는 작용이 있다. 특히 이들 한약미용제제는 독성도 적고 부작용도 거의 없으며 다양한 작용을 발휘하므로 앞으로 꾸준히 발전시켜 나가면 훌륭한 화장품으로 세계적인 경쟁력을 지닐 수 있을 것이다.

③

한방 미용제의 분류

한방 미용의 효과를 충분히 발휘하고 독과 부작용을 감소시키면서 약재의 성질과 약의 응용 목적에 따라 한약재를 적절히 가공하여 만들어낸 것이 바로 한방 미용제이다.

이러한 한방 미용제는 한의학의 진수를 농축시킨 것으로 한의학의 역사와 함께 발전되어 왔다. 그 종류는 크게 여섯 가지로 나눌 수가 있다.

1) 한방 외용약

한방 외용약은 한방 미용분, 한방 미용액, 한방 미용연고, 한방 미용팩 등이 포함된다. 이들 미용제는 주로 피부와 얼굴에 문지르고 바르는 것들이다.

그 효능은 대부분 피부를 깨끗하게 하고 잡티를 제거하는 작용이 있다. 피부에 바르면 곧 피부를 통해 흡수가 되면서 경락을 소통하고 기혈을 운행하며 살결을 희게 하는 효과를 발휘한다. 특히 젊음을 간직하게 하고 노화를 완화하며 주름살을 제거한다.

이같은 작용을 한의학적인 관점으로 풀이하면 다음과 같다. 한방 미용제는 피부조직이 자양과 영양을 동시에 얻게 하고 신진대사에 필요한 환경을 만들어 주어 조직세포가 유효성분을 직접 얻어서 각종 피부질환에 대해 치료와 예방의 이중작용을 하게 된다고 보는 것이다.

그래서 얼굴의 여드름이나 멜라닌 색소의 침착으로 발생하는 주근깨나 검버섯, 기미 등에 뚜렷한 치료 효과가 있고 또한 피부를 곱고 윤기나게 하며 주름살을 완화시키는 작용을 발휘하게 된다.

이때 주의할 것은 한방 외용약을 사용할 경우 약재가 눈, 코, 입 속에 들어가지 않도록 조심한다.

○ 한방 미용분

한 가지 또는 여러 가지 한약을 가공하여 골고루 섞은 다음 분말로 만든 것을 말한다. 이러한 한방 미용분은 일반적으로 얼굴을 씻은 뒤 얼굴에 바르거나 직접 응용하여 손, 얼굴을 씻는다. 간혹 밑화장으로 응용되기도 한다.

외용으로 사용하는 한방 미용분은 일반적으로 보(補)하는 약효를 지닌 약재가 포함되지 않는다. 대부분 향기가 있고 몽우리를 흩트리며 살충하고 가려움을 멎게 하는 약재를 주로 쓴다. 또 풍(風)을 몰아내고 한기(寒氣)를 풀어내며 활혈(活血)하여 어(瘀)를 몰아내고 살결을 희게 하는 한약으로 구성돼 있다.

이러한 한방 미용분은 비교적 응용 범위가 넓다. 소수의 건성피부를 제외하고는 모든 종류의 피부와 체질에 쓸 수 있는 장점이 있다.

○ 한방 미용액

신선한 약재를 찧어서 그 즙을 내거나 약재에서 유효성분을 추출하여 만든 액체이다.

한방 미용액은 일반적으로 만들기가 간편하고 약 성분의 분산속도와 흡수가 빠르다. 피부 표면과의 접촉 면적이 넓고 효과 또한 빠르게 나타나는 특징이 있다.

이러한 한방 미용액은 알코올을 용제(溶劑)로 삼는 경우가 많다. 이럴 경우 한방 미용액은 한약의 유효성분을 가지고 있으며 장기간 보관해도 변질될 염려가 없어 좋다.

그러나 한방 미용액은 일반적으로 즉석에서 만들어 쓰고 오래 두지 않는 것이 좋다. 한방 미용액을 사용할 때는 적은 양에 솜을 묻혀서 천천히 바르면 된다.

◑ 한방 미용연고

한방 미용 연고는 한약과 기본물질을 가지고 만들어진 외부용 반고체 또는 고체와 유사한 제제이다.

주로 피부를 윤택하게 하고 혈색을 좋게 하거나 살결을 희게 하고 주름살을 감소시키며 주근깨나 검버섯, 여드름, 기미 등을 치료하는 한약재에다 연고물질을 넣어서 만든다. 이렇게 만들어진 한약 미용연고는 쉽게 건조가 되지 않으므로 한약의 유효성분이 피부 속에 스며들어가 약효를 발휘하는 특징이 있다.

약재와 혼합하여 연고가 되게 하는 기본물질은 약재의 발산과 흡수에 매우 중요한 영향을 미치므로 다음과 같은 조건을 지닌 물질이어야 한다.

첫째 적절한 점도와 확장성질, 그리고 자극성이 없어야 한다.

둘째 한약재의 수용액 또는 유용액과 서로 혼합되고 흡수와 분비를 돕는 작용이 있어야 한다.

셋째 한약재의 훌륭한 매체가 되어 한약 성분의 발산과 흡수에 있어 유익한 작용을 해야 한다.

넷째 피부의 정상기능에 방해가 되지 않아야 한다.

이러한 조건을 지닌 기본 물질에는 참기름이나 콩기름, 낙화생유, 바세린 등을 활용하는 것이 좋다.

특히 한방 미용 연고는 피부를 윤택하게 하고 치료작용이 있어야 하는 특성 외에도 부드럽고 매끈하며 농도가 적절하여 쉽게 발라져야 한다. 수분을 흡수하는 성질과 약 성분의 발산 및 침투성이 좋아야 하고 비교적 뛰어난 안전성에 장기간을 보관해도 변질이 잘 안되며 자극성이 없고 잘 씻어지는 것이어야 한다.

◯ 한방 미용팩

한방 미용팩은 계란 흰자위나 기타 피부에 영양이 있는 점액즙에다 미용작용이 있는 한약 분말을 섞어서 만든 것이다.

이렇게 만들어진 한약재 미용팩은 피부를 자양하고 주름살을 예방하며 건조해지고 거칠어지는 것을 예방한다. 또 피부에 침범하려는 외사(外邪)를 막아주기도 한다.

사용방법은 잠자리에 들기 전에 바르고 약 20분 정도 있다가 씻어내거나 다음날 아침에 씻어내는 경우도 있다. 특히 한약재와 석고를 혼합한 팩도 있는데 이는 석고가 응고되는 과정에서 발산되는 열을 응용한 팩이다. 그 열이 피부의 혈액순환과 유효성분의 흡수를 촉진하여 피부질환을 예방하고 미용 효과 또한 거둘 수 있게 해준다. 이 방법은 특히 여드름과 기미에 효과가 뛰어나다.

한편 한방 미용팩을 응용할 때는 얼굴 전체에 바르거나 질환이 있는 부위에만 중점적으로 발라도 된다. 이때 주의할 점은 다음과 같다.

○ 한방 미용팩을 하기 전에는 먼저 눈썹, 머리카락 가장자리, 눈 입술 가장자리에 바세린을 발라서 팩에 접착이 안되게 한다.

○ 팩을 행하기 전에는 미리 알레르기 반응실험을 해보아야 한다. 손등 이나 피부에 바른 다음 30분 정도 있다가 씻는다. 이때 바른 부위에 아무런 이상이 나타나지 않을 경우 사용해야 한다.

○ 팩에는 단백질이 풍부하여 세균감염이 쉽게 이루어진다. 그러므로 1 회에 많이 만들지 말고 쓸 때마다 조금씩 만드는 것이 좋다. 특히 석 고는 쉽게 굳어지므로 반드시 그때그때 만들어서 즉시 사용해야 한 다.

2) 한방 내복약

내복용 한방 미용제는 작용상 크게 두 가지로 나누어진다. 하나는 각종 피부 질환을 치료하는 미용제이고 또다른 하나는 미용건강 처방 이다.

전자는 주로 활혈(活血)하고 어(瘀)를 제거한다. 또 풍(風)과 한기 (寒氣)를 몰아내며 열과 독을 맑히고 해소하면서 몽우리를 흩트리는 성질이 있어 피부에 영향을 주는 각종 질환을 치료하는 작용이 있다.

후자는 그야말로 미용 건강을 위한 처방이다. 주로 오장육부를 자양(滋養)하고 기혈(氣血)을 보한다. 또 경락을 소통시키는 등의 방법으로 피부를 희고 곱게 하며 주름살을 제거하고 혈색이 돌게 하여 아름다워지게 하는데 그 목적이 있다.

이러한 한방 내복약에는 미용 환약이나 미용 가루약, 미용 탕제 등이 있다.

○ 미용 환약

한약을 가루로 만든 뒤 여러 가지의 환약으로 만든 것이다. 환약을 만드는 재료로는 벌꿀, 약즙, 전분, 농축약재 등이 있다. 이밖에도 미용의 필요에 따라 재료를 선택하기도 한다. 흑설탕이나 물엿, 대추 찧은 것 등이 많이 활용된다.

○ 한방 미용 가루약

내복하는 가루약의 정의와 만드는 법은 외용 미용가루약과 같다. 그러나 내복하는 미용 가루약은 일반적으로 흡수가 잘되고 효과가 빠르다는 특징이 있다.

○ 한방 미용 탕제

약재를 달이거나 그 즙을 내어 만든 탕약이다. 이러한 한방 미용탕제는 간단하고 재료가 광범위하면서 자극성과 부작용이 없다는 특성이 있다. 특히 액체 약제라는 장점을 가지고 있기도 하다. 그것은 곧 흡수가 빨라 미용효과가 빨리 나타난다는 것을 의미한다.

만드는 방법은 끓이고 달이거나 혹은 끓는 물로 우려내어 자주 마시는 것 등 세 가지 방법이 있다.

3) 한방 미용 식이요법

미용 식이요법은 피부를 윤택하게 하고 희게 한다. 혈색을 좋게 하며 주름살이나 검버섯, 반점 등을 제거하는 음식을 위주로 하여 구성된 미용약선을 말한다.

이는 한의학적인 특징을 가장 잘 나타내주는 독특한 미용방법이기도 하다. 음식을 통해 노화를 완화하고 청춘을 간직하게 하는 원리를 강조하고 있기 때문이다.

이러한 미용 식이요법은 단순히 미용의 효과만을 위한 방법이 아니다. 우선은 건강에 유익하고 보하는 작용을 한다. 이와 더불어 청춘을 간직하게 하고 얼굴을 아름답게 하는 효능을 함께 가지고 있다. 특히 이러한 미용 식이요법은 부작용 없이 장기간 계속 할 수 있어 가장 이상적인 미용법이라 할 수 있다.

일찍이 한의학에서는 균형을 이루는 음식의 섭취야말로 피부와 살결을 건강하게 하고 아름답게 하는데 없어서는 안되는 중요한 요소로 여겼다. 옛 한의서인 〈황제내경(黃帝內經)〉에 의하면 오곡(五穀)으로 자양하고 오과(五果)로 유익하게 하며 오채(五菜)로 보충하되 그 배합은 적절히 해서 정기를 보학 도와야 한다."고 했다.

이른바 약(藥)과 식(食)은 동원(同源)으로서 음식의 조화로 오장육부를 좋게 해야 한다는 것이 옛 한의학자들의 일치된 견해였다.

그렇다면 어떤 음식을 먹어야 피부미용에 좋을까. 이 의문에 대해 현대의학에서는 건강한 체액은 약 알카리성이어야 한다고 강조한다. 만일 과도한 산성식품을 섭취하면 체액이 산성으로 기울어지고 인체 세포의 신진대사작용이 저조하게 됨으로써 피부가 거칠어진다는 것이다. 또 주름살이 생기게 되고 색소가 침착하여 안색이 누렇게 되며 야위게 되는 좋지 못한 결과를 초래한다는 것이다.

일반적으로 육류나 쌀, 밀가루는 산성식품에 속한다. 반면 과일이나 채소는 알카리성 식품이면서 풍부한 비타민과 미량의 미네랄을 함유하고 있다. 이들 비타민이나 미량의 미네랄은 피부미용에 직접적인 영향을 미치는 것으로 알려져 있다. 따라서 만약 이들의 공급이 원활하지 못하게 되면 각종 피부장애를 일으키게 된다.

예를 들어 비타민 A가 결핍되면 피부가 건조해지고 거칠어져 여드름이나 버짐, 반점 등이 생긴다. 또 비타민 B2가 결핍돼도 잔주름이 생기고 피부가 거칠어지며 알레르기 피부병이나 여드름 등의 피부질환을 발생시킨다.

비타민 C도 피부미용에 중요한 역할을 한다. 만약 비타민 C가 부족하면 피부의 탄력이 없어지고 색소 침착이나 기미, 검버섯 등이 나타나기 때문이다. 비타민 D도 마찬가지다. 비타민 D가 결핍되면 습진이나 궤양의 발생이 빈번해진다. 특히 비타민 E가 결핍되면 피부가 쉽게 건조해지고 노화가 쉽게 온다. 검버섯이나 주름살도 많이 생긴다.

따라서 피부미용을 위해서는 평소 비타민의 함량이 높은 딸기, 수박, 귤, 토마토 등의 과일이나 녹색채소를 많이 섭취하여 열을 내리고 습(濕)을 제거하는 것이 중요하다.

열독(熱毒)이 거세게 맺혀서 생겨난 여드름이나 딸기코 등 피지성

27

(皮脂性) 피부질환이 생겨난 경우는 열이 되고 습(濕)으로 변화가 잘 되는 동물성 단백질과 지방 섭취를 줄이면서 비타민 함량이 풍부한 과일이나 채소를 많이 섭취하여 열을 내리고 해독해야 한다.

대체적으로 지성피부일 경우는 레몬이나 유자, 사과, 참외, 포도, 미나리를 많이 먹는 것이 좋고 건성피부일 경우는 배, 양배추, 멜론, 감, 바나나를 많이 먹는 것이 좋다. 중성피부일 경우는 수박이나 목이버섯, 오이, 무화과, 양파를 많이 먹으면 피부미용에 도움을 준다.

이러한 효과 때문에 과일이나 채소가 미용 식품이라고 하는 것이다. 그러나 과일이나 채소가 미용에 도움이 되는 것은 사실이지만 평소 단백질의 섭취를 소홀히 해서는 안된다. 한의학에서는 동물성 단백질이 오장육부를 유익하게 하고 허약과 손상을 다스리며 정혈(精血)을 자양하고 근육과 뼈를 강하게 한다고 했다.

현대 의학적 관점에서도 마찬가지다. 현대 의학에서는 단백질이 내장과 근육, 표피를 튼튼히 하고 모발을 나게 하는 주요성분이라고 했다. 만약 단백질이 결핍되면 피부세포이 질이 얇아져 탄력을 잃게 되는데 그 결과 주름살이 많이 생기고 피부 노화를 앞당기게 된다.

따라서 피부 미용을 위해서는 과일이나 채소를 많이 섭취하는 것과 더불어 단백질의 섭취 또한 중요하다. 이때 단백질은 식물성 단백질을 섭취하는 것이 좋다. 주로 대두와 그 가공품들이다. 또한 지방 함유량과 콜레스테롤 함량이 비교적 적은 생선을 섭취하면서 과일과 채소를 함께 먹어 체액의 산성과 알카리성의 균형을 조절하는 것이 중요하다.

지금까지의 연구 결과 밝혀진 미용 식품은 매우 많다. 당근이나 무

말랭이, 시금치, 미나리, 호박, 수박, 살구, 대추, 목이버섯, 호두, 호박씨, 팥, 율무, 콩종류, 각종 과일, 땅콩, 계란 유제품, 벌꿀, 돼지껍질, 생선종류, 토끼고기와 각종 식물성 기름 등은 비교적 그 효능을 인정받고 있는 미용식품들이다.

4) 침구요법(針灸療法)

한의학의 전통적인 이론을 바탕으로 하여 침술, 뜸법으로 신체의 어느 특정 혈위(穴位)를 시술하여 경락을 소통하고 기혈을 운행시켜서 미용효과를 거두는 방법이 바로 침구미용법이다. 이 미용요법의 특징은 활용하기가 간편하고 쉽게 배워서 실천해볼 수 있다는 것이다.

5) 안마요법

안마 미용법은 한의학의 장부(臟腑) 경락학설을 기초이론으로 하고 이에 상응되는 수법을 응용하여 신체 표면의 특정 부위에 시술함으로써 젊음을 간직하고 미용의 효과를 얻는 방법이다. 이러한 안마 미용법은 두 손을 이용하고 시간이나 조건의 제한이 없으며 도구와 약물도 필요 없다는 점이 주요한 특징이다. 특히 행하기가 간편하고 쉬우며 효과가 좋다는 것이 또 하나의 특성이기도 하다.

6) 기공요법

기공미용요법은 정(精), 기(氣), 신(神)을 수련하여 음양의 균형을 이루고 어체(瘀滯)를 소통하며 기혈(氣血)을 조절하여 미용의 효과를 거두는 방법이다. 옛 사람들은 이러한 기공요법에 대하여 다음과 같이 밝혀놓고 있다.

"정(精)이 차고 넘치면 기(氣)가 강장되고 기가 강장되면 정신이 왕성해진다. 정신이 왕성하면 몸이 건강하고 몸이 건강하면 병이 없다. 내적으로는 오장육부가 충실하고 외적으로는 살갗이 윤택해지며 얼굴에 광채를 발하면서 귀와 눈이 밝아진다."고 했다.

현대 약리학 연구에서도 기공은 인체의 내분비기능을 조절하여 미세한 순환계통을 개선하는 것으로 밝혀져 있다. 이러한 작용은 얼굴의 모세혈관에 혈액공급을 원활히 하여 주름살이 생기는 것을 예방하고 젊음을 유지시키는 작용을 한다는 것이다.

④
한방 미용법의 원리

한방 미용법은 한약재요법, 식품요법, 또는 침구법, 안마, 기공법 등 여러 종류의 요법을 집대성 시킨 것이다. 약재의 미용 효과를 강조하면서도 식품이나 침구술, 안마 기공 등이 미용에 미치는 총체적인 조절작용을 중요시 하고 있다.

이때 이상적인 미용효과를 거두기 위해서는 오장육부를 보하고 기혈(氣血)의 흐름을 원활히 해야 한다. 또 경락을 소통하고 활혈(活血)하며 어(瘀)를 몰아내야 한다. 특히 풍(風)을 몰아내고 열을 내리며 피를 식히고 해독해야 한다. 이것이 바로 한방 미용작용의 원리이다. 이를 요약하면 다음의 5가지로 분류할 수 있다.

◯ 오장(五臟)을 자양하고 기혈(氣血)을 보한다.

오장(五臟)은 곧 심장, 간장, 비장, 폐장, 신장을 말한다. 이는 경맥(硬脈)과 기혈(氣血), 진액(津液), 그리고 피부, 오관, 머리카락 등과 유기적인 관계를 이루고 있다.

따라서 오장기혈의 왕성과 쇠약은 얼굴의 아름다움과 노화에 직접적인 영향을 미친다. 오장은 경맥(硬脈)과 락맥(絡脈), 양기(陽氣), 음혈(陰血)과 진액(津液)의 원활한 운행을 통해 피부를 자양하고 윤택하게 하여 외사(外邪)의 침입을 방어하기 때문이다. 이로 말미암아 피부를 윤택하게 하고 노화를 방지하게 되는 것이다.

한편 기혈은 인체를 구성하고 인체의 생명활동을 유지시키는 가장 기본적인 물질 중 한가지다. 기혈은 오장육부의 기능을 제고시키고 영양을 공급하며 자양하게 하여 인체의 각 기관이 정상적인 생리기능을 유지하도록 하기 때문이다. 그러므로 한방 미용법에서는 오장육부와 기혈이 미용에 미치는 작용을 매우 중요시 한다. 오장육부를 자양하고 기혈을 보하는 것이 신체를 건강하게 하고 젊음을 오래 간직하게 하는 바로 미터 라는 것이다.

○ 경락(經絡)을 소통하고 활혈하여 어(瘀)를 몰아낸다.

인체에 폭넓게 퍼져있는 경락은 정신의 기혈을 운행시켜서 오장육부와 신체를 연결하고 상하와 내외의 통로를 교통시키는 것이다. 인체의 정상적인 생리활동을 돕는 미량물질은 모두가 경락을 통해 전신의 모든 부위까지 운행이 된다.

그러므로 경락의 원활한 소통을 유지하고 기혈이 막힘없이 운행되어야 피부가 비로소 영양을 받아 윤택해진다. 그러나 만약 경락이 불통되면 기혈의 운행 또한 원활하지 못하게 되어 정체가 되면서 어(瘀)가 발생하게 된다. 그렇게 되면 피부에 기혈의 운행이 원활하지 못해 안색이 어두워지고 심지어 피부질환이 발생하면서 미용에 적잖은 영향을 미치게 되는 것이다.

한의학에서는 미용에 영향을 미치는 거의 모든 질환, 즉 여드름이나 주근깨, 기미, 검버섯 등은 모두 경락이 막히고 어혈이 정체된 것과 연관이 깊은 것으로 파악하고 있다.

그러므로 한방 미용법은 모두가 경락을 소통하고 활혈하면서 어

(瘀)를 제거하는 것을 치료의 원칙으로 한다. 이것이 실제로 피부미용에 훌륭한 효과를 발휘한다.

◯ 풍(風)을 몰아내고 열을 내리며 피를 식히고 해독한다.

자연계의 바람이나 추위, 더위, 습도, 건조, 화(火) 등을 육기(六氣)라고 한다. 이 육기(六氣)는 정상적인 상황 아래에서는 인체에 해를 끼치지 않는다.

그러나 기후가 자주 변하거나 인체의 정기(正氣)가 부족하여 저항력이 저하되는 상황에서는 육기(六氣)가 곧 질병을 유발시키는 원인이 된다. 인체에 침입하여 질병을 초래하게 되는 것이다.

이 육기(六氣)를 한의학에서는 육음(六淫)이라고도 부른다. 특히 한의학에서는 이 육음(六淫)이 바로 외부로부터 침입한 질병의 주된 원인이라고 본다. 이러한 육음(六淫) 중에서 미용에 영향을 미치는 것은 풍사(風邪)와 열사(熱邪)이다. 왜냐하면 풍사(風邪)는 언제나 외사(外邪)의 병을 초래하게 하는 매개인 데다 피부나 머리카락, 눈 등 모두가 외부에 드러나 있으므로 이들 부위가 풍사의 침입을 가장 쉽게 받아 각종 질병을 빚어내게 되기 때문이다.

열사(熱邪) 또한 풍사(風邪)와 가장 잘 어우러져서 인체의 경락에 침입하여 기혈의 운행에 영향을 미친다. 특히 열은 매우 쉽게 독이 되어 피 속에 침입하여 혈분(血分)을 뜨거워지게 한다. 이로 말미암아 피부를 손상시키는 수많은 질병이 발생하게 되는 것이다.

그러므로 풍(風)을 몰아내고 열(熱)을 내리며 피를 식히면서 해독하는 것이 바로 한방 미용법의 중요한 치료 원칙이다.

33

○ 종기와 몽우리를 풀고 습(濕)을 제거하며 가려움을 멎게 한다.

피부를 손상시키는 일부 질병 즉 여드름이나 기미, 주근깨 등은 모두가 국부적인 질환이다. 특히 오래된 피부질환은 대개가 습사(濕邪)와 관계가 깊다. 그러므로 피부질환을 치료할 때는 정기를 북돋우고 풍(風)을 몰아내야 한다. 또 열을 내리면서 피를 식히고 해독함과 동시에 몽우리를 흐트리고 습(濕)을 건조시키며 가려움을 멎게 하는 약재를 배합시켜야 한다.

○ 살결과 피부를 윤택하게 하고 혈색이 돌게 하면서 주름살을 감소시킨다.

아름다운 피부는 몸과 마음, 정기에서 나오는 것이다. 다시 말해서 피부는 내장기관이 건강한가, 그렇지 않은가를 비추는 거울이다. 만약 위와 장에 장애가 있거나 빈혈, 월경불순이 있으면 가장 먼저 피부에서 그 영향이 드러나게 된다. 예를 들어 영양불량으로 빚어진 부종 환자의 경우 피부가 창백하고 윤기가 없으며 탄력도 없다.

이럴 경우 한약 복용을 통해 정기를 바로세우고 근본을 다질 수가 있다. 특히 일부 외용 한약 처방에다가 직접적으로 피부를 윤택하게 하고 아름다워지게 하는 약재를 첨가한다면 보다 더 피부가 젊어지고 주름살이 완화될 수 있다.

그러한 약재로는 인삼, 하수오, 당귀, 단삼, 고삼, 알로에, 행인, 도인, 우유, 계란 흰자위, 벌꿀, 홍화, 식초, 금은화 등을 들 수 있다.

⑤
한방 미용법 활용시 주의할 점

한약을 미용에 응용할 경우 적합한 한방 미용법의 선택은 매우 중요하다. 가장 뛰어난 미용효과를 거두기 위해서는 다음 세 가지의 원칙을 지켜야 한다.

○ 각기 다른 계절의 기후 특징을 바탕으로 하여 적절한 한방 미용법을 선택한다.

봄과 여름은 기후가 따뜻한 데서부터 더워지고 양기가 치솟아 오르게 된다. 인체도 이러한 이치에 따라 풀어지며 모공이 늘 열려 있다.

따라서 봄과 여름철에는 땀구멍이 막히지 않게 해야 한다. 또 피부의 땀 배출을 방해하지 않는 미용 약재를 선택하여 써야 한다. 내복용 한방 미용 처방을 선택할 때는 성질이 비교적 평(平)하면서도 오장육부와 기혈을 보하는 한약을 주로 써야 한다. 특히 신온(辛溫)의 약을 쓰지 않도록 한다. 자칫 잘못하면 너무 과도하게 발산함으로써 오히려 피부에 대한 기혈의 자양작용에 영향을 미치기 때문이다.

한편 가을과 겨울철은 기온이 차가움에서 한(寒)으로 변하는데 인체도 따라서 치밀해지고 양기는 몸속에 간직된다. 따라서 땀구멍도 닫히게 된다. 이때는 어떤 한약을 써도 상관이 없다. 그러나 여드름이나 딸기코 등의 질환이 있으면 덥게 보하는 성질을 지닌 한약을 선택

35

하는 것이 좋다.

○ 연령이나 성별, 체질, 습성에 따라
적합한 한방 미용법을 선택해야 한다.

노년기의 경우 미용 약선으로 오장의 기혈을 보하면 점차 얼굴에 혈색이 돌아 붉어지고 젊어지는 효과를 거두게 된다. 또 30대 여성의 경우는 월경과 분만 등으로 비교적 많은 실혈(失血)이 있게 되는데 이로 인하여 일반적으로 피부가 거칠어지고 얼굴에는 점차 주름이 생기게 된다. 이럴 경우 한방 미용처방약 또는 약선이나 미용분말제, 미용액, 미용연고, 미용팩 등을 쓰면 좋은 효과를 볼 수 있다.

이러한 한방 미용제는 특히 사람에 따라 달라야 한다. 각기 다른 피부를 가지고 있기 때문이다. 예를 들어 지성피부에는 한방 미용분말이나 한방 미용액을 써야 하고 맵고 자극성이 있는 음식의 복용은 피한다. 건성피부는 지방을 풍부하게 하고 있는 한방 미용연고나 지성팩을 쓰면 된다. 또 중성피부는 미용연구 중의 벌꿀 종류 미용제를 쓰는 것이 좋다.

단, 이때 주의할 것은 한방 미용 처방의 경우 약의 성질이 있어 각기 다른 독특한 작용이 있으므로 어떤 사람에게는 적합한 것이 어떤 사람에게는 그렇지 않을 수도 있다는 점이다. 그러므로 사용할 때는 약 성질에 대한 설명을 유의해야 한다.

특히 감기가 있을 때는 절대로 미용 처방약을 복용해서는 안된다. 자칫 잘못하면 사(邪)가 남아있게 되어 부작용이 있을 수 있기 때문이다.

○ 지역과 환경이 서로 다른 특징에 따라 적합한 한방 미용법을 활용하도록 한다.

지역이 다르고 지리 조건과 환경이 서로 다르며 기후조건과 생활 습관도 다르므로 사람들의 피부 생리기능이나 질환은 뚜렷한 차이점을 나타낸다.

따라서 한방 미용법을 활용할 때도 이같은 사실에 주의할 필요가 있다. 지역이나 환경에 따라 적절하게 사용해야 한다는 말이다.

예를들어 북부지역은 바람이 많고 비가 적다. 공기가 건조함으로써 사람들의 피부가 거친 경향이 있다. 따라서 이 지역에 사는 사람인 경우는 피부를 윤택하게 하는데 효과가 비교적 좋은 한약 미용제제를 활용해야 한다.

또 육식을 많이 하면 피부가 지성인 경우가 많은데 이때 지방이 많은 미용 연고를 쓰면 안된다. 이럴 경우는 미용 분말을 쓰는 것이 좋다.

또 장시간 들에 나가 일을 하거나 햇볕에 비교적 많이 노출된 생활을 하는 사람의 경우는 평소 한약 미용팩으로 피부를 보호하고 자외선을 차단시키는 방법을 활용하는 것이 피부미용에 좋은 것처럼 지역이나 환경의 조건을 고려한 한방 미용법 선택은 매우 중요한 문제다.

제2장

여드름 없는 피부를 갖고 싶다

① 여드름이 문제라구요?

여드름은 젊은 남녀에게 많이 발생한다. 주로 얼굴에 돋아나는데 피부병 중에서 발병률이 가장 높다. 이러한 여드름에 대한 현대 의학적인 입장은 다음과 같다. 여드름은 피지(皮脂)의 분비가 왕성하거나 세균 감염에 의해 빚어진 기계성 자극으로 모낭상피(毛囊上皮)가 비대해지고 지나친 각질화로 각질경색(角質梗塞)이 형성되면서 피지의 분비가 원활하지 못해 발생한다고 했다.

한의학적 관점은 이와는 좀 다르다. 한의학에서는 여드름이 기름진 음식을 과도하게 섭취하여 비위(脾胃)의 습열(濕熱)이 속에 적체가 되면서 위를 침범하거나 폐경(肺經)의 뜨거운 피가 피부에 울적(鬱積)되어 생긴다고 했다. 또 신화(腎火)가 위로 치솟아 얼굴에 미쳐도 여드름이 생길 수 있으면 거센 화(火)가 독이 되어 혈맥(血脈)과 피부에 적체되어도 발생한다고 보았다. 특히 외부로부터의 풍한(風寒)이 피부에 침입하여 빚어지기도 한다.

이러한 여드름에 효과적인 한방요법은 주로 풍(風)을 몰아내고 열을 내리는 처방을 주로 활용한다. 또 습을 건조하게하며 피를 식히면서 해독하고 활혈하는 가운데 어(瘀)를 해소시키는 약재를 주로 쓴다. 황령, 고삼, 황금, 황백, 형개, 방풍, 선퇴, 대황, 비파엽, 단삼, 당귀, 적작약, 도인 등을 들 수 있다. 이런 약재를 활용한 한약 처방이나 한방팩 등을 활용하면 여드름 치료에 좋은 효과를 볼 수 있다.

40

여드름을 치료하는 한약 처방 17가지

○ 죽엽유방탕

- **처방** : 마른 버드나무가지 30g, 형개 8g, 선퇴 8g, 죽엽 8g, (초)우방차 10g, 현삼 10g, 지모 15g, 갈근 15g, 생감초 6g
- **만드는 법** : 위의 처방약에 물을 적당히 부어 3회를 달인다. 그런 다음 첫 번째 달인 약즙과 두 번째 달인 약즙을 함께 혼합하여 복용하고 세 번째 달인 약즙으로는 얼굴을 씻는다.
- **복용법** : 하루 한 첩을 달여서 아침과 저녁으로 나누어 복용하고 세 번째 달인 약즙으로는 여드름 부위를 씻는다.
- **효능** : 이 처방은 풍(風)을 몰아내고 독열(毒熱)을 발산하며 피부를 진정시키므로 여드름을 치료한다.

해설 이 처방을 병세에 따라 가감을 한다. 예를 들어 폐열(肺熱)이 심하면 상백피 30g, 금은화 15g, 연교 15g을 첨가하고 간울혈열(肝鬱血熱)일 때는 시호 12g, 목단피 12g, 당귀 12g, 적작약 12g, 산치자 12g, 울금 12g을 첨가한다. 또 비위(脾胃)에 습열(濕熱)이 있으면 생의이인 30g, 창출 · 황백 · 황금 각각 12g을 가미한다. 특히 열독(熱毒)이 심하면 포공영 · 패장초 각각 30g을 첨가하고 변비 증상이 있을 때는 대황 3~5g을 첨가하면 여드름 치료에 좋은 효과를 볼 수 있다.

○ 가미석고탕

- **처방** : 황련 · 형개 · 방풍 · 선퇴 · 백선피 각각 10g, 황금 · 황백 · 치자 · 고삼 각각 15g, 석고 · 단삼 각각 30g, 산사 100g.
- **만드는 법** : 이상의 처방을 물로 2~3회 달여서 그 약즙을 모두 혼합한다.
- **복용법** : 매일 한 첩씩 달여 아침과 저녁에 각각 1회씩 복용한다.
- **효능** : 열을 내리고 습(濕)을 건조시킨다. 풍(風)을 몰아내고 해독하는 효능이 있다. 따라서 이 처방은 여드름 치료에 효과가 뛰어나다.

해설　　이 처방은 폐(肺)와 위(胃)에 열이 적체되고 맵고 기름진 음식을 과식함으로써 풍열(風熱)과 혈독(血毒)이 뭉쳐져서 빚어진 완고한 여드름 치료에 쓰인다. 이 처방약을 계속하여 20여첩 복용하면 여드름이 완치된다.

한편 치료 기간에는 육류나 생선, 계란, 술, 고추 등의 복용을 삼가거나 적게 먹는 것이 좋다. 특히 지방이 많은 화장품의 사용은 피하고 미지근한 물로 하루 세 번씩 세수를 하는 것이 좋다.

○ 가미비파탕

- **처방** : 비파잎 · 상백피 · 백작약 · 고삼 각각 10g, 황금 · 들국화 각각 12g, 과하 15g, 황련 6g.
- **만드는 법** : 이상의 약재에 물을 적당히 붓고 2~3번 달인 뒤 각각의 약즙을 걸러낸다. 그런 다음 이를 혼합하여 탕제로 만든다.
- **복용법** : 하루 한 첩을 달여서 아침과 저녁으로 나누어 복용하고

7일을 1단계 치료과정으로 한다.

• 효능 : 열을 내리고 해독한다. 풍(風)을 몰아내고 습(濕)을 건조하여 어드름을 치료한다.

해설 이 처방은 일반적으로 4~5단계의 치료를 거치면서 그 효과가 뚜렷이 나타나고 6단계 치료과정이 지나면 거의 치유의 단계로 접어든다.

◯ 생대황탕

• 처방 : 생대황 10g(맨 나중에 넣는다.), 백개자 10g, 석류껍질 · 측백잎 · 단삼 각각 15g, 백화사설초 30g, 초산사 60g, 감초 5g.

• 만드는 법 : 이상의 약재에 물을 적당히 붓고 두 번 달인 다음 걸러낸 즙을 혼합하여 탕제로 만든다.

• 복용법 : 내복용 탕제로 매일 한 첩을 달여서 아침과 저녁에 각각 1회씩 복용한다.

• 효능 : 열을 내리고 해독하며 활혈(活血)하고 어(瘀)를 몰아내는 효능이 있어 어드름을 치료한다.

◯ 복합 단삼탕

• 처방 : 들국화 12g, 금은화 · 황금 · 산사 · 적작약 각각 10g, 장미꽃 5g, 패모 · 단삼 각각 9g, 백화사설초 20g, 황기 15g, 감초 6g.

• 만드는 법 : 이상의 약재를 물로 2~3회 달인 뒤 각각 그 즙을 걸러낸다. 이를 혼합하여 탕제로 만든다.

• 복용법 : 내복용 탕제로 매일 한 첩씩 달여 아침과 저녁에 각각 1

회씩 복용한다. 15일을 1단계 치료과정으로 한다.

• **효능** : 열을 내리고 해독하며 활혈하면서 어(瘀)를 몰아내어 중증 여드름을 치료한다.

해설 이 처방은 열독혈어형(熱毒血瘀型) 여드름 치료에 효과적이다. 증상에 따라 가감을 할 수가 있다. 만약 몽우리가 지고 시뻘겋게 부어오르며 화농이 심할 경우는 포공영, 천화분, 우방자, 연교, 황련을 첨가한다. 또 입안이 쓰고 눈이 충혈 되며 속이 답답하면 산치자, 황련을 가미한다. 대변이 건조하여 변비 증상이 있으며 대황과 괴화를 첨가하고 소변 색깔이 시뻘건 색이면 차전자나 의이인을 가미한다. 흉터가 심한 여드름인 경우는 도인이나 홍화, 아출, 하고초, 곤포, 해조 등을 첨가하면 보다 좋은 효과를 볼 수 있다.

○ 여드름탕

• **처방** : 단삼 · 목단피 · 황금 · 들국화 · 패모 · 백화사설초 · 상백피 · 우방자 · 괴화 각각 10g, 복령 · 백질려 · 금은화 각각 15g

• **만드는 법** : 이상의 약재를 물로 2~3회 달인 뒤 각각 그 즙을 걸러 낸다. 이를 혼합하여 탕제로 만든다.

• **복용법** : 매일 한 첩씩 달여 아침과 저녁으로 나누어 복용한다. 1개월을 1단계 치료과정으로 한다.

• **효능** : 열을 내리고 풍을 몰아내며 활혈하고 어를 몰아낸다. 또 해독하고 몽우리를 흩트리는 효능이 뛰어나므로 여드름 치료에 효과가 좋다.

해설 이 처방을 활용할 때 만약 변비가 있으면 생대황을 첨가하고 화농이 되면 용담초, 해조, 생황기를 가미한다. 또 피지가 심하게 스며나오면 생의이인, 생지각, 생산사를 더 넣는다.

○ 여드름 제거 처방

- 처방 : 형개 12g, 황련 12g, 박하12g, 치자 2g, 지실 1.5g, 감초 1.5g, 천궁 2.5g, 황금 2.5g, 연교 2.5g, 백출 2.5g, 길경 2.5g, 방풍 2.5g.
- 만드는 법 : 하루 한 첩씩 달여 3회로 나누어 먹는다.
- 효능 : 풍(風)을 몰아내고 열을 내린다. 이 처방은 몸이 비교적 건강한 여드름 환자에게 적합하다.

○ 당귀천궁탕

- 처방 : 당귀 3g, 천궁 3g, 작약 4g, 복령 4g, 백출 4g, 택사 4g.
- 만드는 법 : 하루 한 첩씩 달여서 3회로 나누어 먹는다.
- 효능 : 양혈(養血)하고 활혈(活血)하며 몽우리를 흩트리고 어(瘀)를 제거한다. 이 처방은 특히 몸이 허약하고 손발이 냉한 여드름 환자에게 적합하다.

○ 오삼탕

- 처방 : 인삼 · 단삼 각각 3g, 고삼 · 사삼 · 현삼 각각 30g.
- 만드는 법 : 이상의 약재를 고운 분말로 만든 다음 호두 15g과 함께 찧어서 오동나무열매 씨앗 크기의 환으로 빚는다. 이를 매회 30환씩 따뜻한 물로 복용한다. 하루 세 번 식후에 복용 한다.
- 효능 : 여드름과 기미를 치료한다.

해설 이 처방은 오래된 여드름에 효과가 있다. 또 혈허(血虛)와 정기(正氣)가 부족한 사람에게 적합하다.

그러나 이 처방에는 활혈(活血)하고 어(瘀)를 몰아내는 약재가 들어 있기 때문에 임신부는 복용을 금해야 한다.

◯ 백자인탕

- 처방 : 백자인 · 호박씨 · 백복령 각각 90g
- 만드는 법 : 이상의 세 가지 약재를 고운 가루로 만들어 매 식후마다 따뜻한 약주로 2g씩 복용한다. 잠자리에 들 때도 복용한다.
- 효능 : 얼굴에 난 여드름을 치료한다.

◯ 비파청폐탕

- 처방 : 인삼 · 생감초 각각 1g, 비파잎(솜털을 제거하고 밀자(蜜炙)한다) · 상백피 각각 6g, 황련 · 황백 각각 3g
- 만드는 법 : 물 600ml를 부어 그 즙이 200ml가 남게 달인 뒤 식후에 복용한다. 하루 한 첩씩 달여 3회로 나누어 복용한다.
- 효능 : 열을 내리고 폐(肺)를 사(瀉)한다. 따라서 이 처방은 폐풍(肺風)에 의해 빚어진 여드름을 치료한다. 폐풍(肺風)에 의한 여드름은 코에 잘 나고 시뻘겋게 부어오르며 터뜨리면 하얀 가루 즙이 나오는 것이 주요 특징이다. 특히 이 상태가 오래 되어 마치 좁쌀 부스러기 같은 흰비늘이 돋는 증상을 동반하기도 한다.

해설 비파잎은 쓰고 성질이 차가우며 폐(肺)와 위경(胃經)에 작용하며 폐를 맑히고 기(氣)를 내린다. 옛 의서인 〈본초종신(本草從

新))에 의하면 "비파잎은 폐기(肺氣)를 내리고 폐화(肺火)를 내린다."
고 했는데 이 때문에 주약이 되었다.

황련, 상백피, 황백은 모두 열을 내리고 폐(肺)를 사(瀉)하며 해독하
는 작용을 한다. 따라서 비파잎을 도와 폐를 맑히고 화(火)를 내린다.
인삼과 감초는 사용량이 비교적 적은데 그 목적은 폐기(肺氣)를 보하
여 피부의 조직을 조밀하게 하고 인체의 저항력을 증강시켜서 외부로
부터 사(邪)가 침입하지 못하게 하는 데에 있다.

현대 약리학 연구에서 증명된 바에 의하면 인삼은 피부의 혈액순
환을 촉진시켜 모세혈관과 소동맥을 확장시키는 것으로 밝혀졌다. 그
결과 피부에 대한 영양공급을 강화하고 피부의 신진대사 또한 촉진시
켜 피부 세포의 생명력을 높이는 역할을 담당하게 된다는 것이다. 따
라서 이 처방은 여드름을 치료하는 유명한 처방이고 그 효과도 탁월
하다.

○ 동규자산

- 처방 : 동규자 · 백자인 · 복령을 같은 분량으로 준비한다.
- 만드는 법 : 이상 세 가지의 약재를 가루로 만든 다음 하루 3회 매
  회 1g씩 약주로 복용한다.
- 효능 : 여드름이 매우 심하고 통증도 있으며 긁으면 누런 즙이 나
  오는 증상에 효과가 있다. 또 여드름으로 인해 얼굴색이 칙칙한
  경우에도 효과가 있다.

○ 치자씨 처방

• 처방 : 치자 씨 600g.

• 만드는 법 : 치자 씨를 고운 가루로 만든 다음 생수로 오동나무 열매 크기의 환으로 빚는다. 이를 하루 2~3회, 매회 6g씩 따뜻한 물로 복용한다.

• 효능 : 삼초(三焦)의 실화(實火)를 맑히고 여드름을 치료한다.

해설 얼굴에 여드름이 돋아나는 것은 종종 폐(肺)와 위 속의 열사(熱邪)가 맺혀져 있기 때문이다. 그런데 치자 씨는 폐화(肺火)를 없애주고 심열(心熱)도 해소시키는 효능이 있다. 그래서 〈신농본초경(神農本草經)〉에도 치자 씨가 여드름을 치료한다고 적혀 있다.

○ 양혈사물탕

• 처방 : 생지황 30g, 당귀 9g, 천궁 6g, 진피 9g, 홍화 9g, 황금 9g, 적복령 9g, 생감초 6g.

• 만드는 법 : 이상의 약재에 물 500ml를 붓고 300ml가 남게 달인다. 이를 매일 한 첩씩 달여서 3회로 나누어 복용한다.

• 효능 : 열을 내리고 피를 식히며 활혈(活血)하고 어(瘀)를 몰아낸다. 주로 여드름을 치료한다.

해설 이 처방은 오래된 여드름 치료에 효과가 뛰어나다. 처방에서 생지황은 음(陰)을 자양하고 피를 식힌다. 당귀, 천궁, 적작약, 홍화는 활혈하고 어(瘀)를 녹인다. 황금은 폐열(肺熱)을 맑힌다.

여기에 진피로 기를 다스리고 적복령은 열을 내리며 습(濕)을 도운다. 또 감초는 열을 내리고 해독한다.

○ 평창탕

- **처방** : 금은화 15g, 포공영 15g, 산사 12g, (초)지각 10g, 대황 10g.
- **만드는 법** : 이상의 약재에 물 500ml를 붓고 달여서 300ml의 약즙을 걸러낸다. 이를 매일 한 첩씩 달여서 아침, 점심, 저녁으로 나누어 복용한다.
- **효능** : 열을 내리고 해독한다. 활혈하며 오장육부를 소통하면서 여드름을 치료한다.

해설　여드름이 돋아나기 시작하면 얼굴의 여기저기가 부어오르게 되는데 속에는 대부분 시커먼 어혈(瘀血)이 적체돼 있다. 또한 세균성 감염도 쉽게 발생한다.

이 처방에 쓰인 금은화, 포공영은 열을 내리고 해독하는 역할을 한다. 산사, 지각, 대황은 활혈(活血)하고 기(氣)를 운행시켜 어(瘀)를 흩트리고 종기를 해소시킨다.

또 대황은 경미한 사하(瀉下)작용이 있어 열독(熱毒)을 대변으로 배출시키는 작용을 한다.

현대 약리학 실험에서 증명된 바에 의하면 금은화, 포공영이 피부 감염을 쉽게 일으키는 포도상구균과 연구균에 대해 비교적 강한 억제작용이 있는 것으로 밝혀졌다.

따라서 이 처방은 여드름의 합병증으로 나타나는 세균 감염을 예방하는 효과가 있다. 그러나 이 처방에 쓰인 대황은 활혈하고 어(瘀)를 무찌르는 작용이 있으므로 임신부는 그 복용을 금해야 한다.

○ 형개산

- 처방 : 형개 60g, 방풍 30g, 행인 30g, 백강잠 30g, 감초 30g.
- 만드는 법 : 이상의 약재를 고운 분말로 만든 다음 식후에 6g씩, 따뜻한 물로 복용한다. 하루 3회씩 복용한다.
- 효능 : 풍(風)을 몰아내고 열을 내리면서 여드름을 치료한다.

해설 　여드름의 형성은 풍열(風熱)의 사기(邪氣)와 밀접한 관계가 있는 것 외에도 풍한(風寒)이 피부에 영향을 미쳐서 빚어지기도 한다.

이 처방에 쓰인 형개, 방풍, 행인, 백강잠은 풍(風)을 소통하고 몰아내며 한기(寒氣)를 흐트려서 풍한(風寒)의 사기(邪氣)가 물러가게 한다. 따라서 이 처방은 여드름 등 각종 피부질환을 치료하는데 효과가 있다.

○ 청폐탕

- 처방 : 연교 9g, 천궁 9g, 백지 9g, 황금 9g, 황련 9g, 사삼 9g, 형개 9g, 상백피 9g, 패모 9g, 감초 9g.
- 만드는 법 : 한 첩에 물 500ml를 붓고 달여서 300ml가 남게 한다. 이를 매일 3회씩, 식후에 복용한다.
- 효능 : 폐(肺)를 맑히고 해독하며 풍(風)을 소통시키면서 몽우리를 흩트리므로 여드름을 치료한다.

해설 　이 처방은 주로 폐경(肺經)에 열이 맺히고 외부로부터 풍열(風熱)의 침입을 받아 뜨거워진 피가 피부에 적체되어 빚어진 여드름을 치료한다.

처방 속의 황금, 황련, 치자, 상백피는 폐화(肺火)를 맑히고 사(瀉)하며 열독(熱毒)을 해소한다. 형개는 풍(風)을 몰아낸다. 패모는 몽우리를 흐트린다. 특히 열이 거세면 진액이 쉽게 손상되는데 사삼을 써서 폐(肺)를 윤택하게 하고 진액을 생성시킨다.

따라서 이 처방은 비교적 강한 청열(淸熱), 해독(解毒), 거풍(祛風)의 작용이 있고 몽우리를 흐트리면서 여드름을 치료하는 효능이 있다.

특히 이 처방의 황금은 황금의 늙은 뿌리를 말한다. 그 횡단면이 종흑색의 썩은 모양을 하고 있기 때문에 그렇게 부르게 된 것이다.

현대 의학에서는 여드름이 세균 감염을 쉽게 일으킨다고 보고 있는데 황금은 이를 억제하는 효능이 있다. 황금을 달인 약즙이 피부 감염을 잘 일으키는 연구균이나 황금색 포도상구균에 대하여 뚜렷한 억균작용이 있는 것으로 드러났기 때문이다. 이점이 바로 황금으로 여드름을 치료한다는 과학적 근거를 제공하고 있는 셈이다.

한편 처방 속의 감초는 열을 내리고 해독작용이 있는데 주로 생감초를 쓰는 게 좋다.

그리고 이 처방을 복용할 때는 맵고 구운 음식이나 기름진 음식의 복용은 삼가는 것이 좋다. 병세를 가중시킬 수 있기 때문이다. 또 세안을 할 때는 찬물보다는 미지근한 물로 하는 것이 좋다.

③

여드름을 치료하는 한방 연고 10가지

○ 강활백지고

- 처방 : 하고초 · 강활 · 해조 · 백지 · 강잠 각각 6g, 황련 1.5g, 빙편 약간, 꿀 60g.
- 만드는 법 : 이상의 약재를 가루로 만든 다음 꿀로 버무려둔다.
- 복용법 : 피부에 쓰는 외용약이다. 여드름 부위를 씻고 물기를 닦아낸 뒤 버무려 놓은 연고를 환부에 바르거나 거즈에 연고를 바르고 여드름 부위에 붙여도 된다. 잠자리에 들기 전에 붙였다가 아침에 떼어내면 되는데 10회를 1단계 치료과정으로 한다.
- 효능 : 열을 내리고 해독하며 풍(風)을 몰아내면서 피부표면을 다스리므로 주로 여드름 치료에 많이 사용된다.

  해설 여드름이 화농성이거나 흉터를 남기면 밀타승과 활석 각각 9g씩 가미한다. 특히 이 여드름 연고를 활용할 때는 술이나 기름지고 매우며 열이 있는 음식의 복용은 삼가는 것이 좋다.

○ 황련고삼고

- 처방 : 황금 · 고삼 · 황백 각각 15g, 황련 5g
- 만드는 법 : 이상의 약재에 물을 부어 약즙 150ml를 걸러낸 뒤 온도가 약 40도 가량으로 내려가면 질이 좋은 석고분 300g을 섞어서 걸쭉하게 만들어 놓는다.

- **복용법** : 우선 반듯하게 누운 뒤 머리카락은 천으로 감싼다. 탈지 면으로 눈썹, 눈, 입을 가린 뒤 걸쭉하게 개어놓은 연고를 얼굴전 체에 골고루 펴 바른다. 5분 정도 지나면 얼굴에 미열이 있게 되 는데 그런 상태는 약 20분 정도 지속된다. 그런 다음 미열이 식 어지면 연고를 벗겨내고 미지근한 물로 세안을 한다. 매주 2회씩 하되 5회를 1단계 치료과정으로 한다.
- **효능** : 열을 내리고 습(濕)을 건조하게 하면서 여드름을 개선하는 효과가 있다.

해설　만약 화농성 농포(膿疱)가 있는 경우는 소독을 하고 감 염된 여드름을 짜 낸 다음 연고를 바른다. 이 여드름 연고의 효과는 매우 뛰어나며 1단계 치료과정에서 거의 치료가 된다.

○ 부평초 처방

- **처방** : 부평초 150g, 꿀 적당량.
- **만드는 법** : 우선 부평초를 손질하여 깨끗이 씻은 뒤 말려서 고운 가루로 만든다. 그런 다음 꿀로 버무린 후 연고로 만들어 병에 보관해둔다. 이를 매일 밤 잠자리에 들기 전 얼굴에 바르는데 다 음날 아침 미지근한 물로 씻어내면 된다.
- **효능** : 풍(風)을 몰아내고 열을 내리며 피부를 자양(滋養)함으로써 여드름이나 주근깨를 치료한다.

해설　부평초는 자부평(紫浮萍)과 청부평(靑浮萍)의 두 종류로 나누어져 있지만 둘다 풍(風)을 몰아내고 열을 내리며 해독시키는 효 능이 있어 여드름을 치료하는데 비교적 효과가 좋은 약재이다.

이를 꿀로 버무려 연고제로 만들어 활용하면 여드름 뿐만 아니라 살결을 희게 하고 피부를 윤택하게 하는 효능도 있다.

특히 청부평에는 미용에 도움이 되는 비타민 B1, B2, C가 함유돼 있어 만약 얼굴을 희게 하고 살결을 윤택하게 하는 것이 주목적이면 청부평을 선택해서 쓰는 것이 좋다.

◯ 자색 쟈스민꽃 처방

- 처방 : 자색 쟈스민 씨앗 30g, 흰벌꿀 적당량.
- 만드는 법 : 쟈스민 씨앗의 껍질을 벗기고 속의 배아를 골라내 고운가루로 만든다. 그런 다음 이를 흰벌꿀로 버무려서 연고 모양으로 만들어 병에 보관한다. 사용은 세안을 한 뒤 적당량을 덜어서 얼굴에 펴바른다. 매일 아침과 점심, 저녁에 각각 1회씩 바르는데 이때 주의할 것은 햇볕을 피해야 한다.
- 효능 : 피부를 윤택하게 하고 얼굴의 여드름이나 주근깨를 치료한다.

해설 자색 쟈스민은 연지꽃이라고도 한다. 쟈스민 씨앗의 배아는 흰색의 분말 모양이고 지방, 전분, 미용산(美容酸)이 풍부하게 함유돼 있다 그래서 〈본초강목습유(本草綱目拾遺)〉에 의하면 "자색 쟈스민 씨앗의 가루를 분말로 만들어 얼굴에 바르면 주근깨와 여드름을 제거한다."고 기록돼 있기도 하다.

◯ 쥐엄나무 씨앗 처방

- 처방 : 쥐엄나무 열매 씨앗, 행인 각각 같은 양.

- 만드는 법 : 이상의 약재를 고운 가루로 만들어 병에 담아둔다. 매일밤 잠자리에 들기 전 따뜻한 물로 약가루를 버무려서 얼굴에 펴바른다.
- 효능 : 풍(風)을 몰아내고 피부를 윤택하게 한다. 따라서 여드름이나 주근깨, 기미를 제거한다.

해설 쥐엄나무 열매 씨앗은 콩과식물 쥐엄의 씨앗으로 피부의 풍사(風邪)를 몰아내고 피부의 기름기를 제거하는 효능이 있어 이 처방은 지성피부에 적합하다. 행인 또한 머리와 피부의 풍(風)을 몰아내는 효능이 있다.

따라서 이 두 가지의 약재를 함께 쓰면 풍(風)을 몰아내고 피부를 윤택하게 하므로 주근깨와 여드름을 치료하는 효능이 있다.

◯ 원추리꽃 연고

- 처방 : 원추리꽃(말린 것) 210g, 꿀 60g.
- 만드는 법 : 원추리꽃은 부드럽게 찧어서 꿀과 고루 섞은 뒤 병에 담아둔다. 사용법은 매일 아침 세안을 한 뒤 얼굴에 펴바른다. 이 때 주의할 것은 햇볕에 쬐이지 않게 하고 1~2시간 후 씻어낸다. 특히 잠자리에 들 때 바르고 다음날 아침에 씻어내도 효과는 좋다.
- 효능 : 열을 내리고 피를 식히며 피부를 자양하면서 여드름을 치료한다.

해설 원추리꽃은 외용으로 많이 쓰는데 주로 피를 식히고 혈중(血中)의 열사(熱邪)를 해소하는 작용을 한다. 따라서 여드름에 대하여 비교적 좋은 치료 효과가 있다.

현대 약리학 연구에 의하면 원추리꽃에는 미용작용이 있는 비타민 A, B, C와 단백질, 그리고 여러 종류의 아미노산이 함유돼 있는 것으로 드러났다.

따라서 이러한 원추리꽃 분말에 꿀을 첨가하면 여드름 뿐만이 아니라 피부를 윤택하게 하고 희게 하는 미용작용도 기대할 수 있다.

○ 구기자 연고

- 처방 : 구기자 · 백복령 · 행인(껍질을 벗긴다) · 세신 · 방풍(꼭지를 떼낸다) · 백지 각각 30g
- 만드는 법 : 위의 약재를 고운 가루로 만든 다음 꿀 60ml로 버무려서 잠자리에 들기 전 세안을 하고 바른다. 이때 햇볕이나 바람에 노출이 안되게 하고 다음날 아침 씻어내면 된다.
- 효능 : 여드름을 치료한다.

○ 백지 연고

- 처방 : 백지 · 백렴 · 백급 · 세신(싹과 잎을 제거한다) 각각 90g, 백출 105g, 포백부자 · 백복령 각각 45g.
- 만드는 법 : 위의 약재를 고운 분말로 만들어 계란 흰자위로 버무려 병에 담아둔다. 이를 매일 밤 잠자리에 들기 전 세안을 하고 적당량을 생수로 개어서 얼굴에 펴바르고 잔다. 다음날 아침 미지근한 물로 씻어내면 된다.
- 효능 : 여드름을 치료하고 피부를 희고 윤택하게 한다.

56

○ 은행

- 처방 : 은행 적당량.
- 만드는 법 : 은행을 씻은 뒤 반으로 자른 다음 그 즙을 짜내어 환부에 펴바른다. 바른 후 마르면 다시 펴바른다. 즙이 다할때까지 계속한다. 하루 2~3개를 쓰면 된다.
- 효능 : 해독하고 배농(排膿)작용이 있으므로 여드름과 검버섯을 치료한다.

해설   은행은 농(膿)을 배출하고 해독한다고 〈본초재신(本草再新)〉에 기록돼 있다. 또 〈본초강목(本草綱目)〉의 저자인 이시진에 의하면 "은행은 소독(消毒)하고 살충(殺蟲)하며 찧어서 얼굴과 손발에 바르면 여드름, 기미를 없앨 수가 있는데 5일이 지나면 효과가 나타나게 된다"고 했다.

특히 이 처방은 사용하기가 편리하고 간단하며 효과가 비교적 빨라 여드름이 심한 청소년들에게 안성마춤인 처방이다.

○ 토사자즙

- 처방 : 생토사자 적당량.
- 만드는 법 : 7~9월에 토사자를 채집하여 찧은 다음 그 즙을 짜내어 여드름 부위에 바른다.
- 효능 : 얼굴의 여드름을 치료한다.

해설   토사자는 내복약재로 간과 신장을 보하는데 많이 쓰이는 약재이다. 이러한 토사자의 생 것을 즙을 내어 여드름 치료에 활용하면 효과를 볼 수 있다. 현재 임상에서는 별로 쓰이지 않고 있으나

이 처방은 옛 한의서인 〈태평성혜방(太平聖惠方)〉이나 〈본초강목(本草綱目)〉 등에 수록돼 있다. 이 기록에 따르면 생토사자를 즙내어 얼굴에 바르면 여드름이 치료된다고 했다. 특히 검버섯은 3~5회만 응용하면 곧 치료가 된다고 밝히고 있다.

④
여드름을 없애는 한방팩 8가지

◯ 여드름 즉효팩

• 처방 : 복숭아꽃, 호박씨 각각 같은 양을 준비한다.

• 만드는 법 : 이상의 약재를 고운 가루로 만들어 꿀로 버무린 다음 병에 담아둔다. 이를 매일 잠자리에 들기 전에 얼굴에 펴바르고 잔다. 다음날 아침 미지근한 물로 씻어내면 된다.

• 효능 : 열을 내리고 활혈(活血)하며 피부를 윤택하게 하여 여드름, 주근깨를 치료한다.

해설　도화(복숭화꽃)는 예로부터 전해 내려오는 최고의 미용 약재이다. 옛 한의서 〈천금요방(千金要方)〉에서는 복숭아 꽃의 미용효과에 대해 극찬을 하고 있다. 이 기록에 따르면 "복숭아꽃으로 술을 담궈 복용하면 백세 노인의 얼굴이 소녀처럼 윤택해지고 희게 된다."고 적혀 있다. 그것은 복숭아꽃이 활혈(活血)하는 작용이 뛰어나기 때문이다.

이러한 복숭아꽃의 활혈하는 작용은 호박씨의 열을 내리는 작용과 어우러지면서 여드름이나 주근깨 개선에 좋은 효과를 발휘하게 되는 것이다.

대부분의 여드름이나 주근깨는 폐경(肺經)의 피가 뜨거워지면서 피부에 울적(鬱積)되어 빚어지기 때문이다.

따라서 활혈하는 복숭아 꽃의 작용과 열을 내리는 호박씨의 작용은 곧 열을 내리고 피의 운행을 원활히 해 기혈의 조화를 이루게 하는 데 이로 말미암아 여드름이나 주근깨가 치료되는 원리다.

한편 이때 복숭아 꽃은 꽃가루가 흩어지기 전에 채집해야 효과가 좋다.

○ 적작약고

- **처방** : 고삼 500g, 적작약 120g, 호박씨 120g, 현삼 60g.
- **만드는 법** : 이상의 약재를 고운 가루로 만든다. 이때 현삼은 점성이 있으므로 구워 말린 뒤 고운 가루를 만들어야 한다.
- **사용법** : 이 처방의 가루를 물로 개어서 얼굴에 문지르거나 팩을 한 뒤 세안을 하면 된다. 아침과 저녁 각각 1회씩 행한다.
- **효능** : 열을 내리고 해독하며 피부를 윤택하게 한다. 활혈하므로 여드름이나 검버섯을 제거한다.

해 설 　고삼은 열을 내리고 해독하며 항균, 소염작용이 있어 폐풍(肺風)에 의해 만들어진 여드름에 대하여 치료와 미용작용이 있다. 적작약과 현삼은 활혈하고 어(瘀)를 제거하므로 혈액순환을 원활히 한다. 이러한 작용이 피부에 충분한 혈액을 공급하여 왕성한 신진대사가 이루어지게 하므로 피부가 윤택해진다. 특히 호박씨는 살결을 매끄럽게 하고 얼굴에 난 검버섯을 치료한다.

이같은 네 가지의 약재를 함께 씀으로써 열을 내리고 해독하며 활혈하면서 피부를 윤택하게 한다. 또 여드름이나 주근깨, 검버섯 등 각종 피부질환에 효과가 있는 것이다.

⭕ 구기자산

- **처방** : 구기자 30g, 백복령 30g, 행인 30g, 방풍 30g, 세신 30g, 백지 30g.
- **만드는 법** : 이상의 한약재를 분말로 만든 뒤 꿀로 버무려 둔다. 잠자리에 들기 전에 미지근한 물로 세안을 하고 이를 얼굴에 펴 바른다. 다음날 아침에 미지근한 물로 씻어내면 된다.
- **효능** : 풍(風)을 몰아내고 피부를 윤택하게 하며 얼굴을 희게하고 여드름이나 검버섯을 치료한다.

해설 　구기자에는 피부 미용에 필수적인 비타민 A, B1, B2, C 가 다량 함유돼 있고 특히 비타민 A와 비타민 C의 함량이 가장 높다. 이런 특성으로 피부를 윤택하게 하고 피부 세포의 노화를 방지하며 피부 색소의 침착을 감소시킨다. 이러한 효능에 대해 〈약성론(藥性論)〉에는 다음과 같이 기록돼 있다.

"구기자는 모든 정(精)의 부족을 보충시키고 얼굴색을 아름답게 하며 살결을 희게 한다."고 적혀 있다.

특히 백복령이나 행인, 방풍, 세신, 백지 등도 모두가 얼굴의 검버섯을 치료하는 작용이 있는 약재들이다.

한편 이 미용법을 활용할 때는 가급적 햇볕이나 바람에 노출되지 않도록 해야 미용효과가 더욱 뛰어나게 된다.

⭕ 황련 팩

- **처방** : 황련 · 모려 각각 60g
- **만드는 법** : 위의 재료를 아주 곱게 분말로 만든 다음 물에 개어

서 매일 밤 잠자리에 들기 전 여드름 부위에 펴바르고 잔다.
아침에 일어나자마자 미지근한 물로 씻어내면 된다.

• 효능 : 여드름을 치료한다.

◯ 사상자팩

• 처방 : 황련 60g, 사상자 12g.
• 만드는 법 : 위의 두 가지 약재를 고운 가루로 만든 다음 물 또는
  계란 흰자위나 바세린으로 개어서 펴 바른 다음 잠자리에 들었
  다가 다음날 아침 미지근한 물로 씻어낸다.
• 효능 : 중증 여드름을 치료한다.

◯ 묵은 식초 계란팩

• 처방 : 신선한 계란 2개, 묵은 식초 적당량.
• 만드는 법 : 계란을 묵은 식초 속에 72시간 이상 담궈둔다. 그런
  다음 계란을 꺼내어 계란 흰자위만 따로 담아둔다. 이를 매일밤
  잠자리에 들기 전 얼굴에 바르고 잔다. 다음날 아침 미지근한 물
  로 씻어내면 된다.
• 효능 : 열을 내리고 해독시키며 피부를 윤택하게 하면서 주름살
  을 제거하는 효능이 있다. 특히 여드름이나 주근깨 개선에 효과
  가 좋다.

해설   뜨거워진 피가 피부에 적체되어 빚어진 여드름이나 주
근깨에 대하여 계란 흰자위는 열을 내리고 해독하는 효능이 있다. 한
편 묵은 식초는 어(瘀)를 풀어주고 해독시키면서 살충을 한다. 특히

62

피부 표면의 각질층을 제거하는 작용이 있어 살결을 곱고 부드럽게
하는 효능이 있다. 따라서 이 두 가지를 함께 응용하면 피가 뜨거워져
발병한 여드름이나 주근깨, 검버섯 등에 뚜렷한 치료작용이 있다.

또 팩을 씻어낼 때 계란 흰자위팩이 일부 피지(皮脂)와 분비물들을
함께 제거하므로 피부가 청결해지면서 피지의 배설이 원활해지는데
이것이 여드름의 치료에 도움을 주기도 한다.

○ 대황가루팩

- 처방 : 대황 분말 적당량.
- 만드는 법 : 대황가루를 물 또는 계란 흰자위로 개어서 매일밤 얼
  굴에 바르고 잔다.
- 효능 : 얼굴에 난 여드름을 치료한다.

○ 검은 나팔꽃 처방

- 처방 : 백강잠 · 검은 나팔꽃 각각 같은 양.
- 만드는 법 : 이상 두 가지의 약재를 고운 가루로 만든 다음 꿀에
  버무려서 병에 보관한다. 이를 매일 밤 얼굴에 얇게 펴 바른 뒤
  다음날 아침 쌀뜨물로 씻어낸다.
- 효능 : 풍(風)을 몰아내고 열을 제거하므로 얼굴에 난 여드름과
  검버섯을 제거한다.

해설 　폐(肺)는 피부를 주관하는 장기이다. 그런데 만약 풍열
(風熱)의 사(邪)가 들어오면 얼굴색이 어두워지고 각종 피부질환이 발
생하게 된다. 여드름이나 주근깨, 검버섯 등이 그것이다.

그런데 백강잠은 피부의 풍(風)을 제거하는 효능이 있기 때문에 검버섯이나 여드름의 발생을 막고 또 제거하는 효능이 있다.

특히 검은 나팔꽃은 수(水)를 몰아내는 약재이지만 외과용으로 쓰면 열을 내리고 풍(風)을 제거하는 효능이 있다.

⑤
여드름을 없애는 한방 세안제 3가지

◯ 마치현즙
- 처방 : 신선한 마치현 적당량.
- 만드는 법 : 마치현을 찧어서 그 즙을 낸 뒤 하루 2회씩 여드름
  부위를 씻는다.
- 효능 : 열을 내리고 해독하며 피를 흩트리고 종기를 가라앉히므
  로 여드름이나 기미를 없애준다.

해설   마치현은 외과 약재이다. 〈신수본초(新修本草)〉에 의하
면 "마치현 즙은 얼굴에 난 여드름은 치료한다."고 적혀 있는데 이는
마치현이 열을 내리고 해독하는 효능이 뛰어나기 때문이다. 열이 해
소되면 독이 없어지고 피가 흐트러지면 종기가 가라앉는다. 그러므로
열독이 피부와 경락에 적체되어 돋아난 여드름과 기미를 개선시키게
되는 것이다.

◯ 복합사화탕
- 처방 : 단삼·백지·들국화·금은화·월계꽃·대황 각각 15g.
- 만드는 법 : 이상의 약재를 물로 2~3회 달인 뒤 걸러낸 약즙을 각
  각 혼합하여 놓는다.
- 용법 : 따뜻하게 만든 약즙을 타올에 적신 후 손상된 피부 부위에
  올려놓거나 약즙으로 세안을 한다. 아침과 저녁 각각 1회씩 행한

다.

- 효능 : 열을 내리고 해독하며 활혈하면서 어(瘀)를 흩트리므로 중증 여드름 치료에 효과가 있다.

   해설   이 처방으로 여드름을 치료할 때는 복합 단삼탕도 함께 복용하는 것이 좋다.

○ 쥐엄나무 가시 처방

- 처방 : 연한 쥐엄나무 가시 30g, 곡식으로 빚은 식초 120g
- 만드는 법 : 연한 쥐엄나무 가시에 양조식초를 부은 다음 진하게 달인 뒤 그 즙을 걸러내어 여드름이 난 부위에 바른다.
- 효능 : 해독하고 살충하므로 화농성 여드름을 치료한다. 특히 버짐 치료에도 효과가 있다.

6

여드름을 치료하는 식이요법 8가지

○ 참기름에 재운 사군자(使君子)

- 처방 : 사군자, 참기름 적당량.
- 만드는 법 : 사군자는 그 껍질을 벗겨내고 씨앗을 꺼내어 솥에서 약한 불로 고소한 냄새가 나도록 볶아서 식으면 참기름에 재운다. 3일이 지나서 먹으면 된다. 매회 사군자 3~5개를 먹는 것이 좋다. 매일밤 잠자리에 들기 전 먹으면 되고 7~10일간을 1단계 치료과정으로 한다.
- 효능 : 체기를 뚫어 내려가게 하므로 여드름을 치료한다.

해설   사군자는 민간처방으로 회충이나 구충제로 많이 쓰이는데 체증을 내리는 효능이 크다. 현대의학에서 여드름은 위장의 기능 문란과 연관이 깊다고 보고 있다. 한의학적 관점도 이와 무관하지 않다. 한의학에서는 위장에 적체되는 체증이 있으면 열로 변하여 위로 뻗쳐오르게 되는데 이것이 피부에 미쳐 여드름을 발생시킨다고 보기 때문이다. 이 처방에서 쓰인 사군자는 위장의 적체를 해소하고 위장기능을 조절시키는 작용이 뛰어난데 이로 인해 여드름 치료에 효과적인 약재로 인정을 받고 있다.

그러나 이때 주의해야 할 점은 ▲사군자를 먹을 때는 뜨거운 차를 마시지 않도록 한다. 자칫하면 구역질이 날 수도 있기 때문이다. ▲사군자의 양을 너무 많이 먹지 않도록 한다. 대량으로 복용하면 구역질은 물론 현기증이나 구토 등의 부작용이 나타날 수가 있다.

◯ 비파잎 국화죽

- 처방 : 비파잎 9g, 국화 6g, 생석고 15g, 쌀 60g.
- 만드는 법 : 이상의 약재를 천으로 싸서 물 1200ml를 붓고 800ml
  가 남도록 달인 뒤 약재를 건져내고 쌀을 넣어 죽으로 끓인다.
  하루 한 번 끓여서 3회로 나누어 복용하면 되는데 10~15일을 1단
  계 치료과정으로 한다.
- 효능 : 위를 맑게 하며 폐(肺)를 소통하고 사(瀉)하면서 여드름을
  치료한다.

  해설   이 처방은 폐(肺)와 위(胃)에 열이 축적되어 만들어진
여드름 치료에 효과가 있는 식이요법이다. 소위 폐위적열형(肺胃積熱
型) 여드름은 대부분 이마, 볼, 코 옆에 많이 돋아나는데 염증이 심하
거나 고름주머니가 형성되기도 하는 여드름을 말한다.

◯ 도인산사죽

- 처방 : 도인 9g, 산사 9g, 패모 9g, 연잎 1/2장, 쌀 60g.
- 만드는 법 : 이상의 네 가지 약재를 물로 달여 그 즙을 걸러낸 뒤
  쌀을 넣어 죽을 쑨다. 매일 한 번씩 끓여 3회로 나누어 먹으면 되
  는데 30일간을 1단계 치료과정으로 한다.
- 효능 : 활혈(活血)하고 어(瘀)를 제거한다. 담(淡)을 해소하면서 몽
  우리가 흐트러지게 함으로써 여드름을 치료한다.

  해설   이 처방은 담어웅결형(淡瘀凝結型) 여드름에 적합하다.

담어응결형 여드름은 현대의학에서 말하는 결절성낭종성(結節性囊腫城) 여드름에 해당된다. 특히 이 여드름은 심한 흉터를 남기거나 오래도록 낫지 않고 반복적으로 재발하는 특성이 있다.

◯ 여드름탕

- 처방 : 미역 15g, 녹두 15g, 행인 9g, 괴화 6g(천으로 싼다), 흑설탕 약간.
- 만드는 법 : 이상의 재료를 솥에 넣어 끓인 다음 천으로 싼 괴화를 건져낸 뒤 흑설탕으로 간을 한다. 국물과 미역, 녹두, 행인을 먹고 마신다. 매일 1회씩 복용하며 20~30일간을 1단계 치료과정으로 한다.
- 효능 : 활혈(活血)하고 어(瘀)를 흐트린다. 담(痰)을 삭히고 몽우리를 풀어준다. 따라서 이 식이처방은 담어응결형(淡瘀凝結型) 여드름에 적용된다.

◯ 여드름죽

- 처방 : 행인 9g, 해조 9g, 곤포 9g, 율무 30g.
- 만드는 법 : 이상 세 가지 약재에 물 1200ml를 부어 800ml가 남도록 달인 다음 율무를 넣어 죽으로 끓인다. 매일 한 번씩 끓여 먹으며 20~30일을 1단계 치료과정으로 한다.
- 효능 : 담어응결형(淡瘀凝結型) 여드름 치료에 적용된다.

○ 여드름 치료 과즙

• 처방 : 미나리 100g, 토마토 작은 것 1개, 배 150g, 레몬 1/5개.

• 만드는 법 : 먼저 미나리, 토마토, 배를 씻고 믹스기에 넣어 간 뒤 그 즙을 마신다. 하루 한 번씩 마신다.

• 효능 : 여드름을 치료한다.

○ 여드름 치료 음료

• 처방 : 연실(심을 뺀 것) 15g, 은행(심을 뺀 것) 9g, 둥굴레 9g, 사삼 9g, 백합 9g, 산약 15g, 호두 9g, 생석고 20g.

• 만드는 법 : 연실, 은행, 둥굴레, 사삼, 백합, 산약, 호두와 생석고 (천으로 싼다)를 솥에 넣고 물을 적당량 부은 다음 끓여서 그 즙을 걸러낸 뒤 설탕을 조금 타서 먹는다.

• 효능 : 여드름을 제거한다.

○ 여드름 치료 채소즙

• 처방 : 당근 큰 것 1개, 미나리 150g, 양파 작은 것 개.

• 만드는 법 : 미나리, 당근, 양파를 씻은 다음 믹서기에 넣어 그 즙을 짜내어 마신다. 매일 한 번씩 만들어 마신다.

• 효능 : 여드름을 치료한다.

여드름을 치료하는 침구 요법

◯ 여드름치료 침술법

- 주혈 : 곡지혈, 합곡혈, 어제혈
- 보조혈위 : 폐수혈, 대장수혈, 족삼리혈, 심수혈, 위수혈, 격수혈, 혈해혈.
- 시술방법 : 주혈(柱穴)은 반드시 시술해야 하고 양쪽을 교대로 응용한다. 보조혈위는 증세를 변별한 다음 선택해서 응용해야 한다. 예를 들어 딸기코는 심수혈, 위수혈에 사법(瀉法)을 행하고 여드름은 폐수혈, 대장수혈에 사법(瀉法)을 행한다. 위에 열이 있어 입에서 냄새가 나면 격수혈에 사법(瀉法)을 행한다. 위에 열이 있어 입에서 냄새가 나면 격수혈에 사법(瀉法)을 첨가한다. 코 끝에 핏줄이 돋아나 있으면 혈해혈을 첨가하여 시술한다.
- 효능 : 폐(肺)를 맑히고 열을 사(瀉)하며 심장과 비장을 조리하면서 여드름을 치료한다.

해설　　합곡혈은 얼굴, 입, 코를 치료하는 중요한 혈위(穴位)이다. 곡지혈과 합곡혈은 모두 수양명(手陽明) 대장수혈이다. 대장경맥은 얼굴에 직접적으로 닿아 있으며 또한 폐(肺)와 표(表)와 리(裏)이다.

　　폐(肺)는 피부를 주관하기 때문에 곡지혈과 합곡혈을 주혈(主穴)로 삼은 것이다. 어제혈은 수태음폐경(手太陰肺經)의 영혈(榮穴)이다. 폐경(肺經)의 경기(經氣)에서 막나온 샘물의 미류(微流)가 이곳을 흘러지나간다. 따라서 이 혈위에 자극을 행하면 폐경의 경기(經氣)를 조절하여 여드름이나 각종 피부질환을 치료하게 되는 것이다.

○ 여드름예방 침술법

• 주혈 : 양쪽 곡지혈, 양쪽 합곡혈.

• 시술법 : 염전법(비벼돌리는 것)으로 침을 꽂고 중간 정도의 자극을 가한다. 득기(得氣 : 침감이 있은 뒤)한 후 침을 30분 정도 남겨두면서 염전하는 동작을 3~4회 정도 행한다. 만약 전기 치료기가 있으면 양쪽 곡지혈에 전류를 20분 정도 흘려보낸다. 합곡혈도 비비고 돌리며 들었다. 꽂았다 하는 동작으로 3~4회간 행침(行鍼)을 한다. 매일 한 번씩 10일을 1단계 치료과정으로 삼는다. 첫 번째 치료과정이 지난 뒤 여드름이 개선되기 시작하면 하루 건너 한 번씩 행하고 여드름이 사라질 때까지 한다.

• 효능 : 대장을 깨끗하게 하고 사(瀉)하면서 여드름을 치료한다.

해설   여드름이 얼굴에 나 있으면 질환이 표면이면서 얕다. 한의학에서 피부와 모발은 폐(肺)가 다스리는 것으로 보고 있으면 폐와 대장은 서로 표(表)와 리(裏)로 되어 있다. 그러므로 대장의 열이 거세어지면 폐로 옮겨가서 바깥인 피부에서 발산하게 되는 것이다. 그러나 이 과정이 원활하지 못해 오래도록 적체가 되면 그 열이 독(毒)으로 변하여 여드름이 돋아나오게 된다.

이때 곡지혈과 합곡혈에 자극을 주면 효과가 있다. 이 두혈은 수양명(手陽明)의 대장경(大藏經) 혈위이기 때문이다.

혈위에 살짝 자극을 주어 혈위에 피가 약간 스며 나오게 한다. 그런 다음 유황과 빙편, 박하, 붕사, 활석으로 만든 약을 발라서 자극을 준 위치에 발라 세균감염을 방지한다. 한 두어 시간 정도 지나면 약을 떼낸다.

이 침술법은 격일로 한 번씩 시술하고 10회를 1단계 치료과정으로 한다. 양쪽 이혈(耳穴)을 교대로 시술한다.

참고　이 방법은 한의학의 자혈요법(刺血?法)에 속한다. 자혈요법이란 피를 빼는 요법을 말하는데 예로부터 민간에서 널리 쓰여 온 치료법이다. 그 원리는 경락을 소통하고 기혈을 원활히 하며 종기를 사그러 뜨리고 통증을 멎게 하는 효능이 있다.

치료 기간에는 절도 있는 생활을 해야 하고 미즈근한 물로 세안을 해야 한다.또 음식 중에 비리고 맵고 기름진 음식의 복용은 삼가야 비교적 만족할 만한 치료효과를 거둘 수가 있다.

한편 자혈요법을 활용할 때 혈위를 정확하게 택하고 긋는 깊이도 적절해야 한다. 특히 더러운 물이 국소 부위를 오염시키지 않게 조심해야 한다.

73

제3장

주름살을 펴고 살자

① 주름살이 고민이라구요?

청춘 시절의 아름다움이 나이를 먹어서도 그대로 남아있기를 바라는 것은 인간의 한결같은 소망이다. 그러나 가는 세월을 어쩌랴. 나이를 먹어감에 청춘의 흔적들은 하나 둘 사라지면서 인간의 어쩔 수 없는 노화를 맞이하게 된다. 특히 안색이 어두워지고 주름살이 많아지는 것은 노화의 상징처럼 되어있다.

도대체 어떻게 하면 세월이 흘러감에 따라 한줄, 두줄 늘어만 가는 주름살을 완화시킬 수가 있을까.

한의학에서는 얼굴을 젊게 하고 주름살을 제거하는 방법들이 많이 소개돼 있다. 피부에 직접 써서 살결을 부드럽게 하고 주름살을 펴주며 피부가 윤택하고 아름답게 하는 약재도 있고 또 복용하여 기혈(氣血)을 보하고 활혈(活血)시켜 얼굴을 아름답게 하는 처방도 있다. 그뿐만이 아니다. 침구요법이나 안마, 심호흡 기공법 등으로 경락을 소통하고 기혈을 조화시켜서 치료하기도 한다.

이러한 방법들은 특히 건강한 젊음을 유지시키면서 주름살을 제거하는 것을 근본요법으로 하고 있어서 그 가치가 높다 하겠다.

그럼 주름살을 완화시키고 개선시키는 한약요법은 어떤 것들이 있을까?

주름살을 완화시키는 한약요법의 특징은 신장을 도우고 정기를 보충하며 기혈을 보하는 것을 근본으로 한다. 특히 비장과 위장의 기능

76

을 높이고 활혈(活血)시켜 아름다움을 간직하게 하는 처방약으로 구성되어 있다.

따라서 이러한 처방은 얼굴을 아름답게 할 뿐만이 아니라 장수할 수 있는 처방이고 또 항노화 처방이며 주름살을 예방하는 처방인 것이다.

그 종류는 주로 내복용 탕약과 외용약으로 구분할 수 있다. 여기서 내복용 탕약은 주로 내장이 허약하고 손상된 경우에 효과가 있다. 또 연로하여 몸이 허약해졌거나 병으로 인한 허약으로 기혈이 피부와 머리카락에 영양을 제대로 공급하지 못하여 빚어진 노화에 효과가 있는 약재들로 구성된다. 따라서 이러한 약재들은 늙고 주름살이 많으며 머리가 희어지는 증상에 적용된다. 또 이빨이 빠지면서 안색이 검어지는 노화에 효과가 있다. 이때 주로 쓰이는 약재는 다음과 같다.

인삼, 구기자, 생지황, 맥문동, 천문동, 단삼, 파극천, 보골지, 천궁, 산약, 아교, 대추, 백출, 토사자, 산수육, 육종용, 두충, 석곡, 녹용, 연자육, 우유, 꿀, 황기, 당귀, 호두, 하수오, 오미자, 복령 등이다.

이중에서 몇몇 약재의 약효를 살펴보면 다음과 같다.

① 천문동 : 오래도록 복용하면 몸이 가벼워지고 기(氣)를 도우며 장수하게 한다고 〈신농본초경〉에 기록돼 있다. 〈일화자본초〉에서도 "천문동은 마음을 진정시키고 오장을 윤택하게 하며 피부에 유익을 주어 안색을 곱게 한다."고 적혀 있다.

② 석곡 : 오장육부의 허약과 야윈 몸을 유익하게 한다. 몸을 경쾌하게 하며 장수를 누리게 한다고 〈신농본초경〉에 기록돼 있다. 〈명의별록〉에서도 석곡의 효능에 대해 기록돼 있는데 이 기록

에 따르면 "석곡은 새살을 돋아나게 하고 피부의 사열기(邪熱氣)를 몰아낸다."고 적혀있다.

③ 호두 : 〈개보본초(開寶本草)〉의 기록에 따르면 "호두를 많이 먹으면 건장해지고 살결이 윤택해지며 머리카락이 검어진다고 했다. 또 경맥을 소통하고 혈맥(血脈)의 순환을 원활히 하므로 늘 먹으면 피부가 곱고 부드러우며 윤택해진다고 했다.

④ 녹용 : 기(氣)를 도우고 의지를 강하게 하며 이빨이 나게 하면서 늙지 않게 한다고 〈신농본초경〉에 기록돼 있다.

⑤ 생지황 : 수염과 머리카락을 검게 한다고 〈사성본초(四聲本草)〉에 기록돼 있으며 〈의학계원(醫學界源)〉에는 생지황이 피를 식히며 피부를 윤택하게 한다고 적혀 있다.

⑥ 육종용 : 오래 복용하면 몸이 건장해지면서 가벼워지고 간장과 신장을 도우며 정혈을 보하는 효과가 있다고 〈본초경소(本草經疏)〉에 기록돼 있다. 또 〈옥추약해(玉楸藥解)〉에서는 육종용이 정(精)과 수(髓)를 보하고 안색을 곱게 하며 장수를 누리게 한다고 적혀 있다.

② 주름살 펴는 한약 처방 8가지

◯ 청춘불로산

- 처방 : 생강 500g, 대추 250g, 죽염 60g, 감초 90g, 정향·침향 각각 15g, 회향 120g

- 만드는 법 : 이상의 약재를 거칠게 갈아서 매회 9~15g씩 이른 아침에 달여 복용하거나 끓는 물로 우려내어 복용한다.

- 효능 : 피부의 노화를 방지하고 주름살을 제거한다.

해설   피부의 노화를 방지하여 늙지 않게 하려면 가장 먼저 몸의 영(營)과 위(衛), 다시 말해 영양과 방어의 조화를 이루어야 한다. 영양과 방어가 조화를 이루게 되면 비로소 넘치는 기혈이 계속 영양을 공급하게 되는데 그렇게 되면 노화가 방지되고 청춘을 간직할 수가 있다.

이 처방에 쓰인 약재들은 주로 비장과 위장을 건강하게 운행되게 하여 음식의 영양이 충분히 소화, 흡수되게 하는 효능이 있는 약재들이다. 따라서 일상생활에서 소모되는 기혈을 충분히 보충 받을 수 있게 되는데 이로 말미암아 영양의 부족이 없게 되고 피부도 따라서 결국 늙지 않게 되는 것이다.

◯ 복령 처방

- 처방 : 복령 적당량.

- 만드는 법 : 복령을 대추 크기의 네모꼴로 썰어서 항아리 또는 병에 넣고 청주나 약주를 붓는다. 그런 다음 창호지 세 겹으로 밀봉을 한 뒤 100일이 지나면 개봉한다. 색깔이 물엿 같으면 익은 것이다. 이를 하루 2개씩 먹는다.
- 효능 : 비장과 위장이 튼튼해지도록 도와주며 노화를 완화하고 장수를 누리게 하며 젊음을 간직하게 한다.

해설 복령은 소나무과 식물인 적송(赤松)의 뿌리에 기생한다. 한의학적인 관점에서 본다면 복령은 비장과 위장을 건강하게 하고 음식 속의 영양이 충분히 소화 흡수되게 하여 기혈을 충실히 하고 노화를 방지하는 효과가 있다. 특히 주름살 완화에 효과가 뛰어나다.

○ 토사자방

- 처방 : 토사자 300g, 청주 800ml.
- 만드는 법 : 토사자를 청주 속에 오랫동안 담궈 둔 뒤 꺼내어 바짝 말린다. 다시 담그기를 몇 번 반복하면서 술이 다할 때까지 반복한다. 그런 다음 술에 담궜던 토사자를 가루로 만들어 하루 3회씩 복용하는데 1회에 6g씩 더운 청주로 복용한다. 복용을 시작한 지 21일이 지난 뒤 그 양을 늘려 9g씩 복용한다.
- 효능 : 냉풍(冷風)을 몰아내고 안색을 곱게 하며 오래 복용하면 젊음을 간직하게 하고 주름살을 완화하며 장수를 돕는다.

해설 토사자는 성질이 평(平)하고 맛은 달다. 주로 간경(肝經)과 신경(腎經)에 작용한다. 또 비경(脾經)에도 작용을 한다.
이러한 토사자는 성질이 부드러우며 액(液)이 많아 간장과 신장을 자양하고 눈을 밝게 한다. 비장을 도와 설사를 멎게 하기도 한다. 또한 덥지도 않고 조(燥)하지도 않으며 보(補)의 작용을 하면서도 느끼하지 않아 음양(陰陽)을 차분하게 보하는 약재이다.

현대 약리학 연구에 의하면 토사자를 복용하면 몸이 건강하고 인체의 신진대사 기능을 높이고 개선하는 작용이 있는 것으로 드러났다. 그래서 토사자는 항노화 작용과 안색을 곱게 하고 주름살을 예방하는 작용이 있다.

그러나 이 처방은 음(陰)이 허(虛)하고 화(火)가 거센 경우, 또 성기능항진이나 대변이 조결된 사람은 그 복용을 삼가야 한다.

○ 저실불로산

• 처방 : 저실(楮實) 적당량.
• 만드는 법 : 음력 8~9월에 저실이 빨갛게 익었을 때 채취하여 응달에서 말린 뒤 분말로 만든다. 이를 매일 아침과 저녁에 각각 2g씩 복용한다. 장기적으로 복용하면 놀라운 효과를 볼 수 있다.
• 효능 : 얼굴색이 어두운 사람이 복용하면 안색이 밝아지면서 혈색이 돈다. 노화를 완화하고 주름살을 예방한다. 특히 비만한 사람이 복용하면 몸이 가벼워지면서 체중이 줄어든다.

○ 생지황미용산

• 처방 : 생지황 150g, 구기자 나무 뿌리 500g
• 만드는 법 : 이상의 약재를 고운 가루로 만들어서 공복에 1g씩 청주로 복용한다.

- 효능 : 이 처방약을 오래 복용하면 얼굴이 어린이처럼 부드러워지고 주름살도 완화된다.

◯ 질려차

- 처방 : 질려 적당량.
- 만드는 법 : 질려를 말린 뒤 살짝 볶아서 차 대신 자주 마신다.
- 효능 : 신장을 보(補)하고 정(精)을 도우며 눈을 밝게 하고 피부를 곱게 한다.

해설 질려는 황기의 성숙된 씨앗이다. 모양은 콩팥 같고 맛은 진하면 냄새는 향기롭다. 성질은 부드럽고 신장을 보하며 정(精)을 다진다. 간(肝)의 기능을 제고하여 눈을 밝게 한다. 또 얼굴색을 곱게 하고 살결을 매끄럽게 하며 주름살을 예방하는 효능이 있어 보신과 미용에 좋은 약재로 알려져 있다.

이러한 질려의 효능에 대해서는 예로부터 전해 내려오는 유명한 일화가 있다. 중국의 당나라 현종 때 영락공주는 어려서부터 허약하고 병이 많으며 얼굴이 거칠고 피부가 좋지 않았다. 한 번은 전쟁으로 인하여 사원으로 피난을 갔는데 그 고장의 특산물인 질려로 차를 늘 끓여 먹게 되었다. 그러기를 2~3년이 지났을 때 영락공주의 얼굴과 자태가 너무나 아름답게 변하여 마치 선녀처럼 보였다.

이대부터 민간에서는 질려차 처방이 전해져 오게 되었다. 항노쇠와 주름살 예방, 그리고 피부를 탄력 있고 윤택하게 하는 약차로 그 명성을 이어오게 된 것이다.

◯ 구기자액

• 처방 : 구기자즙 · 지황즙 각각 240ml, 맥문동즙 250ml, 행인(끓는 물에 데쳐서 그 껍질을 제거한 후 갈아놓는다) 30g, 인삼 분말 · 백복령 각각 90g.

• 만드는 법 : 이상의 여섯가지 약재를 약한 불로 미음처럼 걸쭉하게 끓인 뒤 인삼과 복령가루를 넣고 골고루 섞은 뒤 다시 달여서 연고처럼 되면 그릇에 담아둔다. 이를 하루 2회씩, 매회 1.5g을 따뜻한 청주로 복용한다.

• 효능 : 오장육부를 자양하고 젊음을 간직하게 하며 장수를 누리게 하는 처방이다. 특히 주름살을 예방하는 효과가 뛰어나다.

◯ 수박씨 처방

• 처방 : 수박씨 250g, 귤껍질 100g, 도화 200g

• 만드는 법 : 이상의 약재를 함께 고운가루로 만들어 보관한다.

• 복용법 : 식후에 미음으로 한 스푼씩 하루 3회 복용한다.

• 효능 : 활혈하고 경락을 소통시키며 피부를 윤택하게 한다.

> 해설   이 처방으로 1개월간 치료하면 얼굴이 희어진다.

3

주름살 펴는 한약 미용환 11가지

○ 뽕잎고

• 처방 : 뽕잎 적당량.

• 만드는 법 : 부드러운 뽕잎 500g을 따서 깨끗이 씻은 뒤 꼭지를 제거하여 말려둔다 완전히 마르면 고운 가루로 만든다. 이렇게 만든 뽕잎 가루는 미리 준비해 둔다.

다른 한편으로는 검은깨 120g과 생수로 진한 즙 500ml를 달여 낸다. 그런 다음 검은 깨 찌꺼기를 걸러내어 다시 꿀 360g을 넣고 달인후 물에 떨어뜨려 보았을 때 방울이 되면 미리 만들어 놓은 약즙과 혼합한다. 여기에다 뽕잎 가루를 넣어 버무린 뒤 오동나무열매 씨앗 크기의 환으로 빚는다. 1회에 100개씩, 아침에는 소금물로 복용하고 저녁에는 약주로 복용한다.

• 효능 : 얼굴을 젊게 하고 머리카락을 검게 하며 주름살을 예방하여 노화를 완화시킨다.

해설　　뽕나무의 모든 것이 훌륭한 약재가 된다. 뿌리나 껍질, 가지, 잎, 새싹, 열매 모두 뛰어난 약용가치가 있기 때문이다.

특히 뽕잎은 성질이 극히 평(平)하고 차갑지도, 그렇다고 덥지도 않다. 열성(熱性)도 조성(燥性)도 없으며 보혈(補血)하고 음(陰)을 도우면서 풍(風)과 습(濕)을 몰아낸다.

옛 시대 양생가들이 뽕잎을 차 대신 음료로 즐겨 마셔 청춘을 간직

84

84

했다는 기록이 있기도 하다.

한편 이 처방에 쓰인 참깨 또한 성질이 평(平)하고 맛은 달며 간장과 신장을 보하고 오장육부를 윤택하게 한다. 특히 정수(精髓)를 보강하는 묘약 중의 묘약이다.

따라서 예로부터 젊음을 간직하게 하는 양약으로 알려진 이 두 가지 약재가 합리적인 배합을 거치면 곧 신기한 효능을 발휘하게 된다. 이를 장기적으로 복용하게 되면 영원한 젊음을 간직할 수 있는 처방으로 알려져 있다.

○ 청춘대보환

- 처방 : 숙지황(술로 버무린 뒤 짠다) · 산수유 · 산약 · 택사 · 복령 · 목단피 · 녹용(털을 제거한다) · 육계 각각 30g, 부자(껍질과 꼭지를 제거한다) · 오미자 각각 60g.
- 만드는 법 : 이상의 약재를 가루로 만들어 적당한 크기의 환으로 빚는다. 1회에 1개씩, 하루 두 번 복용한다.
- 효능 : 원기와 양기를 강장시키고 정수(精髓)를 도우며 몸을 가볍게 하고 얼굴을 젊게 한다.

해설 이 처방은 신음(腎陰)을 보하고 도우는 효능이 있다. 특히 양기를 돕는 부자, 육계를 배합하여 이루어진 처방이어서 화(火)를 유익하게 하는 작용을 한다.

따라서 이 처방은 신양(腎陽)이 허하고 정기가 부족하여 안색이 검고 어두우며 노화에 주름살이 많은 증상에 효과가 뛰어나다. 특히 몸이 야위고 무릎과 허리에 시큰한 증상이 있으며 귀가 울리고 소변이 잘 안나오는 등의 증상도 개선시킨다.

그러나 이 처방은 음(陰)이 허(虛)하고 실열(實熱)이 있는 사람은 복용을 해서는 안된다.

◯ 주안장수방

- **처방** : 숙지황 · 건지황 · 지실 · 국화 · 천문동 각각 1000g.
- **만드는 법** : 이상의 약재를 분말로 만들어 청주나 꿀로 버무려 오동나무 열매 씨앗 크기의 환으로 빚는다. 매 식전에 따뜻한 물로 60알씩 복용한다.
- **효능** : 얼굴색을 곱게 하고 기혈을 도우며 머리카락을 검게 하는 효능이 있다.

해설   간장, 신장의 음(陰)이 부족하면 노화를 초래하는 주된 원인이 된다. 따라서 노화를 방지하고 장수를 누리려면 간장과 신장을 보하고 도우는 것이 주요 법칙이다.

이 처방의 지황과 천문동은 간장과 신장의 음혈(陰血)을 보하는 효과가 있는 약재이다. 또한 국화는 풍열(風熱)을 흐트러뜨리면서 음(陰)을 유익하게 한다. 여기에다 지실을 첨가하여 기(氣)를 다스리고 위(胃)를 조화시키며 기(氣)의 운행을 원활히 함으로써 약으로 하여금 보하는 작용을 하게 하면서 적체가 안되게 하는 역할을 담당한다.

이상의 약재들을 함께 씀으로써 간장과 신장이 제 기능을 제대로 수행하지 못해 발생한 각종 피부 증상을 다스린다. 안색이 검어지고 주름살이 생기면서 노화가 되는 것을 방지한다. 또 두통이나 현기증, 귀가 울리고 손발이 떨리는 등의 증상에도 효과가 있다.

그러나 이 처방에서 음(陰)을 보하는 약재는 달고 냉하며 느끼한 성질을 가지고 있기 때문에 비장과 위장이 허(虛)하고 냉한 사람이나 설사기운이 있는 사람은 복용을 해서는 안된다.

○ 복령천초환

• 처방 : 천초 500g, 백복령 300g.

• 만드는 법 : 이 약재를 분말로 하여 꿀로 버무려 6g 되는 환약으로 빚는다. 이를 매일 아침과 저녁 공복 때 한 알씩 소금물로 복용한다.

• 효능 :심장과 신장을 보하고 도우며 눈을 밝게 하고 젊음을 간직하게 한다. 또 풍(風)을 몰아내고 장수를 누리도록 하는 처방이다.

해설 폐(肺)와 위(胃)에 항상 열이 있으면 복용해서는 안된다.

○ 이정환

• 처방 : 황정(껍질을 벗긴다)·구기자 각각 500g.

• 만드는 법 : 황정과 구기자를 고운 가루로 만들어 꿀로 버무려 6g 되는 환약으로 빚는다. 이를 매일 아침과 저녁에 각각 한알씩 복용하는데 이때 따뜻한 청주로 복용한다.

• 효능 : 기(氣)를 도우고 정기를 다지며 활혈(活血)하여 얼굴을 젊게 한다.

해설 황정은 폐(肺)를 윤택하게 하고 음(陰)을 자양하며 비장을 보하는 작용이 있다. 이러한 황정에다 간장과 신장을 보하고 항노쇠 작용을 하는 구기자를 배합함으로써 이정환은 신장을 보하고 정기를 도우며 강장작용이 있다. 또 피부를 윤택하게 하고 주름을 예방하는 미용작용이 뛰어나다.

○ 팔미환

• 처방 : 목단피 · 백복령 · 택사 각각 90g, 숙지황 · 건지황 각각 240g, 산수유 · 산약 각각 120g, 부자(법제화 하고 껍질과 꼭지를 떼낸다) · 육계(거친 껍질을 벗겨낸다) 각각 60g

• 만드는 법 : 이상의 약재를 가루로 만들어 꿀로 버무린 다음 오동나무 열매 씨앗 크기로 빚는다. 이를 공복 때와 식전에 15환 내지 25환을 복용한다. 이때 청주를 덥게 하여 복용하는데 하루 2회 복용한다.

• 효능 : 신기(腎氣)가 허약하여 빚어진 하원(下元)의 냉증과 얼굴색이 검어진 경우를 치료한다. 따라서 이 처방을 오래 복용하면 원기와 양기를 강장하고 정수(精髓)를 도운다. 특히 활혈하여 얼굴을 젊고 아름답게 하며 몸도 가볍게 할 뿐만 아니라 노화와 주름살도 예방, 치료한다.

○ 구기자 국화환

• 처방 : 구기자 300g, 감국화 120g, 육계(거친 껍질을 벗겨낸다) 45g, 백복령 · 복신 · 숙지황 각각 30g

• 만드는 법 : 이상의 여섯가지 약재를 고운 가루로 만든 후 꿀 150g,

박하즙 25g과 함께 적절하게 끓인다. 그런 다음 약재 가루를 넣어 오동나무 열매 씨앗 크기의 환약으로 빚어서 공복에 따뜻한 청주로 복용한다. 하루 20알씩 복용하면 좋다.

- 효능 : 진기(眞氣)를 보하고 단전을 강장시키며 얼굴색을 아름답게 한다. 특히 피부를 자양하며 주름살을 예방하고 젊음을 간직하게 한다.

○ 팔미신기환

- 처방 : 숙지황 250g, 산약 120g, 산수유 120g, 육계 60g, 택사 90g, 목단피 90g, 백봉령 90g, 오미자 60g.
- 만드는 법 : 이상의 약재를 분말로 만든 다음 꿀로 버무려서 환약으로 빚는다. 이를 하루 2회 복용하는데 1회에 5g씩 복용한다.
- 효능 : 신기(腎氣)를 차분히 보하면서 얼굴을 젊게 하고 주름살을 예방한다.

○ 지황지각환

- 처방 : 생지황 240g, 천문동 240g, 국화 240g, 지각(쌀겨로 볶는다) 240g.
- 만드는 법 : 이상의 약재를 고운 분말로 만들어 청주와 꿀로 버무려서 오동나무 열매 씨앗 크기의 환으로 빚는다. 이를 공복에 30알씩 청주와 함께 복용한다.
- 효능 : 얼굴색을 곱게 하고 혈기(血氣)를 도와서 온 몸의 기능을 높인다. 또 머리카락을 검게 하며 주름살을 예방한다.

○ 하수오환

- 처방 : 하수오(쌀 뜨물에 재운 뒤 대추와 함께 삶는다. 대추가 푹 익어 흐물거릴 때 하수오를 건져내어 불 위에서 바짝 말린다) 500g, 우슬(청주에 이틀간 재웠다가 꺼내어 불 위에서 말린다) 250g.
- 만드는 법 : 이상의 약재를 고운 가루로 만들어 꿀로 버무린 다음 오동나무열매 씨앗 크기의 환으로 빚는다. 이를 매일 공복시 따뜻한 술 또는 쌀 미음으로 60개를 복용한다. 약 15일간 복용한 뒤 70~80알로 그 양을 늘리고 다시 1개월이 지나면 100알씩 100일 동안 복용한다.

○ 오미자환

- 처방 : 토사자(깨끗이 씻어 술에 재운 뒤 쪄내어 찧어둔다) 60g, 오미자 60g.
- 만드는 법 : 이상의 약재를 고운 가루로 만들어 꿀로 버무린다. 이를 오동나무열매 씨앗의 크기로 환을 빚어 아침과 저녁에 각각 30알씩 복용한다.
- 효능 : 신정(腎精)이 부족하고 신수(腎水)가 고갈되어 빚어진 피부 미용에 효과가 좋다. 특히 얼굴색이 검어진 경우나 주름살을 예방, 또는 치료하는 효능이 크다.

④
주름살 펴는 한방 팩 11가지

○ 레몬팩

- 처방 : 싱싱한 레몬즙 50㎖, 밀가루 3큰술.
- 만드는 법 : 싱싱한 레몬즙에 생수를 적당히 부은 다음 밀가루를 섞어 연고모양으로 만든다. 세안을 하고 난 후 레몬 연고를 얼굴에 골고루 바른다. 30분 정도 지났을 때 살며시 닦아내면 된다.
- 효능 : 피부를 윤택하게 하고 희게 하며 주름살을 제거한다.

해석 레몬에는 비타민 C가 비교적 풍부하게 함유돼 있어 피부를 희게 하고 부드럽게 한다. 밀가루를 얼굴에 발라도 역시 피부를 표백하는 작용이 있다. 이때 주의해야 할 점은 레몬 껍질을 직접 얼굴에 문지르지 않도록 한다. 레몬은 산성성분이 비교적 강하여 피부에 해를 미칠 수 있기 때문이다. 이밖에도 사과즙, 토마토즙, 당근즙 등도 비교적 좋은 미용작용이 있어 평소 팩을 만들어 쓰면 주름살 완화에 도움이 된다.

○ 율부산

- 처방 : 밤의 속 알 껍질 적당량.
- 만드는 법 : 밤알의 속껍질을 가루로 만들어 꿀로 버무린 다음 얼굴에 바른다.
- 효능 : 피부에 갑자기 생긴 주름살을 펴주는 효능이 있고 노화에

따른 얼굴의 주름살 개선에도 효과가 뛰어나다.

해석 이 처방은 얼굴의 주름살을 치료하는데 효과가 큰 경험방이다. 여기서 말하는 율부란 바로 밤의 내과피(內果皮)인데 일반적으로 모두 버리는 것이다. 그러나 사실 이것은 훌륭한 미용약재이다. 성질은 평(平)하고 맛은 달며 떫다. 이것을 꿀로 버무려 바르면 피부가 깨끗해지고 주름이 펴지므로 피부노화와 노쇠를 방지하는 훌륭한 약재라 할 수 있다.

○ 벌꿀 계란팩

- 처방 : 신선한 계란 1개, 벌꿀 1 작은 술.
- 만드는 법 : 계란 흰자위를 거품이 일 때까지 젓은 뒤 꿀을 섞어서 버무리면 된다. 그런 다음 깨끗하고 부드러운 솔로 계란 흰자위를 피부에 바르고 바람에 서서히 마르게 한 뒤 미지근한 물로 씻어내면 된다. 일주일에 두 번씩 행한다.
- 효능 : 피부를 윤택하게 하고 주름살을 제거한다.

해 설 이 처방은 만들기가 간단하고 미용 효과가 비교적 좋은 팩이다. 처방에 활용되는 꿀은 복용하여 미용과 노화방지에 응용될 뿐만 아니라 피부에 응용해도 훌륭한 미용효과가 있다.

옛 그리스 시대부터 이미 꿀은 건성피부의 주름살 개선과 예방에 응용되었다고 전해지고 있다. 특히 꿀에 계란 노른자위와 밀가루를 섞어 팩 재료로 만든 다음 얼굴에 바르면 여드름으로 손상된 피부가 점차 원래의 상태로 회복되는 것으로도 알려져 있다. 만약 지성피부일 때는 이 처방에다 레몬즙 한 스푼을 넣어서 사용하면 기름기를 제거하는 작용도 발휘한다.

◯ 돼지족팩

- **처방** : 돼지 족 2개, 벌꿀 1작은 컵, 배 2개, 백지 · 과루 · 백급 · 백복령 · 곽향 · 백렴 각각 30g.

- **만드는 법** : 돼지 족의 기름을 떼내고 깨끗이 다듬은 뒤 묵이 되는 상태까지 약한 불로 푹 삶은 뒤 남은 살과 뼈를 건져낸다. 여기에 가루로 만든 백지, 과루, 백급, 백렴, 복령, 곽향을 넣고 벌꿀도 넣은 다음 돼지 족 끓인 즙과 섞어서 다시 한 번 더 끓인다. 그런 다음 그 끓인 즙을 찬물에 떨어뜨려보아 그 모양이 흐트러지지 않으면 망사천으로 찌꺼기를 걸러내고 그 즙을 보관한다.

- **사용법** : 피부용으로 매일밤 잠자리에 들기 전에 그 즙을 조금 덜어내어 얼굴에 바르고 잔다. 다음날 아침 미지근한 물로 씻어내면 된다.

- **효능** : 풍(風)을 몰아내고 습(濕)을 제거하며 피부를 윤택하게 하여 주름살을 예방한다.

> **해설** 이 처방은 피부를 윤택하게 하고 주름살을 제거하는 효능외에도 얼굴에 난 검버섯이나 검은 반점 등을 치료하는 작용도 있다.

◯ 사과벌꿀팩

- **처방** : 사과 1/2개, 벌꿀 한 스푼, 밀가루 약간.

- **만드는 법** : 사과를 곱게 으깬 다음 벌꿀과 밀가루로 섞어서 버무린다.

- **사용법** : 피부에 쓰는 외용제제이다. 사과벌꿀팩을 얼굴에 바른 후 20분이 지났을 때 씻어내면 된다. 또는 밤에 잠자리에 들기 전

얼굴에 골고루 발랐다가 다음날 아침 씻어낸다.

- 효능 : 주름살을 제거하고 피부를 건강하고아름답게 한다.

　해 설　　사과벌꿀팩은 주로 피부에 탄력을 증가시켜 주름살을 제거하고 미백효과가 뛰어난 팩이다.

○ 수박팩

- 처방 : 수박 한쪽, 계란 노른자위 1/2개~1개, 밀가루 약간.
- 만드는 법 : 수박을 완전히 으깬 뒤 계란 노른자위를 넣어서 잘 젓는다. 그런 다음 밀가루를 섞어서 걸쭉하게 만든다.
- 사용법 : 수박팩을 얼굴에 바른 뒤 10분이 지나면 미지근한 물로 씻어낸다.
- 효능 : 열을 내리고 화(火)를 배설시키며 피부를 윤택하게 함으로써 주름살을 예방하고 피부를 희고 곱게 한다.

　해 설　　수박팩을 오래 활용하면 피부에 윤이 나고 부드러워지며 고와진다.

○ 계란흰자위 벌꿀팩

- 처방 : 계란 흰자위 1개, 벌꿀 한 스푼, 밀가루 1/2스푼.
- 만드는 법 : 계란 흰자위와 벌꿀, 밀가루를 함께 혼합한 뒤 잘 섞어서 개어놓는다.
- 사용법 : 피부에 바르는 외용제이다. 첫날은 계란 노른자위 벌꿀팩을 얼굴에 바르고 자되 그 다음날은 바르지 않는다. 그리고 사흘째 되는 날 계란 흰자위 벌꿀팩을 얼굴에 바르고 자되 나흘째 되는 날은

쉰다. 이렇게 번갈아 가며 교대로 계란 노른자위와 흰자위 벌꿀팩을 행하면 된다.

· 효능 : 주름살을 제거하는 효과가 뛰어나다.

해설   계란 흰자위는 탄력을 잃은 피부를 탱탱하게 하고 계란 노른자위는 피부에 영양을 공급한다. 따라서 계란노른자위 벌꿀팩과 흰자위 벌꿀팩을 교대로 사용하면 효과가 두드러지게 된다. 특히 이 팩을 3~4개월간 계속하면 얼굴의 모든 잔주름이 사라지게 된다.

○ 국화미용팩

· 처방 : 흰국화 30g 배즙 1/2컵, 은행 30g, 꿀 30g, 생우유 1/2컵.

· 만드는 법 : 먼저 흰국화와 배즙을 약주에 넣고 걸쭉한 즙으로 달인다. 은행은 곱게 찧어 우유와 꿀로 버무린 다음 걸쭉하게 달여 놓은 국화즙에 혼합하여 준비해둔다.

· 사용법 : 얼굴에 바르는 외용제로서 매일 밤 잠자리에 들기 전에 얼굴에 바르고 다음날 아침 미지근한 물로 씻어낸다.

· 효능 :열을 내리고 해독하며 얼굴을 희고 아름답게 해주면서 주름 살을 치료하고 예방한다.

해설   이 처방의 약리작용은 미용과 피부를 유익하게 하는 작용이 있다. 특히 이 미용팩은 주근깨나 딸기코 등도 치료한다.

○ 조각남성분

· 처방 : 조각 60g, 생남성 6g, 찹쌀 30g.

· 만드는 법 : 이상의 약재를 고운 분말로 만들어 준비해둔다.

- 사용법 : 외용제제이다. 생강즙을 이 처방의 가루와 혼합하여 얼굴에 바르고 잔다. 다음날 아침 미지근한 물로 씻어내면 된다.
- 효능 : 해독하고 활혈(活血)하며 피부를 희고 곱게 하여 주름살을 제거한다.

○ 반하가루팩

- 처방 : 생반하 적당량.
- 만드는 법 : 반하를 열로 건조시켜 고운 가루로 만든 다음 양조식초로 버무려서 병에 담아둔다.
- 사용법 : 피부용 제제이다. 얼굴에 바르며 아침부터 밤까지 자주 바르면 된다. 3일 후 조각탕으로 씻는다.
- 효능 : 열을 내리고 습(濕)을 건조시키며 피부를 윤택하게 하고 희게 한다. 또 주름살과 각종 잡티를 제거한다.

해설 　　조각탕은 조각 적당량을 물로 15~30분간 달인 뒤 그 즙을 걸러내면 된다.

○ 바나나팩

- 처방 : 바나나 또는 복숭아, 계란 흰자의 각각 적당량.
- 만드는 법 : 바나나 또는 복숭아를 으깬 뒤 계란 흰자위를 섞어서 걸쭉하게 만들어 놓는다. 이를 잠자기 전에 얼굴에 바르고 15분 정도 기다렸다가 미지근한 물로 씻어내면 된다.
- 효능 : 주름살을 제거하고 탄력있는 젊음을 간직하게 한다.

⑤
주름살 펴는 한방 연고 6가지

◯ 도인고

- 처방 : 도인 적당량, 꿀 적당량.
- 만드는 법 : 도인을 끓는 물에 데쳐서 그 껍질과 뾰족한 부분을 제거한 뒤 곱게 찧어놓는다. 여기에 꿀을 약간 넣어 연고모양으로 버무려 놓는다. 사용할 때는 버무려 놓은 것을 조금 꺼내어 따뜻한 물로 녹여서 얼굴에 바르고 문지른 다음 10여 분이 지났을 때 씻어내면 된다.
- 효능 : 활혈(活血)하고 피부를 윤택하게 하며 주름살을 제거하면서 얼굴을 아름답게 한다.

◯ 소녀고

- 처방 : 황백피 12g, 대추 35g.
- 만드는 법 : 이상의 약재를 고운 가루로 만든 다음 대추와 함께 찧어 버무려둔다. 이 연고를 미지근한 물에 녹여서 세안을 한다.
- 효능 : 피부 노화를 완화하고 주름살을 제거하여 피부를 소녀같이 부드러워지게 한다고 하여 소녀고라 불리는 처방이다. 이 처방은 특히 복용을 하면 놀라운 효과가 있다.

해설 이 처방의 황백피는 황백의 뿌리 껍질을 말한다. 황백의 뿌리는 종종 한데 얽혀진 채 복령처럼 생겼다. 고대의 양생가들은 이를 나무의 영지초로 간주하기도 했다.

황백피와 대추로 배합된 이 처방은 피부를 자양하고 윤택하게 하여 피부의 노화를 완화시키면서 피부질환을 예방, 또는 치료하는 작용이 뛰어나다. 얼굴을 씻어도 젊음을 간직하게 할 뿐만 아니라 목욕을 해도 피부를 윤택하게 하는 효과가 있다.

◯ 살구씨 연고

- 처방 : 행인 90g(끓는 물에 데쳐서 그 껍질과 뾰족한 부분을 제거한 것), 계란 흰자위.
- 만드는 법 : 이상의 약재를 혼합하여 반죽같은 연고로 만든다. 밤이 되면 얼굴에 바르고 다음날 아침 쌀뜨물로 씻어내면 된다.
- 효능 : 풍(風)을 몰아내고 피부를 윤택하게 한다. 특히 얼굴의 주름살이나 칙칙한 피부, 검버섯, 여드름 등을 치료한다.

해설   이 처방은 계란 흰자위팩의 일종이다. 계란 흰자위 미용팩은 일찍이 1,500여년 전부터 중국 진나라의 진연지(陣延之)라는 사람이 지은 〈소품방(小品方)〉에서 나온 것이다. 그때부터 역대의 처방서에서는 각기 다른 각도에서 보충하면서 이 처방의 효능을 발전시켜 왔다.

그 결과 밝혀진 이 처방의 약효는 피부를 윤택하게 하고 주름살을 제거하는 효능이 뛰어나다는 것이다. 특히 얼굴을 희게 하고 여드름이나 검버섯 등에도 효과가 있는 훌륭한 미용 처방으로 평가를 받고 있다.

처방 중의 쌀 뜨물은 기름기를 제거하고 피부를 희게 하는 효능이 있다. 그러나 이 처방을 활용할 때 한 가지 유의해야 할 점은 계란 흰자위의 경우 쉽게 수분이 증발되어 말라버리는 성질이 있으므로 사용할 때는 즉시 만들어 사용하는 것이 좋다. 만일 너무 많이 만들었거나 그때그때 만들어 쓰기가 번거로운 경우는 밀폐용기에 넣어 냉장 보관해야 한다.

○ 흑나팔꽃 연고

- 처방 : 흑나팔꽃 씨앗, 계란 흰자위 각 적당량.
- 만드는 법 : 나팔꽃 씨앗은 분말로 만들어서 계란 흰자위와 고루 섞어서 병에 담아둔다.
- 사용법 : 피부에 직접 바른다. 매일밤 잠자리에 들기 전 얼굴에 골고루 바르고 자며 다음날 아침 미지근한 물로 씻어낸다.
- 효능 : 열을 내려주고 풍(風)을 제거한다. 피부를 윤택하게 해서 주름살을 제거한다.

해설 이 주름살 연고는 피부를 윤택하게 하고 주름살을 제거하는 효능 외에도 얼굴의 검버섯이나 주근깨의 치료에도 효능이 있다.

특히 이 연고는 풍열(風熱)과 사독(邪毒)이 얼굴에 침입하여 형성된 주근깨의 치료에 효과가 뛰어나다.

○ 옥용산

- 처방 : 백부자 · 백지 · 백정향 각각 15g, 석고 · 활석 각각 21g, 붕사 15g, 빙편 10g.

• 만드는 법 : 이상의 약재를 고운 가루로 만들어둔다.

• 사용법 : 피부에 바르는 외용약이다. 아침과 밤에 세안을 한 뒤 약
  재 가루는 조금 덜어 손바닥에 올려두고 끓여서 식힌 물, 또는 생
  수를 약간 섞어 약재 가루를 개어서 얼굴에 골고루 바르면 된다.

• 효능 : 풍(風)을 몰아내고 활혈(活血)하며 노화를 완화하고 주름살
  을 예방한다.

해설　이 처방은 노쇠 완화와 주름살을 예방하는 작용 외에도
기미나 주근깨, 여드름 등 각종 피부질환을 예방, 치료하는 효능이 있
다.

◯ 도화산

• 처방 : 호박씨 250g, 백양나무 껍질 100g, 도화 200g.

• 만드는 법 : 이상의 약재를 모두 분말로 만들어둔다.

• 사용법 : 피부에 응용되는 약으로 하루 3회, 매회 한 스푼의 양으
  로 얼굴을 문지른다.

• 효능 : 피부를 윤택하게 하고 주름살을 제거하며 미백작용으로 얼
  굴을 곱게 한다.

해설　이 처방은 15일간 지속적으로 행하면 피부가 백옥같이
깨끗하게 된다.

주름살 펴는 한방 세안제 5가지

○ 저실산

- **처방** : 저실, 상육 각각 같은 양.
- **만드는 법** : 이상의 약재를 고운 가루로 만들어둔다. 이를 매일 아침 조금씩 덜어 비누로 세안을 하는 것과 같이 얼굴을 살살 문질러 씻은 뒤 도인고를 바른다.
- **효능** : 얼굴을 희게 하고 피부를 윤택하게 하며 주름살을 제거하는 효능이 크다.

○ 궁녀육백산

- **처방** : 백정향 · 백강잠 · 흰나팔꽃 씨 · 백급 각각 90g, 백지 60g, 백부자 · 백복령 각각 15g, 조각 450g, 녹두 약간.
- **만드는 법** : 조각은 껍질을 제거한 뒤 다른 약재와 함께 고운가루로 만든다. 그런 다음 이를 골고루 섞어서 얼굴을 문지르고 씻으면 된다.
- **효능** : 피부를 곱게 하고 윤택하게 하며 더러움을 제거한다. 또 피부 가려움증도 없애준다. 따라서 이 처방은 주름살을 제거 할 뿐만 아니라 검버섯이나 여드름을 치료하고 날마다 사용하면 얼굴이 백옥같이 된다.

해설   이 처방은 중국 금나라 장종 때 궁중의 궁녀들이 많이 사용한 세안용 처방이었다. 여섯가지의 주약으로 사용된 약재 이름의 첫 글자가 모두 백(白)으로 시작되기 때문에 육백산(六白散)이라고 한 것이다. 또한 사람의 얼굴을 희고 윤기나게 한다는 뜻도 가지고 있다. 육백산으로 세안을 하면 미용과 피부 건강에 매우 효과적이다.

○ 삼화액

• 처방 : 도화, 연꽃 부용꽃 적당량.

• 만드는 법 : 봄에 도화를 채취하고 여름에 연꽃을 마련한다. 가을 에 부용꽃 또는 국화를 채취하여 응달에서 말려둔다. 이를 겨울 에 눈 녹인 물로 말려 놓은 꽃들을 달여서 얼굴을 자주 씻어주면 된다.

• 효능 : 활혈(活血)하고 어(瘀)를 흐트러뜨리며 피부를 윤택하게 하 면서 주름살을 제거한다.

해 설 인체에 혈맥(血脈)이 시원하게 운행되면 피부에 작용하 여 살갗을 윤택하게 한다. 그러나 만약 혈액이 어체(瘀滯)되고 소통이 잘 안되면 얼굴이나 피부에 혈액순환이 원활하지 못하게 되면서 주름 살이 생기게 된다. 이때 도화, 연꽃, 부용화, 또는 국화는 모두 활혈(活 血)하고 어(瘀)를 흐트려서 경맥을 시원하게 소통하도록 하는 역할을 담당한다.

따라서 이 처방으로 얼굴을 늘 씻으면 주름살을 개선하는 효과외 에도 뜨거운 피가 피부에 맺혀서 빚어진 여드름이나 딸기코의 예방과 치료에도 훌륭한 효능이 있다.

한편 이 처방을 활용할 때 한 가지 주의해야 할 점은 눈 녹인 물로 달여야 한다는 점이나. 그러나 봄, 여름, 가을이나 남쪽지방에 사는 사람인 경우 눈을 구할 수 없을 때는 얼굴을 녹여서 그 물로 대신하면 된다.

◯ 미용산

- 처방 : 녹두 360g, 연꽃(싱싱한 것을 말린다) 6g, 활석 15g, 백지 15g, 백부자 15g, 빙편 6g, 밀타승 6g.
- 만드는 법 : 녹두를 갈아서 채로 받쳐 껍질을 제거한 뒤 다른 약재와 함께 고운 가루로 만들어둔다. 여기에다 빙편을 넣고 살며시 갈아서 골고루 섞으면 된다.
- 사용법 : 피부에 쓰인 외용제제로 세안을 한 뒤 얼굴에 골고루 문지르고 나서 씻어내면 된다. 또한 잠자리에 들기 전 이 처방을 계란 흰자위로 개어서 얼굴에 바른 뒤 1~2시간 있다가 씻어낸다.
- 효능 : 열을 내리고 풍(風)을 몰아내며 피부를 윤택하게 하고 살결을 희게 하여 곱게 한다.

해설 이 처방은 피부를 윤택하게 하고 얼굴을 희게 하는 효능 외에도 주근깨나 여드름, 기미 등의 피부질환 치료에도 효과가 있다.

◯ 대추세안제

- 처방 : 황백피 10g, 대추 7개, 복령 20g.
- 만드는 법 : 홍백피, 대추, 복령을 분말로 만든 뒤 매일 아침과 저녁에 분말을 약간 덜어내어 세안을 한다. 이를 목욕제로 써도 된

다.

- **효능** : 피부의 노화를 방지하고 윤택하게 하며 주름살을 제거하는 효능이 크다.

⑦ 주름살을 예방하는 한방 식이요법 7가지

◯ 연근주안방

- 처방 : 연꽃 210g, 연근 240g, 연실 270g.
- 만드는 법 : 매년 음력 7월 7일에 연꽃을 채취하고 8월 8일에 연근을 채취한다. 9월 9일에는 연실을 채취하여 응달에 말려서 분말로 만든다. 그 혼합은 7:8:9의 비율로 하여 보관한다. 이를 매일 아침과 저녁 공복시에 10g씩 따뜻한 물로 복용한다.
- 효능 : 얼굴색을 곱게 하고 몸을 가뿐하게 하면서 젊음을 간직하게 한다. 특히 이 처방은 비만한 사람이 피부의 노화를 예방하고 젊음을 간직하고자 할 때 효과적인 방안이다.

> **해설** 생지황, 파, 마늘과 함께 먹어서는 안된다.

◯ 선인죽

- 처방 : 하수오 30g, 쌀 60g, 대추 5개, 흑설탕 약간.
- 만드는 법 : 대나무칼로 하수오 껍질을 벗겨내고 얇게 썰어서 물로 달여 진한 즙을 걸러낸다. 쌀을 씻고 대추, 하수오즙과 함께 죽으로 끓인다. 죽이 다 되었을 때 흑설탕을 넣고 다시 한두 번 더 끓이면 된다. 이를 아침과 저녁 공복에 먹는다. 7~10일간을 1단계 치료과정으로 하고 5일간 멈추었다가 다시 먹으면 된다.
- 효능 : 기혈(氣血)을 보하고 간장과 신장을 도운다. 머리를 검게

하고 얼굴을 아름답게 하며 노화방지와 주름살을 제거하는 작용
이 있다.

해설 선인죽은 곧 하수오죽을 말한다. 이는 하수오가 장수를
누리게 한다고 해서 얻어진 이름이다. 이 죽은 뇌의 과도한 사용과 머
리카락이 희어지고 안색이 어두우며 피부가 까칠하고 주름살이 많은
중년남녀에게 효과적인 처방이다. 특히 몸이 허약한 노년기 남녀에게
는 적절한 미용약선이다.

그러나 이 약선을 복용할 때 유의해야 할 점은 죽을 끓일 때 질그
릇을 써야 하고 죽을 먹는 기간에는 파, 마늘을 먹어서는 안된다.

○ 국화죽

• 처방 : 국화 10~15g, 쌀 30~60g
• 만드는 법 : 가을철 서리가 내리기 전에 국화를 따서 꼭지를 따낸
  뒤 열로 말리거나 쪄내어 말린다. 또 바람이 잘 통하는 응달에서
  말려도 된다. 완전히 마르면 가루로 만들어둔다. 그런 다음 먼저
  쌀로 죽을 끓인 뒤 죽이 되면 국화가루를 넣고 한두 번 더 끓이
  면 된다. 이를 아침과 저녁 공복에 복용한다.

해설 국화는 예로부터 장수와 미용에 널리 쓰여 온 재료이
다. 한의학에서는 국화가 간혈(肝血)을 도우면서 장수를 누리게 하고
미용의 효과를 나타낸다고 본다.

현대 약리학 연구에서도 국화에는 미용 작용을 하는 비타민 B1, 비
타민 A와 아미노산 등이 함유돼 있는 것으로 드러났다.

단, 이때 유의할 점은 국화의 경우 성질이 차갑고 맛은 달기 때문

에 비장이 허하여 설사기운이 있는 사람은 먹지 않도록 한다.

○ 구기자계원육고

- 처방 : 구기자(꼭지는 떼낸다) 3,000g, 용안육 2,500g.
- 만드는 법 : 구기자, 용안육을 씻어서 돌냄비에 넣는다. 그런 다음 물을 적당히 붓고 약한 불로 천천히 달인다. 물이 줄어들면 곧 물을 더 붓고 달인다. 구기자와 용안육이 완전히 녹아버리면 찌꺼기를 건져낸 다음 천천히 걸쭉한 고(膏)로 만들어서 보관한다. 하루 여러 번씩 6~9g을 복용한다.
- 효능 : 기혈(氣血)을 크게 보하고 피부를 윤택하게 하면서 젊음을 간직하게 한다.

해설　　용안육은 심장과 비장을 도우며 기혈을 크게 보한다. 여기에 간장과 신장을 보하고 정기(精氣)와 피를 유익하게 하는 구기자를 첨가함으로써 비장과 신장에 기혈을 생성하여 얼굴과 피부를 영화롭게 하는 것이다. 따라서 이 약선은 피부를 윤택하게 하고 얼굴을 아름답게 하는 효과가 있다.

○ 미용약주

- 처방 : 생지황 · 숙지황 각각 30g, 천문동 30g, 맥문동(심을 뺀 것) 30g, 복령 30g, 인삼 30g, 청주 1,000ml.
- 만드는 법 : 이상의 약재를 부수어 항아리에 담은 뒤 술을 붓고 3일동안 덮어둔다. 그런 다음 약한 불로 끓여 술 색깔이 검게 변하게 된다. 이를 공복에 적은 양을 마신다.

• **효능** : 기(氣)를 보하고 양혈(養血)하며 얼굴을 아름답고 젊어지게
한다.

해설　　이 약주는 이름 그대로 폐(肺), 비(脾), 신(腎)을 보하고
도와서 인체의 근본을 다져준다. 생지황, 숙지황은 음(陰)을 자양하고
신장을 보하며 천문동, 맥문동은 정혈(精血)을 보충시키고 폐음(肺陰)
을 자양하며 윤택하게 한다. 특히 인삼, 복령은 비장을 건강하게 하고
기(氣)를 보한다.

따라서 이 약주는 폐(肺), 비장, 신장의 기능을 정상화하고 기혈이
차고 넘치게 한다. 그것은 곧 피부의 기혈을 자양하고 영양공급을 원
활히 하여 피부가 윤택하고 젊어지게 하면서 주름살을 예방하는 효능
을 발휘하게 되는 것이다.

○ 청춘주

• **처방** : 유자 5개, 지황 40g, 당귀 40g, 작약　40g, 소주 또는 청주
4000ml, 꿀 5ml.
• **만드는 법** : 유자는 씻어서 물기를 닦은 뒤 2~3cm 크기의 토막으
로 썰어서 다른 약재와 함께 항아리에 넣는다. 여기에 술을 붓고
90일간 담근 뒤 약재를 건져내고 마신다. 매회 20~40ml를 하루에
한 번씩 마신다. 특히 빈혈환자는 하루 2~3회 마시면 좋다.
• **효능** : 양혈(養血)하고 젊음을 간직하게 하며 주름살, 검버섯, 기
미 등을 제거하고 예방한다.

해설　　옛 의서에 의하면 유자는 음식을 소화시키고 위(胃)와
장(腸)의 기(氣)를 제거한다고 적혀 있다.

그러나 유효성분의 분석에 따르면 유자 속에서 비타민 A와 비타민 C의 함량이 비교적 높은 것으로 드러났다. 따라서 유자는 피부의 멜라닌 색소 침착을 제거하고 피부 노화와 주름살을 예방하는 효능이 있는 것으로 알려져 있다. 특히 여드름에도 좋은 치료작용이 있다.

한편 이 처방에 쓰인 지황, 당귀, 작약은 한의학의 유명한 처방중 하나인 사물탕의 주요 구성 약재로 보혈과 미용작용이 뛰어나다. 여기에다 미용에 훌륭한 효능이 있는 꿀을 배합함으로써 빚어진 이 약술은 술의 운행 능력을 빌어서 젊음을 간직하게 하고 주름살을 방지하는 효능을 발휘하게 되는 것이다.

○ 검은깨 뽕잎환

- 처방 : 연한 뽕잎 500g, 검은깨 75g, 꿀 500g.
- 만드는 법 : 깨를 부수어서 물로 달인 뒤 진한 즙을 걸러낸다. 이를 꿀과 함께 걸쭉하게 끓여서 찬물에 떨어뜨려보아 방울이 지면 뽕잎 가루를 넣어 환으로 빚는다. 이를 아침에는 소금물로 복용하고 밤에는 술로 복용한다. 1회에 복용하는 양은 6~9g이 적당하다.
- 효능 : 간장과 신장을 보한다. 얼굴색을 곱게 하고 주름살을 방지하며 장수를 누르게 한다.

8

주름살 펴는 한방 침술법

- **주혈** : 사죽공혈, 찬죽혈, 태양혈, 거료혈, 영향혈, 예풍혈, 협거혈.
- **보조혈위** : 중완혈, 합곡혈, 곡지혈, 족삼리혈, 위수혈, 비수혈, 관원혈, 루곡혈.
- **시술법** : 주혈(柱穴)은 매번 3곳을 택하여 양쪽을 동시에 침을 놓는다. 이때 주의할 것은 혈위는 서로 이웃하고 있는 혈위를 동시에 선택하지 않도록 한다. 예를 들어 사죽공혈과 태양혈은 교대로 시술을 해야 하는 것과 같은 이치다.

한편 보조시술 혈위는 피시술자의 연령이나 체질, 피부질환의 유무 등을 고려하여 시술해야 한다. 예를 들어 얼굴이 가려우면 곡지혈, 합곡혈, 보조혈위로 삼고 입맛이 없으며 소화가 잘 안되면 족삼리혈, 비수혈을 보조시술로 한다.

- **효능** : 기(氣)를 도우고 혈액을 조화롭게 하며 피부의 탄력을 증강하여 주름살을 예방 또는 제거하는 작용을 한다.

해설 이 침술법의 주혈은 국부에 주로 영향을 미치는데 혈액순환을 개선하고 근육의 탄력을 증강시켜서 주름살을 없애주는 역할을 한다. 한편 보조혈위는 주로 전신에서 출발하여 기혈(氣血)을 생성하여 얼굴을 윤택하게 하고 외사(外邪)의 침입을 방어하는 작용을 한다.

9
주름을 펴는 이침법(耳針法)

- **혈위** : 양쪽 귀의 심혈(心穴).
- **시술법** : 양쪽 귀의 심혈(心穴)에 일반적인 소독을 한 뒤 매침법 (埋針法)을 시행한다. 침을 꽂고 묻은 뒤 반창고로 고정시킨다. 매일 침을 묻어둔 혈위를 여러 번 눌러주어 자극을 강하게 준다. 가을과 겨울철은 침을 5~7일간 꽂아두고 봄이나 여름은 침을 3~5 일단 꽂아둔다.
- **효능** : 얼굴을 젊게 하고 주름살을 감소시킨다.

해설 이 이침법은 이침미용법에 속한다. 주로 이곽혈위(耳廓 穴位)의 침시술을 통하여 미용작용을 일으키게 하는 것이다. 이침법은 시술이 편리한 장점이 있다.

한의학에서는 귀를 인체의 축소판으로 본다. 경락이나 장부와 밀접한 관계가 있는 것으로 본다는 말이다. 피부의 건강에 중요한 영향을 미치는 심장의 기능과도 연관이 깊다. 심장은 혈액을 쉴새없이 운행하는 작용을 한다. 혈액을 얼굴로 밀어 올려 얼굴을 영화롭게 하고 얼굴색을 건강하게 하기도 한다.

따라서 귀의 심혈 부위에 침술을 시행하면 혈맥(血脈)을 충실하게 하고 혈액의 흐름을 원활히 하여 피부가 충분한 영양을 공급받을 수 있게 한다. 그 결과 피부가 건강해지고 윤택이 나게 되는 것이다. 따라서 주름살도 감소되거나 완전히 없어지는 효능이 나타나게 된다.

⑩ 일상생활 속에서 주름살을 예방하는 법

◯ 일상생활요법

주름살의 발생을 방지하는데 있어 가장 중요한 것은 신체의 건강, 정서적인 안정과 균형을 이루는 영양섭취, 그리고 충분한 수면에 있다. 이밖에 주의할 점을 공개하면 다음과 같다.

첫째 신체의 건강을 위해 평소 적절한 운동을 꾸준히 해주는 것이 중요하다. 평소 운동하는 습관을 기르거나 유산소 운동을 행하여 신체의 기능을 건강하게 하고 피부의 신진대사 기능을 높이도록 한다. 그렇게 하면 피부 조직에 충분한 영양이 공급되고 또 빠르고도 철저하게 몸속의 각종 독소와 노폐물을 배출시켜서 피부조직의 탄력을 유지하게 한다.

둘째 유쾌한 정신상태를 유지한다. 옛 속담에 화를 내면 사람이 늙어지고 미소를 지으면 건강장수하며 젊어진다고 했다. 만약 사람이 날마다 유쾌한 마음을 유지할 수가 있으면 장수를 누릴 뿐만 아니라 피부 주름살의 생성을 예방하는 데에도 상당히 좋은 효과가 있다. 왜냐하면 정신이 상쾌하면 순환계통의 기능을 촉진시켜 피부조직의 신진대사 기능을 정상화시키게 되기 때문이다. 이로 말미암아 얼굴이 좋아지고 주름살이 생기지 않게 된다.

셋째 영양의 균형을 이루도록 한다. 우리가 하루 세 끼 식사를 하는데 있어 균형된 영양 섭취는 매우 중요하다. 그 이유는 다음과 같다.

- 비타민 A : 피부의 건조를 방지한다.
- 비타민 B : 피부의 탄력과 신축력을 증가한다.
- 비타민 C : 주름의 생성을 완화시킨다.
- 단백질 : 세포의 주요 원료로서 피부세포의 생명력을 연장시킨다.

넷째 물을 충분하게 마셔야 한다. 피부의 탄력과 광택은 주로 물의 함유량이 좌우한다. 만약 피부조직에 수분이 부족하면 곧 피부가 건조해지고 거칠어지며 윤기가 없는 병리상태를 나타내게 된다. 또 주름살도 쉽게 형성된다.

따라서 평소 피부를 윤택하게 하고 부드럽게 하며 촘촘하게 만들기 위해서는 충분한 수분을 보충하여 주는 것이 중요하다. 일반적으로 사람이 매일 필요로 하는 물의 양은 4,000㎖ 정도이다. 이 양은 한번에 마시는 양이 아니라 하루 평균 마시는 양을 가리킨다.

○ 일상생활 속에서 활용할 수 있는 주름살 제거법 4가지

주름살은 여성 미용의 큰 적이다. 특히 눈가의 주름살은 아름다움을 추구하는 여성들이 가장 고민하는 부분이기도 하다. 도저히 감출 수가 없고 세월의 노화이기 때문이다. 그래서 어떤 방법을 쓰면 눈가의 잔주름을 없앨 수 있는가 하는 문제는 대부분 여성들의 최대 관심사이다.

사실상 주름살이 일단 생기고 나면 피부 성형수술을 하기 전에는 완전히 제거하기 어렵다. 그러나 수술에도 한계가 있다. 그 대신 평소 부작용이 없으면서 효과가 좋은 몇가지 비방을 일상생활 속에서 꾸준히 활용하면 만족할 만한 효과를 거둘 수 있을 것이다.

① 주름살을 제거하는 계란노란자위 기름

• **효능** : 계란 노른자위 기름을 매일 아침 세안을 하고 나서 피부에 바르고 잠깐 동안 문질러준다. 매일 한 번씩 지속적으로 행하면 좋은 효과를 볼 수 있다.

〈계란 노른자위 기름 만드는 법〉

• 계란 적당량을 삶은 뒤 껍질을 벗긴 후 노른자위만 남겨둔다.

• 조금 깊은 프라이팬 또는 무쇠솥을 씻고는 계란노른자위를 넣는다. 이때 계란 노른자위를 깨뜨리지 말아야 하며 물도 넣지 않는다.

• 그런 다음 프라이팬의 뚜껑을 덮고 약한 불로 2시간가량 가열하면 된다.

• 2시간 후 불을 끄고 뚜껑을 열면 노란색의 계란 노른자위 기름이 위에 떠 있을 것이다. 이렇게 되었을 때 수저로 계란 노른자위 기름을 떠내어 사용하고 찌꺼기는 버린다. 한편 가열하는 과정에서 비록 탄내가 나지만 도중에 프라이팬 뚜껑을 열거나 저어서는 안된다.

② 주름살을 제거하는 돼지족교(膠)

• **효능** : 돼지족을 오랫동안 끓인 뒤 냉각을 시키면 묵의 형태가 된다. 이를 매일밤 잠자리에 들기 전에 얼굴에 바른 뒤 이튿날 아침에 미지근한 물로 씻어낸다. 이러한 돼지족교는 반드시 1개월 이상 써야 만이 놀라운 미용효과를 볼 수 있다.

〈만드는 법〉

- 돼지 족 1~2개를 구하여 털과 기름을 제거한 뒤 끓는 물에서 10 분 정도 데친 후 건져낸다.
- 스텐레스 냄비에 돼지 족을 넣고 물을 붓는데 이때 물의 양은 돼지 족이 완전히 잠기도록 한다. 그런 다음 뚜껑을 덮고 처음에는 센불로 일단 끓인 뒤 약한 불로 바꾸어 3시간가량 끓이다가 불을 끈다.
- 뚜껑을 열고 돼지족을 건져낸다. 그리고 솥안의 국물은 그대로 냉각시키면 곧 묵의 형태가 된다. 이 묵을 얼굴에 바르면 된다.

③ 주름살을 제거하는 계란 흰자위 요구르트

- 재료 : 요구르트와 계란 흰자위를 같은 양으로 준비한다.
- 만드는 법 : 요구르트와 계란 흰자위를 믹서기에 넣고 버무린 뒤 부어내면 계란 요구르트 크림이 된다.
- 사용법 : 계란 요구르트 크림을 필요한 부분에 바르고 30분이 지나면 미지근한 물로 씻어낸다. 일반적으로 날마다 바르지만 하루 건너 발라도 좋은 효과가 있다.

④ 주름살을 제거하는 밤 벌꿀크림

- 재료 : 밤 속껍질 적당량, 벌꿀 약간.
- 만드는 법 : 밤 속껍질을 찧은 뒤 벌꿀로 골고루 섞은 다음 얼굴에 바르면 피부가 깨끗해지고 매끈해지면서 주름살이 펴지게 한다.

이상의 네 가지 비법은 각자가 좋아하는 대로 만들어 쓰면 된다. 이밖에도 날마다 틈틈이 피부를 안마해준다. 매회 5~15분간을 행하면 된다. 그렇게 하면 피부의 혈액순환을 촉진하여 피부에 대한 산소공급을 높이므로 피부의 원래 탄력을 회복시켜서 주름살을 제거하게 되는 것이다.

⑪
잔주름의 발생을 예방하는 한방요법

　　잔주름을 빚어내는 외적인 원인으로는 자외선, 추위, 냉방, 난방, 건조 등 여러 가지 원인이 있고 내적인 원인은 인체 기능의 노화와 인위적인 유발 원인이 있다. 즉 잘못된 안마방법이나 광물성 유지를 함유하고 있는 화장품을 쓰면 모두 잔주름을 일으키게 된다.

　　내적인 원인은 한약으로 치료를 할 수가 있다. 그러나 외적인 원인은 자연생약 화장품을 써서 피부의 정상기능을 보호하면 된다. 그리고 평소 피부에 잔주름을 유발시키는 원인을 제거해주는 것도 중요하다.

　　일례로 장기간 햇볕에 노출되는 농부 또는 어부의 경우 주름살이 비교적 깊고 심각하다. 이것은 자외선에 장기간 동안 노출됨으로써 생긴 진피성(眞皮性) 주름살이다. 이밖에도 짧은 시간 동안 자외선에 노출되어 발생된 상피성(上皮性) 주름살도 있다.

　　이렇듯 피부가 자외선에 노출되면 피부에 자동적으로 방어하는 작용이 일어나게 되면서 자외선에 노출된 부분이 점차 두터워지게 된다. 그러나 두터워진 부분의 피부 신진대사는 점차 저하되고 또 지나친 건조로 말미암아 서서히 주름살이 나타나게 된다. 이외에 냉, 난방도 역시 피부를 해치는 원흉이다. 일례로 난방이 되고 있는 방안에 귤껍질을 두게 되면 귤껍질의 수분이 점차 증발하면서 상어껍질처럼 변하게 되는데 사람의 피부도 이와 같은 것이다.

그러므로 겨울이든, 여름이든 온도 차이가 많은 방을 자주 출입하면 피부가 손상을 입어 잔주름이 발생하게 된다.

잔주름이 생기는 또 하나의 원인은 연령이 증가함에 따라 피지선의 분비기능이 점차 떨어지기 때문이다. 특히 임신이나 출산, 육아 등의 시기에는 여성 호르몬의 분비가 왕성해지면서 피지의 분비는 도리어 저하될 수 있다. 이렇게 해서 피지의 분비가 일단 저하되면 피부는 이상 건조가 되면서 잔주름이 생기게 된다. 이 문제를 해결하는 데에 가장 좋은 방법은 양질의 단백질을 보충해주는 것이다. 따라서 잔주름을 예방하기 위해서는 평소 양질의 단백질 식품을 충분히 섭취해주는 것도 중요하다.

특히 얼굴의 잔주름은 안마로써도 생기지 않게 하는데 도움이 될 수 있다. 그러나 잘못된 안마는 오히려 주름살을 증가시키고 피부의 탄력을 잃게 하므로 안마를 할 때에는 주의해야 한다.

얼굴의 근육은 표정근(表情筋)이라고 하는데 이러한 표정근은 각각 일정한 방향이 있다. 그 방향을 할선방향(割線方向)이라고 부르고 있다. 만약 그 할선방향을 무시하고 마음대로 과도하게 근육을 안마한다면 근육이 오히려 느슨해지게 되고 눈 주위에 이로 인하여 잔주름이 많이 생기게 된다.

즉 잘못된 안마로 얼굴 부위의 진피유두(眞皮乳頭)와 표피돌(表皮突)이 제대로 맞물리지 못하게 되면 진피(眞皮)와 표피(表皮)의 경계 지점이 납작하게 되는데 여기에다 잘못된 안마를 행하면 필연적으로 잔주름을 형성하게 되는 것이다.

그러므로 피부의 혈액순환을 촉진시키려면 가볍게 두드려주는 것이 안마보다 부작용이 한결 줄어들어 보다 효과적인 방법이다. 가볍게 두드리는 것은 쉬울 뿐만 아니라 얼굴의 혈위(穴位)도 자극을 가할 수가 있어 피부의 노화도 막을 수가 있기 때문이다.

이밖에도 잔주름의 발생을 예방하려면 각종 미용 약재 달인 물을 얼굴에 발라서 피부를 윤택하게 하고 자양을 해주면 된다. 한의학에서 피부를 윤택하게 하고 잔주름을 예방하는 효과를 지닌 것으로 알려진 처방은 다음과 같다.

○ 방기황기탕

이 처방은 안색이 창백하고 근육이 느슨하며 쉬 피로해지고 부종이 있는 사람에게 효과가 좋다. 이 처방약을 복용하면 피하(皮下)에 남아있는 수분을 제거하고 또 잔주름의 발생도 예방하게 된다.

○ 당귀음자탕

빈혈증상이 있고 피부가 건조하며 윤기가 없는 사람에게 효과적이다. 이 처방약을 복용하면 잔주름을 없애줄 뿐만 아니라 피부에 미용 작용도 있다.

○ 온청음

피부가 건조하고 윤기가 없으며 온몸의 피부가 약간 검고 신경이 과민한 경우, 그리고 출혈이 잘 되는 사람에게 효과적이다. 이 처방을 복용하면 피부에 탄력이 있게 되고 광택이 나며 잔주름도 사라지게 된다. 단, 위장이 좋지 않은 사람은 주의해서 복용해야 한다.

제4장

기미 · 주근깨 뿌리 뽑기

기미 · 주근깨 없애는 방법 없나

기미는 황갈반(黃褐斑) 또는 임신반(姙娠斑), 간반(肝斑)등의 이름으로 불리는 피부질환이다. 대부분 얼굴에 발생되며 대칭성을 나타낸다. 피부 손상 부위의 피부색이 옅은 갈색에서 짙은 갈색 얼룩무늬를 나타낸다. 형상은 크고 작음이 일정하지 않으며 어둡고 윤이 없다. 햇볕에 그을리면 더욱 검게 된다. 청 · 장년층에서 주로 발생하며 특히 여성들에게 발생하는 경향이 높다.

이러한 기미를 한의학에서는 이흑반, 면흑반교라고 하기도 한다. 이는 주근깨, 기미, 피부흑변병 등 여러 종류의 색소침착성 질환을 총괄하고 있는 의미이다.

한편 주근깨는 얼굴에 돋아난 황갈색 또는 엷은 흑색의 반점을 말한다. 일반적으로 둥글거나 타원형을 이루고 있고 바늘 끝 크기에서 깨알 또는 녹두알 크기의 색소반점이다. 반점은 독립적으로 산재해 있고 겨울철은 그 색깔이 희미해졌다가 여름에는 선명해진다. 또 햇볕에 노출이 되면 색깔이 짙어지지만 자각증상은 전혀 없다. 주로 청소년기에 많이 발생하고 유전적인 요소가 강하다.

이 두 질환은 모두 피부미용의 적이다. 아름다운 얼굴에 커다란 장애가 되기 때문이다. 발병원인과 치료법에 있어서도 두 질환은 서로 유사성이 많은데 그 원인을 종합해 보면 5가지로 요약할 수 있다.

첫째 오장육부의 경락과 기혈의 조화상실로 혈허(血虛)가 되어 얼굴에 영양을 제대로 공급하지 못하게 됐을 때 빚어진다.

둘째 신수(腎水)의 부족으로 인하여 화(火)가 적체되어 빚어진다.

셋째 칠정(七情)에 의한 간기(肝氣) 울체(鬱滯)로 간장과 비장이 그 조화를 상실하여 발생한다.

넷째 음식의 부적절한 과로, 월경불순 등으로 빚어진다.

다섯째 화(火)가 경락의 혈분(血分)에 맺히고 풍사(風邪)가 침입하여 빚어진다.

따라서 이에 대한 치료는 주요 병세에 초점을 맞춰 행해져야 한다. 내적으로는 오장육부의 경락과 기혈을 조리하고 신수(腎水)를 자양하며 보해야 한다. 특히 간기(肝氣) 소통을 원활히 하고 비장을 건강하게 하며 담(痰)을 제거하는 등의 방법을 써서 증세를 변별한 후 치료에 임해야 한다.

외적으로는 풍(風)을 몰아내고 활혈(活血)하며 적체를 소통하여 기미, 주근깨를 제거하고 피부를 곱고 윤이 나게 하는 방법으로 치료에 임해야 한다.

이러한 효과를 지닌 약재를 소개하면 다음과 같다.

신이, 방풍, 백지, 세신, 오두, 백강잠, 백부자, 익모초, 고본, 당귀, 천궁, 작약, 도화, 곽향, 목향, 침향, 백단향, 정향, 행인, 밀타승, 백급, 백렴, 호박씨, 상육 등이다.

기미 · 주근깨 없애는 한약 처방 21가지

○ 기미소멸탕

- **처방** : 시호 6g, 당귀 · 백작약 · 향부자 각각 10g, 백지 5g, 자초 · 천초 각각 12g, 지네 1마리.
- **만드는 법** : 이상의 약재를 물로 두 번 달여서 걸러낸 약즙을 한데 섞어서 탕제로 만든다.
- **복용법** : 매일 한 첩씩 달여서 2회로 나누어 복용한다.
- **효능** : 간장과 신장을 자양하고 보하며 활혈하여 어(瘀)를 몰아내므로 기미, 주근깨를 치료하고 주름살을 없애준다.

해설 혀의 색깔이 붉고 간경(肝經)의 음혈(陰血)이 허(虛)하며 피가 뜨거워진 경우는 생지황 12g, 목단피 10g, 치자 6g을 첨가한다.

반면 혀의 색깔이 엷고 혀가 수축되어 있으며 간경(肝經)이 혈허(血虛)인 경우에는 적하수오 15g, 계혈등 15g을 첨가한다.

특히 혀 끝에 자주색 반점이 있고 간경(肝經)에 혈어(血瘀)가 있으면 도인 10g, 홍화 10g을 첨가한다.

○ 계지복령탕

- **처방** : 복령 12g, 목단피 · 계지 · 백작약 · 도인 각각 9g.
- **만드는 법** : 이상의 약재를 물로 2~3번 달여서 각각 걸러낸 즙을 한데 섞어서 탕제로 만든다.

- 사용법 : 매일 한 첩을 달여서 아침과 저녁에 각각 1회씩 복용한다. 1단계 치료과정을 1개월로 한다.
- 효능 : 간을 편안하게 하고 기(氣)를 다스리며 기혈(氣血)을 조화롭게 하여 기미를 치료하고 주름살을 없애준다.

해설 이 처방은 간경(肝經)이 막히고 기혈(氣血)이 조화를 상실하여 빚어진 피부질환에 효과가 뛰어나다.

◯ 칠초탕

- 처방 : 하고초 6~15g, 익모초 10~30g, 곡정초 · 회렴초 각각 10~15g, 자초 6~12g, 천초 10g, 감초 5g.
- 만드는 법 : 이상의 약재에 물을 적당히 붓고 두 번 달여서 각각 그 약즙을 걸러낸다. 그런 다음 이를 한데 섞어서 탕제로 만든다.
- 사용법 : 내복용으로 매일 한 첩을 달여서 아침과 저녁으로 나누어 1회씩 복용한다.
- 효능 : 열을 내리고 몽우리를 흩트리며 활혈하고 어(瘀)를 몰아내므로 기미와 주근깨를 치료하고 주름살을 완화한다.

해설 기(氣)가 심하게 맺혔으면 향부자 9~15g을 첨가하고 혈어(血瘀)가 심하면 천궁 6~12g을 첨가한다.

또 간에 기(氣)가 맺힌 것이 심하면 시호, 백작약을 각각 9~15g 첨가하고 비장이 심하게 허(虛)하면 백출을 9~15g 첨가한다. 특히 신장이 허(虛)하면 토사자, 여정자를 각각 9~18g 첨가한다.

○ 오화탕

• **처방** : 홍화 10g, 들국화 25g, 능소화 10g, 옥잠화 12g, 괴화 15g, 닭벼슬꽃 3g, 적작약 10g, 당귀 10g, 천궁 10g, 우슬 3g.

• **만드는 법** : 이상의 약재를 물로 두 번 달여서 걸러낸 약즙을 혼합하여 탕제로 만든다.

• **복용법** : 내복용 탕제로 월경이 있은 날로부터 16일 되는 날에 복용을 시작한다. 매일 한 첩씩 달여 9일간 복용을 한다. 이를 1단계 치료과정으로 삼는다. 증세가 경미하면 1~2단계 치료과정이면 효과를 볼 수 있고 심하면 3~4단계의 치료과정을 거쳐야 한다.

• **효능** : 활혈하고 어(瘀)를 몰아내며 열을 내리므로 기미, 주근깨를 치료한다.

해설 색소가 짙고 심하면 포공영을 첨가한다. 또 월경을 시작하기 전 유방이 더부룩하고 아랫배가 아프면 천산갑, 왕불류행을 가미한다. 특히 헛배가 심하게 불러오면 산사를 첨가하면 좋은 효과를 볼 수 있다.

○ 길경삼백탕

• **처방** : 길경 · 백지 · 백부자 · 백급 · 방풍 · 형개 · 당귀 · 계지 · 복령 · 적작약 · 목단피 · 도인 각각 15g, 상기생 · 단삼 · 천궁 각각 25g, 진피 · 향부자 · 홍화 · 감초 각각 9g.

• **만드는 법** : 이상의 약재를 물로 2~3번 달여 각각 그 즙을 걸러낸 뒤 혼합하여 탕제로 만든다.

• **복용법** : 내복용으로 매일 한 첩을 달여 아침과 저녁에 나누어 복

용한다.

• 효능 : 풍(風)을 몰아내고 표열(表熱)을 발산하고 활혈하면서 어 (瘀)를 흩트리므로 주로 기미와 주근깨를 치료한다.

해설 　얼굴에 열이 심하면 치자, 황금을 첨가하고 혈어(血瘀) 가 심하면 삼릉, 아출을 첨가한다. 간음(肝陰)이 허(虛)하면 여정자, 한 련초를 가미하고 입안이 마르면 화분을 첨가한다. 또한 간담(肝膽)에 열이 있으면 시호, 용담초를 가미하고 온몸에 열이 있으면 포공영, 연 교를 첨가한다. 특히 비위(脾胃)가 허(虛)하고 냉하면 산약, 하수오, 적 부자를 가미하면 좋은 효과를 볼 수 있다.

○ 당귀활혈탕

• 처방 : 단삼 60g, 당귀 15g, 도인 9g, 홍화 9g, 택란 9g, 익모초 30g, 울금 9g, 삼릉 9g.

• 만드는 법 : 이상의 약재를 물로 2~3회 달여 각각 그 즙을 걸러낸 다. 그런 다음 이를 혼합하여 탕제로 만든다.

• 복용법 : 내복용 탕제로 매일 한 첩씩을 달여 아침과 저녁에 복용 한다.

• 효능 : 활혈하고 어(瘀)를 몰아내므로 기미를 제거한다.

해설 　탕약을 복용할 때마다 지네가루 1.5g을 함께 복용한다. 또 옆구리에 통증이 있고 숨이 찬 경우에는 향부자를 첨가하고 변비 가 있으면 대황, 황금을 넣는다. 특히 온몸에 힘이 없고 권태로울 경 우에는 황기나 당삼을 첨가하면 효과를 배가시킬 수 있다.

○ 단삼활혈탕

- **처방** : 단삼 60g, 도인 9g, 홍화 6g, 익모초 30g, 천화분 12g, 생지황 12g

- **만드는 법** : 이상의 약재를 물로 2~3회 나누어 달여서 그 즙을 걸러낸다. 그런 다음 이 즙을 혼합하여 탕제로 만든다.

- **복용법** : 내복용 탕약으로 하루 한 첩을 달여 아침과 저녁에 각각 복용한다.

- **효능** : 활혈하고 피를 식히며 어(瘀)를 녹이므로 기미를 주로 치료한다.

　　해설　　이 처방을 복용할 때는 지네가루를 1.5g씩 복용하는데 그 양은 하루 3g을 넘지 않도록 한다. 이 처방을 증세에 따라 가감하면서 3개월간 치료를 하면 얼굴의 기미를 완전히 제거할 수 있다.

○ 기미퇴치탕

- **처방** : 하수오 30g, 숙지황·여정자·백작약 각각 15g, 검은깨·검은콩·호두 ·백부자·단삼 각각 10g, 감초 5g.

- **만드는 법** : 이상의 약재를 물로 2~3회 달여서 그 즙을 걸러낸 뒤 탕제로 만든다.

- **복용법** : 내복용으로 매일 한 첩을 달여 아침과 저녁에 각각 복용한다.

- **효능** : 양혈(養血)하고 음(陰)을 자양하며 해독하면서 몽우리를 흩트러뜨린다. 주로 기미를 치료하는 효능이 뛰어나다.

　　해설　　간기(肝氣)가 울체(鬱滯)된 경우는 시호, 향부자를 첨가

128

하고 혈어(血瘀)인 경우는 홍화, 도인을 가미한다.

또 피가 뜨거워져 있으면 목단피, 적작약을 첨가하고 음(陰)이 허하면 석곡, 둥굴레를 가미한다.

○ 복합오백탕

- 처방 : 흰국화 · 백강잠 · 백편두 · 백부자 각각 10g, 백복령 15g, 백지 7g
- 만드는 법 : 이상의 약재를 물로 2~3회 달여서 그 즙을 걸러낸다. 그런 다음 탕제로 만든다.
- 복용법 : 내복용 약으로 매일 한 첩씩 달여 아침과 저녁에 각각 1회씩 복용한다.
- 효능 : 풍(風)을 몰아내고 피부를 윤택하게 하며 습(濕)을 제거하므로 기미나 주근깨를 치료한다.

해설   간울비허형(肝鬱脾虛型)이면 창출 · 백출 · 시호 · 당귀 각각 10g, 익모초 · 단삼 · 황기 각각 15g을 첨가하고 기체혈어형(氣滯血瘀型)에는 산수유 · 숙지황 · 목단피 · 천연자 · 당귀 · 백작약 각각 10g, 익모초 · 단삼 각각 15g을 첨가한다.

특히 습열하주형(濕熱下注型)이면 인진 · 익모초 · 단삼 각각 15g, 백출 · 시호 · 황백 각각 10g을 첨가한다.

○ 기미해소탕

- 처방 : 생지황 · 숙지황 · 당귀 각각 12g, 시호 · 향부자 · 복령 · 천궁 · 백강잠 · 백출 · 백지 각각 9g, 백선피 15g, 백부자 · 감초 각

각 6g

- 만드는 법 : 이상의 처방약에 물을 부어 2~3번 나누어 달인 뒤 그 즙을 걸러낸다. 그런 다음 걸러낸 즙을 혼합하여 탕제로 만든다.
- 복용법 : 내복용 약으로 하루 한 첩을 달여 2회로 나누어 복용한다.
- 효능 : 간장과 비장을 조화롭게 하고 양혈(養血)하여 피부를 윤택하게 하므로 기미를 주료 치료한다.

해설 월경불순의 증상이 있으면 익모초 15g을 첨가하면 보다 더 효과적이다.

○ 현기탕

- 처방 : 자초 · 목단피 · 위령선 각각 25g, 단삼 · 부평 각각 50g, 천궁 15g, 호박 10g
- 만드는 법 : 이상의 처방약을 물로 2~3회 나누어 달여서 그 즙을 걸러낸다. 그런 다음 한데 섞어서 탕제로 만든다.
- 복용법 : 내복용약으로 매일 한 첩씩을 달여 아침과 저녁에 복용한다.
- 효능 : 풍(風)을 몰아내고 활혈하면서 각종 기미나 주근깨를 치료한다.

해설 이상의 처방약은 성인의 분량이므로 어린이나 청소년인 경우는 적절히 감량해야 한다. 또 임산부는 복용을 삼간다.

특이 이 처방은 1개월을 1단계의 치료과정으로 한다. 효과가 있으면 계속 복용하여 완치가 될 때까지 약을 복용한다.

○ 연교산

- 처방 : 연고 · 천궁 · 백지 · 황금 · 상백피 · 황련 · 사삼 · 형개 산치자 · 패모 · 감초 각각 30 g.
- 만드는 법 : 이상의 약재를 물로 달여서 식후에 복용한다.
- 효능 : 이 처방은 검버섯이나 기미를 치료하는 경험방이다. 특히 작은 부스럼이나 여드름 치료에도 효과가 있다.

○ 구기자 미백처방

- 처방 : 구기자 5,000g, 생지황 1,500g.
- 만드는 법 : 구기자와 생지황을 고운 가루로 만들어서 고루 섞은 뒤 항아리에 보관한다. 매회 10~15g을 따뜻한 청주 10~15ml로 복용한다.
- 효능 : 주근깨나 검버섯을 개선하고 화농성 여드름으로 빚어진 색소침착 반점 또는 작은 흉터자국, 기미 등을 없애준다.

해설 이 처방을 장기간 복용하면 얼굴의 모든 잡티, 반점, 기미, 주근깨가 없어지고 피부가 어린 아이처럼 매끈하고 깨끗해진다.

○ 소간활혈탕

- 처방 : 시호 · 박하 · 황금 · 치자 · 당귀 · 적작약 · 홍화 · 아출 · 진피 · 감초 각각 10g.
- 만드는 법 : 이상의 처방약을 물로 2~3회 달여 그 즙을 걸러 낸다. 그런 다음 이를 한데 섞어서 탕제로 만든다.
- 복용법 : 내복용 약으로 매일 한 첩을 달여 아침과 저녁에 복용한

다.

- 효능 : 기미, 주근깨를 치료한다.

◯ 숙지황산약탕

- 처방 : 숙지황 18g, 산약 20g, 복령 · 택사 각각 15g, 황백 · 국화 각 각 12g, 목단피 · 산수유 · 구기자 · 진피 각각 9g.

- 만드는 법 : 이상의 처방약을 물로 2~3회 달여 그 약즙을 걸러낸 다. 그런 다음 이를 한데 섞어서 탕제로 만든다.

- 복용법 : 내복용 약으로 매일 한 첩씩 달여 아침과 저녁에 각각 복용한다.

- 효능 : 열을 내리고 습(濕)을 도우며 보혈(補血)하고 음(陰)을 자양 한다. 따라서 기미를 제거한다.

해설 혈허(血虛)가 있으면 적하수오 15g을 첨가하고 혈어(血 瘀)가 있으면 계혈등 20g, 홍화 12g을 첨가한다. 또 불면증이 있으면 야교등 30g을 첨가하면 좋은 효과를 볼 수 있다. 10첩 복용을 1단계 치료과정으로 하는데 치료 기간에는 술과 담배를 삼가고 맵거나 자극 성이 있는 음식물의 복용도 금해야 한다.

◯ 소요탕

- 처방 : 당귀 · 백작약 각각 10g, 시호 · 감초 · 천궁 각각 6g, 복령 · 홍화 · 도인 · 목단피 · 용담초 각각 9g, 산약 20g, 생지황 15g, 박 하 5g, 생강 3쪽.

- 만드는 법 : 이상의 처방약을 물로 3회 달여 각각 그 즙을 걸러낸

다. 그런 다음 그 즙을 한데 섞어서 탕제로 만든다.

• 복용법 : 내복용 약으로 매일 한 첩을 달여 아침과 저녁에 각각 복용한다.

• 효능 : 양혈(養血)하고 활혈한다. 간을 소통하여 맺힌 것을 풀어주므로 기미, 주근깨를 치료한다.

해설 열이 심하면 치자, 황금을 각각 15g 첨가하고 혈어(血瘀)가 심하면 삼릉, 아출을 각각 10g 첨가한다. 또 간음(肝陰)이 허(虛)하면 여정자, 한련초를 각각 15g을 첨가하고 입 안이 마르면 천화분 12g을 첨가해서 복용하면 더 좋은 효과를 볼 수 있다. 이 처방약을 한 달간 꾸준히 복용하면 대부분의 스트레스성 기미는 없어진다.

○ 자초미용탕

• 처방 : 천궁 8g, 시호 10g, 백부자 10g, 울금 10g, 부평 10g, 백작약 12g, 도인 12g, 자초 12g, 백질려 15g, 계혈등 30g, 세신 5g, 감초 6g.

• 만드는 법 : 이상의 처방약을 물로 2~3회 달여 그 즙을 걸러낸다. 그런 다음 이를 한데 섞어서 탕제로 만든다.

• 복용법 : 내복용 약제로 매일 한 첩을 달여 아침과 저녁에 각각 복용한다.

• 효능 : 간울(肝鬱)을 소통하고 해소시키며 활혈한다. 또 어(瘀)를 몰아내므로 기미, 주근깨를 치료한다.

해설 이 처방은 간울혈어형(肝鬱血瘀型) 증상에 효과적이다. 특히 이 약을 복용할 때 미용팩이나 미용연고를 함께 응용하면 효과를 배가시킬 수 있다.

○ 단삼미용탕

- 처방 : 생지황 15~20g, 현삼 15g, 적작약 15g, 단삼 30g, 백미 12g, 지골피 12g, 백부자 10g, 백지 10g, 부평 10g, 감초 3g.
- 만드는 법 : 이상의 처방약을 물로 2~3회 나누어 달여 각각 그 즙을 걸러낸다. 그런 다음 이를 한데 섞어서 탕제로 만든다.
- 복용법 : 내복용 약제로 하루 한 첩씩 달여 아침과 저녁에 복용한다.
- 효능 : 화(火)를 배설시키고 음(陰)을 자양하면서 주근깨, 기미를 치료한다.

해설 이 처방은 음허화왕형(陰虛火旺型) 기미, 주근깨에 효과적이다 피부가 손상되고 화끈하면 생석고, 연교를 첨가하고 충맥(沖脈)과 임맥(任脈)이 조화를 상실하여 빚어진 증상이라면 향부자, 익모초를 첨가하면 보다 효과적이다. 또 가려움증이 있으면 강잠, 백선피를 넣고 혈허(血虛)인 경우는 당귀를 첨가한다. 음(陰)이 허(虛)하면 생지황의 양을 늘리거나 맥문동, 석곡을 첨가한다. 특히 신음(腎陰)이 허(虛)하면 선령비를 가미해 쓰면 보다 좋은 효과를 볼 수 있다.

○ 기미제거 미용산

- 처방 : 생지황 24g, 당귀 10g, 적작약 10g, 천궁 6g, 도인 10g, 홍화 10g, 고구마 12g, 목단피 9g, 복령 9g, 택사 9g, 산약 12g, 자초 15g, 시호 10g

- 만드는 법 : 이상의 처방약을 불에 말려서 가루로 만들어둔다.
- 복용법 : 내복용 약제로 1회에 9g씩 하루 3회 복용한다. 식후에 복용하는 것이 좋다.
- 효능 : 활혈(活血)하고 어(瘀)를 몰아내며 간(肝)을 소통시키고 열을 내린다. 따라서 기미, 주근깨를 치료한다.

해설 이 처방은 탕제보다 분말로 만들어 물로 복용하면 효과가 더욱 두드러지게 나타난다.

○ 귀기탕

- 처방 : 당귀 20g, 적작약 10g, 생지황 10g, 천궁 10g, 도인 10g, 홍화 10g, 우슬 10g, 시호 6g, 지각 6g, 황기 15g, 맥문동 6g, 계지 6g, 방풍 6g, 감초 3g.
- 만드는 법 : 이상의 처방약을 물로 2번 달여 그 즙을 걸러낸다. 그런 다음 이를 한데 섞어서 탕제로 만든다.
- 복용법 : 내복용 약제로 매일 한 첩을 달여 2회로 나누어 복용한다.
- 효능 : 풍(風)을 몰아내고 피를 식히며 활혈(活血)하고 기(氣)를 북돋우면서 기미와 주근깨를 치료한다.

○ 녹각교미용탕

- 처방 : 녹각교 15g, 보골지 12g, 선령비 12g, 두충 12g, 파극천 12g, 산약 12g, 토사자 10g, 숙지황 10g, 조피(棗皮) 10g, 당귀 10g, 쇄양 12g, 택란 9g, 왕불류행 9g, 계혈등 30g, 육계 5g, 소회향 5g, 사인

5g.

- 만드는 법 : 이상의 처방약을 물로 2~3회 달여 그 즙을 걸러낸다. 그런 다음 이를 한데 섞어서 탕제로 만든다.

- 복용법 : 내복약으로 매일 한 첩씩 달여 아침과 저녁에 각각 복용한다.

- 효능 : 보혈(補血)하고 음(陰)을 자양한다. 활혈하고 어(瘀)를 녹여서 기미, 주근깨를 치료한다.

해 설 이 처방은 충맥(沖脈)과 임맥(任脈)이 손상되어 있고 원기와 양기가 위축된 경우나 정혈이 충족되어 있지 못하고 경맥이 어(瘀)로 인해 막힌 경우 주로 적용된다.

우선 기본처방을 몇 첩 복용한 뒤 육계와 소회향을 빼고 황정 15g을 첨가하고 계혈 등은 그 양을 늘려 50g까지 쓴다.

이렇게 15일 가량 치료하면 주근깨, 검버섯, 기미를 제거할 수가 있다.

③
기미·주근깨 없애는 한약 미용환 3가지

○ 청간환

• **처방** : 백지 60g, 시호 100g, 당귀 100g, 백작약 120g, 생지황 120g, 단삼 200g, 목단피 150g, 산치자 100g, 익모초 200g, 향부자 100g.

• **만드는 법** : 이상의 약재를 모두 고운가루로 만들어 꿀로 버무린다. 그런 다음 10g 무게의 환으로 빚어서 1회에 한 알씩 하루 3회 복용한다.

• **효능** : 간이 맑히고 맺힌 것을 풀어주며 기(氣)를 다스려 활혈(活血)한다. 주로 간기(肝氣)가 울결(鬱結)되고 뜨거운 피가 울결(鬱結)되어 빚어진 얼굴에 난 기미를 없애준다. 특히 이 처방은 입안이 쓰고 마르며 어지럽고 머리가 아픈 증상에도 효과가 있고 잘 놀라고 건망증이 심한 증상이나 월경불순에도 치료 효과가 있다.

> **해 설** 이 처방은 간울형(肝鬱型) 기미에 특히 효과가 있다.

○ 익음환

• **처방** : 토사자 300g, 여정자 300g, 생지황·숙지황 각각 150g, 목단피 150g, 상기생 300g, 당귀 120g, 한련초 200g, 계혈등 200g, 화분 120g, 복령 120g.

• **만드는 법** : 이상의 처방약을 함께 고운 가루로 만들어서 꿀로

137

10g 되는 환으로 빚는다. 이를 하루 3회, 매회 한 알씩 복용한다.
- 효능 : 수(水)를 자양하고 목(木)을 감싸면서 양혈(養血)하여 피부를 윤택하게 한다. 따라서 이 처방은 신음(腎陰)의 허손(虛損)이나 정혈부족으로 기혈(氣血)이 어체(瘀滯)되어 빚어진 기미나 주근깨를 치료한다. 특히 주름살을 완화시키는 효능도 있다.

해설 이 처방을 복용할 때는 매운 음식이나 술, 담배를 삼가고 강렬한 햇볕에 오래 노출이 안되도록 해야 한다. 비교적 장기간 복용해야 효과를 거둘 수 있다.

○ 실비환

- 처방 : 당삼 120g, 백출 120g, 의이인 300g, 호박 껍질 300g, 목향 100g, 복령 120g, 생지황 120g, 당귀 100g, 계혈등 200g, 계내금 100g.
- 만드는 법 : 이상의 약재를 고운 분말로 만든 다음 꿀로 개어서 10g되는 환으로 빚는다. 하루에 2~3번, 한 알씩 복용한다.
- 효능 : 비장을 건강하게 하고 위장의 기능을 도우며 습(濕)을 유익하게 한다 따라서 이 처방은 비장이 허(虛)하여 습(濕)이 적체되고 어혈(瘀血)의 운행이 원활하지 못해 생겨난 기미나 주근깨, 주름살을 치료하는 효능이 있다.

해설 이 처방의 복용 기간에는 자극성이 있는 음식을 삼가야 한다. 또 햇볕에 너무 노출되지 않게 해야 하며 양생과 일상생활을 절도 있게 한다. 특히 마음을 즐겁게 가지며 규칙적인 생활을 하는 것도 매우 중요하다.

④
기미·주근깨 없애는 한방 팩 4가지

○ 밀타승분

• 처방 : 밀타승(수량은 제한이 없음).

• 만드는 법 : 밀타승을 깨끗이 다듬어서 가루로 만든다. 이를 잠자기 전에 계란 흰자위로 개어서 얼굴에 바르고 잔다. 다음날 아침 미지근한 물로 씻어내면 된다.

• 효능 : 열을 내리고 종기를 가라앉히며 얼굴의 기미와 주근깨를 치료한다.

해설 밀타승은 많이 쓰이는 한약재로 구하기가 쉽다. 색깔은 누런색이며 금속성 광택을 띠고 있는데 안과 밖이 똑같으면서 성질이 단단하고 무거운 것이 좋다.

이러한 밀타승은 주로 종기를 가라앉히고 살충하며 수렴작용과 방부작용이 있어 각종 종기나 궤양, 습진 등을 치료한다. 따라서 밀타승은 여러 종류의 피부선균, 피부진균에 대해 뛰어난 억제작용이 있는 약재이다. 이를 피부 미용에 응용하면 피부의 세균 감염을 예방뿐 아니라 피부를 부드럽게 하고 아름답게 하며 기미나 주근깨를 제거하는 효능이 있다.

○ 검은 나팔꽃 씨앗팩

• 처방 : 검은 나팔꽃 씨앗 적당량, 계란 흰자위.

- 만드는 법 : 나팔꽃 씨앗은 분말로 갈아서 그 껍질을 제거한 뒤 계란 흰자위로 버무려 얼굴에 바르고 잔다. 다음날 아침 미지근한 물로 씻어낸다.
- 효능 : 열을 제거하고 풍(風)을 몰아내며 기미를 제거하고 주름살을 감소시킨다.

해 설 　검은 나팔꽃 씨앗이 열을 제거하고 풍(風)을 몰아내면서 주근깨, 기미를 치료한다는 사실을 아는 사람은 드물다. 일찍이 선조들은 검은 나팔꽃 씨앗을 아기의 소변에 담궜다가 주근깨나 기미, 여드름 치료에 활용했다는 기록이 전해 내려오고 있다.

이러한 검은 나팔꽃 씨앗에다 피부를 윤택하게 하고 주름살을 제거하는 계란 흰자위를 배합함으로써 풍(風)과 습(濕)을 몰아내어 주근깨나 기미를 치료하게 되는 것이다.

특히 피부를 윤택하게 하여 주름살을 감소하며 피부에 탄력을 주는 효능이 있어 이 처방은 간단하면서도 효과가 뛰어난 미용팩의 하나로 꼽는다.

○ 백부자분

- 처방 : 백부자 적당량.
- 만드는 법 : 부자를 고운 가루로 만든 다음 꿀로 섞어둔다. 밤에 잠자리에 들기 전 먼저 미지근한 쌀뜨물로 세안을 한 뒤 약가루를 얼굴에 고루 바르고 잔다. 이튿날 아침 미지근한 물로 씻어내면 된다.
- 효능 : 풍(風)을 몰아내고 피부를 윤택하게 하며 얼굴에 난 주근

깨나 기미를 치료한다.

해 설   백부자는 관백부자를 쓴다. 부자는 양명경(陽明經)에 작용하는데 그 효능이 얼굴에 이르러서는 풍(風)을 몰아내고 한습(寒濕)이 흩어지게 하므로 얼굴에 난 기미나 주근깨를 치료한다.

○ 부자미백단

• 처방 : 백부자 60g, 백급 · 백렴 · 백복령 · 밀타승(가루로 만든다) · 고령토(갈아놓는다) 각각 같은 양.

• 만드는 법 : 이상의 재료를 고운 가루로 만들어서 먼저 가루로 세안을 한다. 그리고 밤에 잠자리에 들 때 우유 또는 계란 노른자위로 개어서 얼굴에 바르고 잔다. 다음날 아침 미지근한 물로 씻어내면 된다.

• 효능 : 얼굴에 돋아나는 검은 반점을 치료한다.

5

기미 · 주근깨 없애는 한방 연고 8가지

○ 백지분 연고

- 처방 : 백지 적당량(수량은 제한이 없다).
- 만드는 법 : 백지의 겉껍질을 긁어내고 먼지를 털어낸 뒤 고운 가루로 만든 다음 바세린에 섞어둔다. 이를 아침과 저녁에 세안을 한 뒤 얼굴에 바른다.
- 효능 : 풍(風)을 몰아내고 피부를 윤택하게 하며 얼굴을 희게 한다. 특히 얼굴에 난 기미나 주근깨를 치료한다.

해설 백지는 풍(風)을 몰아내고 해독하며 가려움을 멎게 한다. 얼굴을 희게 하는 등의 미용작용도 한다.

○ 오렌지씨 연고

- 처방 : 오렌지씨 적당량(수량은 제한이 없다).
- 만드는 법 : 신선한 오렌지 씨의 딱딱한 겉껍질을 제거한 다음 고운가루로 만들어 연고처럼 만들어 놓는다. 밤에 잠자리에 들기 전에 얼굴에 바르고 잔다. 이튿날 아침 미지근한 물로 씻어내면 된다.
- 효능 : 풍(風)을 몰아내고 활혈하며 얼굴에 난 기미나 주근깨를 치료한다.

해설 오렌지 씨앗은 향기를 지닌 것으로 풍(風)을 몰아내고 활혈하며 경락을 소통시킨다. 경락이 잘 유통되면 혈액이 피부에 충분한 영양을 공급하게 되는데 이로 인해 피부가 윤택해지고 아름다워지게 되는 것이다.

현대 약리학 연구에서도 오렌지 씨앗은 유지방과 단백질을 풍부하게 함유하고 있어 피부를 자양하고 윤택하게 하며 잡티를 제거하고 검버섯이나 주근깨, 기미 등을 없애는 작용을 하는 것으로 밝혀졌다.

◯ 도꼬마리 연고

• 처방 : 도꼬마리풀(창이초)의 연한 잎과 줄기 끝부분 적당량, 소금 약간.

• 만드는 법 : 4~8월 사이에 도꼬마리풀의 연한 잎과 줄기 끝을 채취하여 씻은 뒤 응달에 말려서 수분을 제거하고 소금을 약간 넣은 다음 절구에서 부드럽게 찧어놓는다. 이를 하루 10여회씩 얼굴에 바르는데 바르고 나서 10분정도 있다가 씻어내면 된다.

• 효능 : 풍(風)을 몰아내고 열을 흩트리며 기미, 주근깨를 치료 한다.

해설 도꼬마리풀은 봄이 다 가고 여름이 올 때 자라나기 때문에 4~8월 사이에 채취할 수가 있다. 도꼬마리풀의 연한 잎과 줄기 끝이 주근깨나 기미를 치료한다는 것은 그 효능이 풍(風)을 몰아내고 열을 흩트리는 작용이 있기 때문이다.

◯ 오백연고

• 처방 : 백급 · 백지 각각 6g, 백렴 4.5g, 백부자 6g, 백정향 4.5g, 밀

타승 3g

- 만드는 법 : 이상의 여섯가지 약재를 고운 가루로 만든 다음 꿀고루 섞어 놓는다. 매회 약간씩 덜어내어 계란 흰자위 또는 꿀로 연고처럼 버무린다. 이를 잠자기 전에 미지근한 물로 세안을 하고 기미와 주근깨가 난 부위에 바르고 잔다. 다음날 아침 미지근한 물로 씻어내면 된다.

- 효능 : 열을 내리고 해독하며 풍(風)을 해소하면서 경락을 소통시키므로 주근깨나 기미를 제거한다.

해설 이 처방에 응용된 약재 모두는 얼굴을 희게 하고 기미나 주근깨를 제거하는 효능을 가지고 있다. 따라서 이들은 서로 혼합하여 응용함으로써 기미나 주근깨를 치료하는 효능은 그만큼 커지는 셈이다.

더욱 좋은 효과를 거두기 위해서는 치료하는 기간에는 외부로부터의 불량한 자극을 가능한 한 피해야 한다.

○ 백렴연고

- 처방 : 백렴 · 백석지 · 행인 각각 15g

- 만드는 법 : 이상의 약재를 고운 가루로 만들어 계란 흰자위로 개어서 잠자리에 들기 전에 얼굴에 바르고 잔다. 다음날 아침 생수로 씻어내면 된다.

- 효능 : 열을 내리고 해독하며 풍(風)을 몰아내어 피부를 윤택하게 한다. 따라서 이 처방은 기미, 주근깨 등을 치료한다.

해설 이 처방은 오래 전부터 이미 얼굴의 기미나 여드름, 주근깨 등을 치료해온 경험방이다. 현재는 특히 검버섯이나 검은 반점 치료에 많이 응용되고 있다. 처방 속의 백렴과 행인은 열을 내리고 풍(風)을 몰아내므로 기미나 주근깨를 제거하는 효능이 있다. 백석지는 고령토를 말하는데 색깔이 희고 성질이 부드러우며 연고처럼 끈적거린다. 이는 피부를 깨끗하게 하는 작용을 할 뿐만 아니라 특히 얼굴에 바르면 기미를 제거하고 피부를 표백시키는 효능이 있다.

◯ 감나무잎 연고

• 처방 : 감나무잎, 바세린 각각 적당량.

• 만드는 법 : 부드럽고 연한 감나무 잎을 말려서 가루로 만들어둔다. 그런 다음 바세린을 감잎가루와 개어서 연고처럼 만든다.

• 용법 : 피부에 쓰는 외용 연고로 매일밤 잠자리에 들기 전 하루에 바르고 잔다. 다음날 아침 미지근한 물로 씻어내거나 하루 3회 환부에 바른다.

• 효능 : 열을 내리고 폐(肺)를 윤택하게 하며 해독하며 기미를 없애준다.

해설 〈진남본초(振南本草)〉에 의하면 서리 맞은 감잎으로 부스럼을 치료한다는 기록이 보인다. 감잎이 피부병을 치료한다는 것을 말해주고 있는 셈이다. 임상치료에서도 놀라운 효과가 있는 것으로 드러났다. 이 처방은 기미를 없애는 데에 매우 효과적이다. 이때 감잎은 감꼭지가 떨어질 때 채취하는 것이 좋다.

한편 이 처방을 배합하면 색깔이 비교적 진하기 때문에 얼굴에 바르면 보기가 좋지 않다. 따라서 밤에 잠잘 때 발랐다가 아침에 씻어내는 것이 좋다.

◯ 주근깨 치료 연고

• 처방 : 작약 · 복령 · 행인(껍질을 벗긴다) · 방풍 · 세신 · 백지 각
각 30g, 꿀 60ml.
• 만드는 법 : 이상의 약재를 가루로 만들어서 꿀로 버무려 매일밤
잠자리에 들기 전 세안을 하고 얼굴에 바른다. 다음날 아침 미지
근한 물로 씻어내면 된다.
• 효능 : 주근깨를 치료한다.

　해설　　이 처방의 사용기간에는 거센 바람과 햇볕을 피해야 한
다.

◯ 이인고

• 처방 : 호박씨(속알맹이), 도인 각각 같은 양, 꿀 약간.
• 만드는 법 : 호박씨 속알맹이와 도인을 바싹 말린 뒤 함께 고운
가루로 만들어 꿀로 혼합하여 둔다.
• 용법 : 외용 연고로 매일밤 잠자리에 들기 전 기미나 주근깨가 난
부위에 바르고 잔다. 다음날 아침 미지근한 물로 씻어내면 된다.
• 효능 : 열을 내리고 화혈하면서 주근깨, 기미를 치료한다.

　해설　　이인고는 지속적으로 사용해야 효과를 볼 수 있다.

146

⑥ 기미·주근깨 없애는 한방 세안제 9가지

◯ 선복화 가루

- 처방 : 선복화 가루 적당량.
- 만드는 법 : 선복화를 깨끗이 다듬어서 잎과 줄기를 제거한 뒤 가루로 만들어 둔다. 이 가루를 물에 적셔 얼굴에 골고루 문지르면서 세안을 한다.
- 효능 : 피부를 윤택하게 하고 주름살을 제거하며 기미나 주근깨를 없애준다.

해설   선복화는 널리 쓰이는 한약재이다. 〈본초별록(本草別錄)〉에 의하면 "선복화는 혈맥(血脈)을 소통하고 얼굴색을 곱게 하는 효능이 있다."고 기록돼 있다.

따라서 선복화 한 가지만으로 세안을 해도 얼굴을 아름답고 젊게 하면서 기미나 주근깨를 치료하는 효능을 발휘한다.

◯ 백강잠 가루

- 처방 : 백강잠(수량은 제한이 없음).
- 만드는 법 : 백강잠을 바싹 말린 뒤 고운 가루로 만들어 둔다. 먼저 비누로 세안을 하고 난 뒤 가루로 만들어 둔 백강잠 분말로 얼굴을 살살 문지르면서 세안을 한다.
- 효능 : 풍(風)을 몰아내고 몽우기를 흩트리면서 얼굴에 난 기미나

주근깨를 없애준다.

백강잠은 누에가 백강균에 감염되어 죽은 것을 말린 것이다. 굵고 곧으며 단단하고 희면서, 잘라보았을 때 자른자리에 광택이 나는 것이 상품이다.

이러한 백강잠은 풍(風)을 몰아내고 몽우리를 풀어주는 효능이 있어 미용에 많이 쓰이게 된 약재이다.

〈본초경소(本草經疏)〉의 기록에 의하면 "폐(肺)는 피부를 주관하는데 풍사(風邪)가 들어오면 얼굴색이 어두워지고 윤택하지 못하게 된다. 이때 강잠은 폐에 작용하여 피부의 풍(風)을 몰아내기 때문에 주근깨나 기미, 기타 피부질환을 제거한다."고 적혀있다. 따라서 이 처방은 얼굴의 주근깨나 기미 개선에 비교적 좋은 치료작용이 있다.

○ 도토리 미용가루

- 처방 : 도토리9수량은 제한이 없음), 검은 콩가루.
- 만드는 법 : 잘 익은 도토리를 말려서 그 껍질을 벗겨낸 뒤 가루로 만든 다음 검은 콩가루와 골고루 섞어둔다. 매일 아침과 저녁에 이 가루를 물에 타서 세안을 한다.
- 효능 : 풍(風)을 몰아내고 활혈(活血)하며 피부를 윤택하게 하면서 얼굴에 난 기미나 주근깨를 없애준다.

도토리는 맛이 약간 쓰고 떫다. 주성분은 전분이며 지방질이 약간 있어 피부를 윤택하게 하고 자양한다. 이러한 도토리에다 풍(風)을 몰아내고 활혈하는 검은 콩가루를 배합함으로써 이 처방은 풍사(風邪)가 얼굴에 침입하여 생겨난 기미나 주근깨 치료에 탁월한 효과가 있다.

○ 검은콩 조각산

- **처방** : 검은콩, 검은 나팔꽃 씨앗, 조각 각각 같은 양.
- **만드는 법** : 검은 나팔꽃 씨앗과 검은 콩을 가루로 갈아서 그 껍질을 걸러낸다. 한편 조각은 힘줄과 씨를 빼고 가루로 만든다. 이렇게 만든 가루를 모두 섞는다. 매일 아침과 저녁에 그 가루를 물에 타서 세안을 한다.
- **효능** : 풍(風)을 몰아내고 활혈하며 얼굴에 난 기미나 주근깨를 없애준다.

해설 이 처방의 조각, 검은 나팔꽃 씨앗, 검은 콩은 모두 풍(風)을 몰아내는 약효를 지닌 약재이다. 특히 검은 나팔꽃 씨앗은 열을 제거하고 검은 콩은 활혈하며 조각은 기름기를 제거하는 작용을 가지고 있기도 하다.

따라서 이 처방은 주근깨나 검버섯, 기미, 그리고 얼굴이 검으면서 지성피부인 사람에게 좋다.

그러나 이 처방을 활용할 때 검은 콩 껍질과 나팔꽃 씨앗의 껍질은 반드시 제거한 후 사용해야 한다. 검은 콩 껍질과 나팔꽃 껍질은 모두 검은색이고 또한 거칠어서 고운 가루로 잘 갈아지지 않고 또 약제의 질과 색깔에도 영향을 미치기 때문이다.

특히 이 처방의 검은 콩은 기미나 주근깨 뿐만이 아니라 흉터를 생기지 않게 하는 효과도 있는 약재이다. 옛 한의서인 〈비급천금방(備急千金方)〉에 의하면 "어린이의 화상과 단독에 검은 콩 삶은 즙을 바르면

149

흉터가 생기지 않는다."고 했다.

○ 옥잠화액

- 처방 : 신선한 옥잠화(수량은 제한이 없다).
- 만드는 법 : 7~8월 이른 아침에 이슬 맺힌 옥잠화를 채취하여 그 즙을 짜낸다. 이를 이른 아침에 얼굴에 문질러 바른다.
- 효능 : 열을 내리고 해독하며 얼굴의 주근깨나 기미를 치료한다.

해 설　옥잠화는 백악꽃, 백학선으로도 불리는 백합과 식물 옥잠의 꽃이다. 이 꽃은 열을 내리고 해독시키며 종기를 가라앉히는 효능이 있기 때문에 신선한 옥잠화 즙을 얼굴에 바르면 주근깨나 기미를 치료하는 효과가 있다. 특히 이 처방은 재료를 구하기도 쉽고 만들기도 간편하다.

○ 백강잠 처방

- 처방 : 백강잠, 흑나팔꽃 씨앗, 세신 각각 같은 양.
- 만드는 법 : 이상의 약재를 분말로 만든 다음 세안을 할 때 물에 적셔서 얼굴에 골고루 문지른 다음 씻어낸다.
- 효능 :기미나 검버섯을 치료하며 피부를 아름답게 한다.

○ 기미제거 미용액

- 처방 : 목적 30~60g, 백부자 15g, 감나무잎 60g, 부평 15g, 조각자 15g, 백지 15g
- 만드는 법 : 이상의 처방약을 물로 달여 그 즙 2,000~3,000ml를 걸

러내어 외용세제로 만들어 둔다.

- 용법 : 이 세안제로 얼굴을 하루에 2~3번 씻는다. 매회 20분간 행한다.
- 효능 : 풍열(風熱)을 흩트리면서 주근깨나 기미를 치료한다.

해설 이 피부용 세안제를 활용할 때는 자초미용탕이나 단삼미용탕을 함께 복용하는 것이 효과적이다. 특히 주근깨가 심한 경우는 이 세안제로 세안을 한 뒤 한방 팩을 응용하면 효과가 극대화 된다.

○ 뽕잎 세안제

- 처방 : 뽕잎 적당량.
- 만드는 법 : 뽕잎을 물로 달여 진한 즙으로 걸러내어 병에 담아 보관한다.
- 용법 : 피부에 쓰는 외용제제로 아침에 뽕잎 즙 30ml를 따뜻한 물에 섞어서 세안을 한다.
- 효능 : 풍(風)을 흩트리고 열을 내리면서 주근깨, 기미를 치료한다.

해설 이 세안액은 여드름이나 각종 피부질환의 치료에도 효과가 있다. 특히 얼굴을 희게 하는 미백효과도 있어 피부미용에 좋은 처방이다.

○ 육백탕

- 처방 : 백부자 15g, 백복령 15g, 백강잠 15g, 백편두 15g, 백지 15g,

백급 15g.

• **만드는 법** : 이상의 처방약을 두 번 달여서 각각 그 즙을 걸러낸다. 그런 다음 이를 한데 섞어서 탕제로 만든다.

• **용법** : 세안용 약제로 매일 한 첩을 달여서 그 즙으로 아침과 저녁에 세안을 한다.

• **효능** : 육백탕으로 세안을 하면서 귀기탕을 복용하면서 2~3개월이 지나면 만족할 만한 효과를 볼 수 있다.

⑦
기미·주근깨 없애는 한방 식이요법 9가지

그동안의 연구 결과에 의하면 얼굴에 난 기미나 주근깨, 검버섯 등을 없애는 식품은 비교적 많은 것으로 밝혀졌다. 예를 들면 파래, 사과, 토마토, 배추, 대두콩, 오디, 행인, 자두씨, 오렌지 씨앗, 참깨, 감, 구기자 등이 그러한 식품들이다. 이러한 식품들을 이용한 한방 미용 식이처방을 소개하면 다음과 같다.

○ 흑목이 대추탕

- 처방 : 검은 목이버섯 30g, 대추 20개.
- 만드는 법 : 검은 목이버섯은 씻고 대추는 씨를 발라낸 뒤 솥에 넣어서 물을 붓고 한 시간 가량 끓인다. 먹을 때 꿀을 약간 넣어서 아침과 저녁에 각각 한 번씩 복용한다.
- 효능 : 비장을 건강하게 하고 기(氣)를 보한다. 활혈하며 어(瘀)를 소통시켜 얼굴에 난 기미나 주근깨, 검버섯을 치료한다.

해설 검은 목이버섯은 현대 약리학 연구에 의하면 비타민 A, B1, B2가 풍부하게 함유돼 있는 것으로 밝혀졌다. 따라서 피를 윤택하게 하고 노화를 방지하는 효능을 가진 식품으로 알려져 있다.

옛 의서인 〈본초강목〉에도 흑목이버섯이 얼굴의 주근깨와 검버섯을 제거한다고 적혀있다. 또한 흑목이버섯 한 가지 만을 불에 구워 말린 뒤 가루로 만들어 식후마다 따뜻한 물로 3g 정도를 1개월간 복용

153

하면 얼굴의 주근깨나 검버섯을 치료할 수가 있다고 했다.

이를 한의학적인 관점에서 분석한다면 흑목이버섯이 활혈하고 어(瘀)를 몰아내는 효능을 발휘하기 때문이다. 이로 인해 혈맥을 시원하게 소통시켜서 혈어(血瘀)로 인해 생긴 얼굴의 검버섯이나 주근깨를 제거하는 것이다.

특히 이러한 흑목이버섯에다 대추를 첨가함으로써 비장을 보하고 기를 도와 비기(脾氣)가 건강하게 운행하도록 한다.

그 결과 어혈이 생성되지 않게 되고 활혈하여 얼굴의 기미나 검버섯, 주근깨를 제거하게 되는 것이다. 그러나 이때 한 가지 주의할 것은 검은 목이버섯은 활혈작용이 강하므로 임신부는 그 복용을 금해야 한다.

◯ 목이버섯 처방

- 처방 : 목이버섯 적당량.
- 만드는 법 : 목이버섯을 불에 말려 가루로 만들어 식후에 따뜻한 물로 3g을 복용한다.
- 효능 : 얼굴에 난 검버섯이나 주근깨, 기미를 치료한다.

  해 설   이 처방을 1개월간 복용하면 기미가 없어진다.

◯ 곶감처방

- 처방 : 곶감
- 용법 : 곶감을 하루에 2~3개 먹는다. 오래 먹으면 효과가 나타난다.

• 효능 : 심폐(心肺)를 윤택하게 하여 얼굴에 난 잡티를 없앤다. 특히 주근깨, 검버섯, 기미치료에 효과가 있다.

○ 녹두팥 백합탕

• 처방 : 녹두 30g, 팥 15g, 백합 15g.

• 만드는 법 : 이상의 처방에 물 500ml가 남게 달인다. 매회 50~1,000ml를 아침과 저녁에 각가 한 번씩 복용한다.

• 효능 :폐(肺)를 윤택하게 하고 활혈하며 피부를 윤택하게 하여 얼굴에 난 기미나 주근깨 검버섯을 치료한다.

해 설　한의학에서는 피부가 윤택해지려면 폐(肺)가 기혈과 진액을 피부에 원활히 공급해주어야 한다고 본다. 얼굴색이 불그스레해지는 것은 심장이 혈액을 밀어 올려서 얼굴에 도달하게 하여 피부가 충분한 혈액을 공급받기 때문이다.

그런데 만약 피부가 혈액과 진액의 영양을 공급받지 못하고 혈액운행도 원활하지 못하면 혈액이 어저(瘀阻)되어 얼굴에 검은 반점이 생겨나게 된다.

녹두팥 백합탕에 사용된 녹두, 팥, 백합에는 비타민 C가 풍부하게 함유돼 있다. 옛 문헌에 의하면 팥은 심장에서 작용하여 경맥(硬脈)을 시원하게 유통시키고 혈액의 운행을 원활하게 한다고 적혀있다.

또 〈식료본초〉에 의하면 녹두는 심장에 작용하여 피부를 윤택하게 한다고 기록돼 있다. 최근에 밝혀진 연구에서도 녹두는 피부의 부스럼이나 검버섯, 주근깨, 기미 등 각종 피부질환에 대하여 현저한 효과가 있는 것으로 밝혀졌다.

한편 백합은 폐경(肺經)을 윤택하게 하고 자양하며 그 기능을 정상화시켜 기혈과 진액이 피부를 자양하게 한다.

따라서 이 세 가지의 약재를 함께 씀으로써 폐(肺)가 보양을 얻어서 피부를 윤택하게 하고 혈맥의 유통이 원활해지면서 얼굴의 혈색이 되살아나게 되는 것이다.

특히 현대 의학에서는 주근깨나 기미, 검버섯 등의 발생원인을 체내의 아미노산이 산화되면서 검은 색소로 변하여 이루어진 것이라고 보는데 녹두나 백합에 함유돼 있는 비타민 C가 검은 색소를 환원하면서 일종의 표백작용을 하는 것으로 밝혀져 있다.

그래서 이 처방은 얼굴의 검은 반점이나 검버섯, 주근깨, 기미 등에 대하여 비교적 훌륭한 예방과 치료작용이 있다.

○ 백국화 처방

- 처방 : 수세미외속 · 백강잠 · 백복령 · 백국화 각각 10g, 대추 10개.
- 만드는 법 : 이상의 처방을 진한 즙으로 달여서 2회로 나누어 식후에 복용한다. 일반적으로 10일 정도 지나면 효과를 볼 수 있다.
- 효능 : 얼굴을 곱게 하고 피부를 윤택하게 하면서 알레르기나 기미를 치료한다.

해설 이 처방을 복용할 때는 자극성이 있는 화장품이나 비누를 피하고 햇볕에도 노출이 되지 않도록 한다. 특히 자극성이 있는 생강, 파 등의 섭취도 삼간다.

○ 호박씨 처방

• 처방 : 호박씨 250g, 연실(가루로 만든 것) 25g, 백지(가루로 만든 것) 15g.

• 만드는 법 : 호박씨(껍질을 제거한 속), 연실, 백지를 함께 고운 가루로 만들어둔다. 이를 매일 식후에 따뜻한 물로 한 스푼씩 복용한다.

• 효능 : 주근깨, 알레르기, 기미 등을 제거하고 피부를 깨끗하고 윤기나게 한다.

○ 호두 깨죽

• 처방 : 호두 알맹이 30g, 우유 200g, 콩국 200g, 검은 깨 20g.

• 만드는 법 : 호두와 참깨를 믹서기에 넣고 곱게 갈아둔다. 이를 우유, 콩국과 섞어서 끓인다. 그런 다음 설탕을 약간 넣어서 매일 아침과 저녁에 각각 한 그릇씩 복용한다.

• 효능 : 피부를 윤택하게 하고 기미, 알레르기를 개선한다.

○ 복숭아꽃탕

• 처방 : 복숭아꽃 적당량.

• 만드는 법 : 복숭아꽃을 탕으로 끓여서 차 대신 수시로 마신다. 이와 동시에 싱싱한 복숭아꽃으로 얼굴을 문질러주어도 좋다.

• 효능 :얼굴에 난 기미나 주근깨를 치료한다.

해설 복숭아꽃은 가벼운 사하작용(瀉下作用)이 있어 특히 변비환자에게 적합하다.

○ 붕어탕

• 처방 : 자초 3g, 죽엽 10g, 연실 10g, 등심초 6g, 대추 8개, 돼지 살코기(또는 소살코기) 250g, 붕어 100g, 생강 4쪽.

• 만드는 법 : 이상의 처방약을 함께 넣고 탕으로 끓여서 아침과 저녁 각각 1회씩 복용한다.

• 효능 : 열을 내리고 위를 조화롭게 한다. 보(補)를 하면서 얼굴에 난 기미나 알레르기를 제거한다. 따라서 이 약선 처방을 자주 먹으면 피부의 저항력을 강화시켜 기미나 주근깨가 생기지 않고 얼굴을 백옥같이 희게 한다.

기미 · 주근깨 없애는 식품 미용법 9가지

◯ 돼지족 팩

• 처방 : 돼지 족 2개, 꿀 작은 컵 1컵, 백지 30g, 백급 30g, 백렴 30g, 복령 30g, 곽향 30g, 배 2개.

• 만드는 법 : 돼지 족을 깨끗이 다듬어서 칼로 적당히 썰어둔다. 이를 약한 불로 걸쭉한 고(膏)가 되도록 달인다. 한편 백자, 백급, 백렴, 복령, 곽향은 분말로 만들어서 꿀과 함께 돼지족 고(膏)에 넣고 달이다가 찬물에 떨어뜨려보아 그 형체가 흩어지지 않으면 망사로 찌꺼기를 걸러낸 뒤 보관한다. 이를 매일 밤 잠자리에 들 때 얼굴에 바르고 다음날 아침 미지근한 물로 씻어내면 된다.

• 효능 : 풍(風)을 몰아내고 열을 내리며 피부를 윤택하게 해서 주름살을 예방하고 기미, 주근깨를 없애준다.

해설 돼지 족 끓여서 만든 연고는 피부를 윤택하게 하고 주름살을 제거할 뿐만 아니라 팩의 기본 재료가 되므로 훌륭한 미용제이다. 백지, 백급, 백렴, 곽향, 배, 꿀은 풍(風)을 몰아내고 열을 내리며 맺힌 것을 풀어준다. 또 피부를 윤택하게 하며 주근깨, 기미, 알레르기를 제거하는 작용을 한다. 이러한 식품과 약재를 함께 씀으로써 이 처방은 주름살을 감소하고 제거하며 얼굴에 난 기미나 주근깨를 치료하는 미용작용을 발휘하게 되는 것이다.

○ 호박덩굴가루

- 처방 : 호박 덩굴 적당량.
- 만드는 법 : 호박덩굴을 말린 뒤 태워서 재로 만들어 세안을 한다.
- 효능 : 얼굴을 희게 하고 검버섯이나 주근깨를 제거한다.

해설　　호박덩굴은 여름과 가을철에 채취하는 것이 가장 좋다. 채취한 뒤 응달에서 말린다. 옛 의서인 〈일화자제가본초(日華子諸家本草)〉에 의하면 "호박덩굴이 얼굴의 주근깨나 검버섯, 부스럼을 치료한다."고 기록돼 있다. 그 이유는 호박덩굴이 열을 내리고 해독하며 풍(風)을 몰아내는 효능이 있기 때문이다. 이러한 효능으로 인해 검버섯이나 주근깨, 기미, 그리고 각종 화농성 감염 질환을 치료한다는 것을 알 수가 있다.

특히 싱싱한 호박덩굴로 물을 달여 그 즙으로 세안을 해도 미용 효과가 뛰어나다.

○ 오이 미백액

- 처방 : 오이 1개.
- 만드는 법 : 오이를 깨끗이 씻어서 두 쪽으로 자른 뒤 찧어서 그 즙을 짜낸다. 그런 다음 이 오이 즙으로 얼굴을 골고루 문질러 주는데 10분이 지나면 씻어낸다. 하루 두 번 한다.
- 효능 : 피부를 윤기나게 하고 얼굴을 희게 하며 검버섯이나 기미, 주근깨를 제거한다.

해설　　얼굴의 검은 반점이나 주근깨, 검버섯 등은 화(火)가 피부의 얕은 표피에 존재하는 작고 가늘은 락맥(絡脈)에 맺히게 됨으로

160

써 생긴다. 그런데 오이는 열을 내리고 해독하므로 화독(火毒)으로 발생한 질환이나 눈충혈, 인후종독 등에 대하여 비교적 좋은 치료 효과가 있다.

특히 오이즙을 피부에 직접 바르면 미세한 경락에 근접하여 열독을 내리고 제거하여 검버섯을 치료하고 얼굴을 희게 한다.

현대 약리학 연구에 의하면 오이 100g당 단백질은 0.8g, 지방 0.2g, 비타민 A 0.26ml, 비타민 B1 0.04mg, 비타민 B2 0.04mg이 함유돼 있는 것으로 밝혀졌다. 특히 피부를 희게 하는 비타민 C의 함량은 14mg이나 되는 것으로 나타났다.

따라서 이 처방은 피부를 윤택하게 하고 얼굴을 희게 하며 검버섯이나 기미, 주근깨를 없애는 효과가 뛰어나다.

○ 수세미외 분말

• 처방 : 수세미외 60g.
• 만드는 법 : 수세미외를 바짝 말린 뒤 분말로 만든다. 이를 매일 밤 물로 개어서 얼굴에 바르고 잔다. 다음날 아침 미지근한 물로 씻어내면 된다.
• 효능 : 열을 내리고 해독하며 활혈하여 경락을 소통시키므로 주근깨, 검버섯을 치료한다.

해설 수세미외는 여름철에 흔한 채소이다. 이는 열을 내리고 해독하며 활혈하여 경락을 소통시키고 종기를 가라앉히는 작용을 한다. 특히 풍(風)을 몰아내는 작용이 강하다.

이시진이 저술한 〈본초강목(本草綱目)〉에 의하면 "수세미외는 경락을 소통하고 혈맥을 원활하게 운행하는 효능이 있어 이를 이용해 세안을 하면 기름기를 제거한다.”고 기록돼 있다.

현대 약리학 연구에서도 수세미외의 액속에는 노화를 방지하는 비타민 B1과 멜라닌 색소의 침착을 방지하는 성분이 함유돼 있는 것으로 드러났다. 특히 피부를 부드럽게 하고 희게 하며 아름답게 하는 비타민 C가 대량으로 함유돼 있다는 사실이 밝혀지기도 했다.

따라서 수세미외는 주근깨나 검버섯, 기미를 제거하고 피부를 희고 부드럽게 하는데 있어서 훌륭한 식품이라고 할 수 있다.

특히 수세미외 즙에 꿀을 조금 덜어서 얼굴에 바르면 주름살 제거에도 좋은 효과를 볼 수 있다.

○ 자두씨 미백팩

• 처방 : 자두씨앗, 계란 흰자위 각각 적당량.

• 만드는 법 : 자두씨 겉껍질을 벗겨내고 속의 씨앗을 분말로 만든 다음 계란 흰자위로 개어서 연고처럼 만든다. 이를 매일 밤 얼굴에 바르고 잔다. 다음날 아침 미지근한 물로 씻어내면 된다.

• 효능 : 얼굴에 난 검버섯이나 주근깨, 기미 개선에 좋은 효과가 있다.

○ 복령 벌꿀 팩

• 처방 : 백복령, 흰벌꿀 각각 적당량.

• 만드는 법 : 백복령을 고운 가루로 만든 다음 꿀에 개어서 연고로 만든다. 이를 매일 밤 얼굴에 바르고 잔다. 다음날 아침 미지근

한 물로 씻어내면 된다.

- 효능 :이 처방은 얼굴색이 어둡고 색소침착으로 빚어진 기미나 주근깨, 검버섯 치료에 효과가 뛰어나다.

○ 소주 계란

- 처방 : 계란 3~4개, 소주 적당량.
- 만드는 법 : 계란을 껍질째 그릇에 담고 소주를 부어 계란이 푹 잠기게 한다. 그런 다음 밀봉을 하여 28일간 두었다가 계란을 꺼 낸다. 소주에서 꺼낸 계란을 깨뜨려 흰자위만 따로 덜어내 매일 밤 잠자리에 들기 전 얼굴에 바르고 잔다. 다음날 아침 미지근한 물로 씻어내면 된다.
- 효능 : 기미를 제거한다.

○ 가지 처방

- 처방 : 가지 적당량.
- 만드는 법 : 가지를 얇게 썰어서 얼굴을 문지른다.
- 효능 : 주근깨를 없애준다.

○ 무즙 처방

- 처방 : 싱싱한 무 적당량.
- 만드는 법 : 무를 씻어서 그 즙을 낸 뒤 아침, 저녁으로 세안을 한 뒤 얼굴에 바른다.
- 효능 : 검버섯, 주근깨, 기미를 제거하고 얼굴을 희게 한다. 특히 수분을 유지하여 피부를 윤택하게 하는 효능이 탁월하다.

기미·주근깨 없애는 침구요법

○ 각종 색소 반점을 치료하는 침자법

• 주혈 : 곡지혈, 족삼리혈.

• 보조혈위 : 합곡혈, 폐수혈, 비수혈, 위수혈, 삼음교혈, 격수혈, 신
수혈, 감수혈, 관원수혈.

• 시술법 : 주혈은 시술할 때마다 응용해야 하는데 양쪽 혈위를 교
대로 하면 된다. 허(虛)와 실(實)을 가늠해서 보(補)와 사(瀉) 또는
평보(平補), 평사(平瀉)법으로 시술해야 한다.

보조혈위는 3~4곳을 선택한다. 정확히 진찰하여 시술에 임해야 한
다. 예를 들어 오장육부의 기능이 문란을 일으켰다면 이에 상응하는
수혈을 선택하여 시술한다. 또 기혈부족이면 삼음교혈, 관원수혈을 선
택하여 시술하고 폐열(肺熱)이 원인이면 합곡혈과 폐수혈에 시술한다.

• 효능 : 기혈(氣血)을 보하고 도우며 오장육부를 조리하여 색소 반
점이나 기미, 주근깨를 없애준다.

해설   주혈(主穴)을 족양명위경(足陽明胃經)과 수양명대장경
(手陽明大腸經)의 연합 혈위인 족삼리혈과 곡지혈에 시술한 것은 연합
혈위에 경기(經氣)의 조절에 비교적 큰 작용을 일으키게 된다.

또 수(手), 족(足)의 양명경(陽明經)은 모두 안면에 순환되고 있다.
순환되는 운행구역은 기본적으로 얼굴의 대부분을 포괄하고 있기도
하다. 그래서 이 두 경락이 합쳐진 혈위를 주혈로 삼은 것이다.

그동안의 임상결과에 의하면 족삼리혈에 강장작용이 있어 건강의 중요한 혈위로 밝혀졌다. 따라서 족삼리혈에 어떤 자극을 가하면 면역기능과 기혈의 생성을 강화하게 된다.

또 곡지혈은 풍(風)을 몰아내고 열을 내리고 피부병에 대한 치료효과가 긍정적인 혈위로 밝혀져 있다.

한편 보조혈위는 환자의 각기 다른 상황에 따라 증세를 판별한 후 선별해서 시술해야 한다.

◯ 기미를 치료하는 침술법

• 혈위 : 간에 의한 기미의 범위 안에서 시술혈위를 선별하거나 신경간(神經幹)을 따라 혈위를 선택한다. 예를 들면 어요혈(魚腰穴), 태양혈, 관료혈을 시술하고 콧잔등과 양쪽 국소 부위에 시술을 행한다.

• 시술법 : 위의 혈위를 소독한 뒤 침자술을 행한다. 일주일간 2회를 시행한다.

• 효능 : 기혈을 조화롭게 하고 경락을 소통하여 간에 의한 기미를 제거한다.

해설 이 참자법의 특징은 국소의 혈위를 선택하고 반점에 직접적으로 자극을 가하면서 기혈을 조화롭게 하고 경락을 소통시켜서 기미를 치료한다는데 있다. 임상에서 이 침술법은 비교적 좋은 효과를 나타냈다.

◯ 기미 · 주근깨를 치료하는 미용 뜸법

- 주혈 : 곡지혈, 대추혈, 삼음교혈.
- 시술법 : 직접 뜸법을 시행하거나 쑥뜸을 해도 된다. 늘 시술하며 수시로 해도 된다.
- 효능 : 풍(風)을 몰아내고 반점을 제거하며 피부를 윤택하게 하여 얼굴을 아름답게 한다.

해 설 　주근깨, 검버섯은 대부분 풍사(風邪)로 인해 빚어지는 경우가 흔하다. 이 처방의 곡지혈과 대추혈은 풍사(風邪)가 외부로부터 침입하지 못하게 하고 또 풍사(風邪)를 몰아내는 데에 효과가 뛰어난 혈위이다.

한편 삼음교혈은 족태음(足太陰), 족소음(足少陰), 족궐음(足厥陰)의 세 음경(陰莖)이 교차되는 곳으로 이 혈위에 자주 뜸법을 행하면 삼음경(三陰經)의 음혈(陰血)을 조절하여 음양의 균형을 이루게 한다.

따라서 이 처방의 혈위는 풍(風)을 몰아내고 피부를 보호하면서 음혈(陰血)을 조절하여 얼굴을 자양시키므로 표(標)와 본(本)을 함께 치료하는 미용뜸법이라고 할 수 있다.

제5장

얼굴을 아름답게 하는 한방 요법

①
얼굴을 아름답게 하는 한방 외용약 8가지

　　　　　　　　　얼굴을 아름답게 하는 한방요법은
다양하다. 내복용 약도 있고 피부를 아름답게 하는 외용약도 있다. 그
뿐만이 아니다. 식품이나 침구법 등 다양한 방법으로 아름다워질 수
있다.

그러나 이러한 한방요법이 추구하는 목적은 하나다. 얼굴에 혈색이
돌게 하고 피부를 윤택하게 하는데 중점을 두고 있기 때문이다. 따라
서 그 치료법은 허(虛)를 보하고 조리하여 근본을 다스리는데 주안점
을 둔다.

이러한 한방 미용법은 특히 피부가 거칠고 얼굴색이 칙칙한 경우
에 효과가 뛰어나다.

먼저 얼굴을 아름답게 하는데 효과가 뛰어난 한방 외용약을 소개
하면 다음과 같다.

이 요법의 특징은 피부를 윤택하게 하고 안색을 화사하게 하여 아
름다워지게 하는 효능이 있는 한약재를 활용한다. 처방을 구성하여
내복하거나 외용하여 얼굴을 아름답게 하는데 이러한 약재로는 도화,
도인, 밀타승, 만형자, 토사자, 세신, 백부자, 방풍, 고본, 신이, 동규자,
행인, 백지 등을 들 수 있다.

이러한 약재들을 다양하게 활요하여 아름다움을 유지하고 가꿀 수
가 있다.

○ 두부미백법

- 처방 : 두부 적당량.
- 용법 : 매일 아침 세안을 한 뒤 두부로 얼굴을 골고루 문질러준다. 이렇게 10일 정도 하면 얼굴이 희어지고 깨끗해진다.
- 효능 : 두부는 피부를 깨끗하게 하고 얼굴을 희게 하는 효능이 있다.

○ 민들레 약즙

- 처방 : 우유, 오이즙, 레몬즙, 민들레즙 각각 적당량.
- 용법 : 민들레즙, 우유, 오이즙, 레몬즙을 한데 섞어 둔다. 이를 매일 아침과 저녁에 세안을 한 뒤 얼굴에 발라준다.
- 효능 : 피부를 희게 하고 검버섯이나 반점, 주근깨 등을 없애준다.

○ 모과처방

- 처방 : 모과 적당량.
- 용법 : 모과를 찧어서 얼굴에 바른 뒤 20분 정도 있다가 미지근한 물로 씻어낸다. 일주일에 2~3회 한다.
- 효능 : 피부를 매끈하게 하고 부드럽게 하는 효능이 뛰어나다.

○ 백옥산

- 처방 : 녹두가루 300g, 주사 1.5g, 잣 3g.
- 용법 : 이상의 약재를 고운 가루로 만들어 골고루 섞어서 준비해 둔다. 매일 아침 약가루 1.5g을 우유에 개어서 얼굴에 바른다.

169

• 효능 :이 처방의 녹두가루, 잣, 우유는 모두 흰색을 띠고 있다. 여기에 적은 양의 주사를 넣음으로써 흰색 속에 붉은 기운이 감돌게 하여 얼굴에 바르면 미용에 탁월한 효과를 거두게 된다. 특히 처방은 부작용이 없으므로 늘 써도 된다.

◯ 흰국화팩

• 처방 : 흰국화 30g, 배즙 100g, 은행 30g, 흰꿀 30g, 생우유 100g.
• 만드는 법 : 먼저 국화와 배즙을 약주와 함께 끓여서 진한 즙으로 걸러놓는다. 그런 다음 은행을 찧어서 꿀, 우유, 약즙과 함께 버무려둔다. 이를 매일 밤 잠자리에 들 때 얼굴에 바르고 잔다. 다음날 아침 미지근한 물로 씻어내면 된다.
• 효능 :풍(風)을 몰아내고 피부를 윤택하게 하며 얼굴을 자양하여 희게 한다. 특히 주근깨를 없애주는 효능이 뛰어나다.

해설 이 처방은 미용과 치료작용을 동시에 발휘하는 처방이다. 이 처방에서 꿀, 우유, 배즙은 피부를 자양하고 윤택하게 한다. 또 백국화와 은행은 풍(風)과 독(毒)을 몰아내므로 얼굴에 난 주근깨를 치료한다.

따라서 이러한 효능을 지닌 다섯가지 약재를 함께 활용함으로써 피부질환을 없애고 피부를 곱게 아름답게 하는 것이다.

특히 이 처방에 쓰인 약재들은 그동안 임상 결과 모두 미용작용이 뛰어난 약재인 것으로 밝혀지기도 했다.

◯ 백부자팩

- 처방 : 백부자 · 밀타승 · 복령 · 백지 · 도인 각각 30g.
- 만드는 법 : 이상의 약재를 고운 분말로 만든 다음 우유에 개어서 매일 밤 잠자리에 들 때 얼굴에 바르고 잔다. 다음날 아침 미지근한 물로 씻어내면 된다.
- 효능 : 얼굴을 희게 하고 혈색이 감돌게 하여 아름답게 한다.

◯ 육백환

- 처방 : 백지 · 백렴 · 백출 각각 30g, 백부자(생 것을 쓴다) 10g, 백복령 · 세신 각각 10g, 백급 15g.
- 만드는 법 : 이상의 약재를 고운 가루로 만들어 계란 흰자위로 버무린 뒤 오동나무열매 크기의 환으로 만들어 응달에서 말린다. 매일 밤 세안을 한 뒤 녹여서 얼굴에 바른다.
- 효능 : 얼굴을 희게 하고 윤택하게 하며 검버섯이나 주근깨, 기미, 주름살을 없애준다.

해설   이 처방약을 바를 때는 쌀 뜨물에 환을 녹인 다음 개어서 사용하면 특히 효과적이다.

◯ 도인세안제

- 처방 : 도인 280g.
- 만드는 법 : 도인은 그 껍질을 벗겨내고 쌀로 만든 미음과 함께 갈아서 도임이 완전히 쌀미음과 혼합되도록 한다. 그런 다음 맑혀서 그 즙을 걸러낸다. 매일 아침과 저녁에 이 도인즙을 미지근하게 데워서 세안을 한다.

• **효능** : 활혈(活血)하여 어(瘀)를 몰아내고 피부를 윤택하게 하며 얼굴을 희게 한다.

해 설　　도인은 복숭아의 씨앗으로 성질은 평(平)하고 맛은 달다. 활혈하고 어(瘀)를 몰아내는 작용이 있어 혈맥 속에 어혈을 흐트러뜨리고 제거한다. 따라서 혈맥의 유통을 원활하게 함으로써 피부가 기혈의 자양을 받게 한다.

도인에는 또한 풍부한 유지방이 함유돼 있어 그 자체가 피부를 윤택하게 하는 작용을 발휘한다.

특히 쌀로 만든 미음은 걸쭉하고 끈적이는 성질이 있어 피부를 표백시킬 뿐만 아니라 피부 표면에 붙어있는 노폐물을 흡착함으로써 피부를 깨끗하게 하는 작용을 한다.

한편 미지근한 물로 세안을 하면 안면 근육의 혈액순환을 촉진하여 피부로 하여금 약재의 유효성분을 흡수하는데 도움을 준다.

② 얼굴을 아름답게 하는 한방 내복약 7가지

◯ 복령환

- 처방 : 복령 1,500g, 국화 750g.
- 만드는 법 : 복령의 국화를 가루로 만든 다음 꿀로 오동나무열매 씨앗 크기의 환으로 빚는다. 이를 하루 두 번, 매회 1환씩 약주로 녹여서 복용한다.
- 효능 : 비장을 건강하게 하고 위를 조화롭게 하며 양혈(養血)하여 얼굴을 아름답게 한다.

해설 한의학에서는 사람의 체질은 부모로부터 선천적으로 이어받은 것으로 본다. 그러나 체질을 강화하고 건강하게 장수하려면 후천의 정기를 보양해주어야 한다고 했다.

한약재인 복령은 약재 중에서도 상품으로 손꼽힌다. 특히 피부미용에 좋은 약재로 정평이 나 있다.

일찍이 진나라 때의 의학서인 〈적후비급방(賊後備急方)〉에 의하면 "복령은 얼굴의 검은 반점이나 검버섯을 치료한다."고 기록돼 있기도 하다.

이러한 복령의 효능은 비장을 건강하게 하고 위장을 조화롭게 하여 기혈을 생성하는데 이로 말미암아 오장육부 또한 기혈의 보양을 받아 건강해지고 이것이 피부에 영향을 미쳐 피부가 건강하고 아름답게 하는데 기여한다.

국화 역시 약 중의 상품으로 꼽힌다. 명나라 때의 이시진이 저술한 〈본초강목〉에 의하면 "국화는 혈분(血分)에 작용하여 혈액을 유익하게 하고 피부를 윤택하게 하므로 오래 복용하면 얼굴이 늙지 않는다." 고 했다.

○ 순양미용환

• 처방 : 보골지 120g, 호두살 120g, 연실육 30g, 호로파 120g.
• 만드는 법 : 이상의 네 가지 약재를 분말로 만든 다음 약주로 개어서 오동나무 열매 씨앗 크기의 환으로 빚는다. 하루에 30알을 공복에 약주로 복용한다.
• 효능 : 신장을 보하고 양기를 도우며 얼굴을 젊게 하는 미용작용을 한다.

해설   한의학에서는 피부의 윤택함과 혈색을 좌우하는 것은 신장의 양기와 밀접한 관계가 있는 것으로 본다. 그런 측면에서 본다면 이 처방은 피부 미용에 이상적인 처방이라 할 수 있다. 우선 이 처방의 특징은 자양을 하면서도 느끼하지 않고 따뜻하면서도 조열(燥熱)이 없다. 또한 약재 모두가 신장을 덥게 하고 양기를 돕는 작용을 한다. 신장의 양기를 충족하게 하여 피부를 윤택하게 하고 아름답게 한다.

그러나 이처방을 복용할 때는 음(陰)이 허(虛)하고 화(火)가 거세어 입안이 마르고 혀가 건조하며 대변이 비결(秘結)인 사람은 그 복용을 삼가야 한다.

◯ 검은 깨 가루

• 처방 : 검은 깨 적당량.

• 만드는 법 : 검은 깨를 깨끗이 씻어서 찜솥에 넣고 푹 쪄낸 뒤 응달에서 말린다. 그런 다음 물로 씻은 뒤 다시 한 번 더 찐다. 이렇게 9번을 반복한 다음 끓는 물에 데쳐서 그 껍질을 벗기고 고소하게 볶는다. 볶아낸 깨는 가루로 만들어 벌꿀 또는 대추 속살로 버무려 구슬 크기의 환으로 빚는다. 이를 공복에 6g씩 약주로 복용하는데 하루 2번 먹는다.

• 효능 : 간을 보하고 양혈(養血)하며 피부를 윤택하게 한다.

『해설』 검은 깨는 호마라고도 한다. 특히 검버섯이나 주근깨 등을 없애고 피부를 윤택하게 하는데 효과가 탁월하다. 이러한 검은 깨의 약리작용은 간(肝)을 보하고 양혈하며 혈액으로 하여금 피부에 영향을 충분히 공급하도록 한다. 그것은 검은 깨에 유지방이 풍부하게 함유돼 있기 때문이다. 연구 결과 밝혀진 바에 의하면 검은 깨는 유지방율 60% 이상 함유하고 있는 것으로 나타났다.

단, 비장이 허하여 설사기운이 있는 경우는 그 복용을 금하는 것이 좋다.

◯ 승마백지탕

• 처방 : 승마 9g, 방풍 9g, 백지 9g, 작약 1g, 창출 1g, 황기 3g, 인삼 3g, 갈근 12g, 감초 1.5g.

• 만드는 법 : 이상의 약재에 물 500㎖를 부어서 달인다. 달일 때는 생강 3g, 대추 3g을 넣어서 300㎖가 남도록 농축시킨다. 이를 매

일 두 번씩 복용한다.

- 효능 : 중기(中氣)를 보하고 양기를 더해주며 풍(風)을 몰아내고 습(濕)을 건조시키므로 얼굴을 희고 아름답게 한다.

해설 한의학에서는 얼굴에 수족양명경맥(手足陽明經脈)이 운행하는 부위로 본다. 특히 족양명위경(足陽明胃經)에 속해 있는 위부(胃部)는 음식물의 소화를 주관하므로 기혈(氣血)의 바다라고 부른다.

일단 양명경(陽明經)에 기혈이 부족하거나 외부로부터 풍사(風邪)가 양명경에 침입하여 기혈로 하여금 조화를 잃게 하면 얼굴에 기혈이 부족하게 되는데 이 모두가 피부를 검게 할 수 있다.

따라서 이 처방의 핵심은 중기(中氣)를 보하고 도우며 양명경맥의 기혈을 보강하면서 풍사(風邪)를 몰아냄으로써 기혈을 조화롭게 하여 얼굴에 충분한 영향을 공급하게 한다는데 있다.

◯ 모려미백탕

- 처방 : 모려(굴) 적당량.
- 만드는 법 : 굴 껍질을 미세한 분말로 만든 다음 꿀로 버무려 오동나무 열매 씨앗 크기의 환으로 빚는다. 이를 하루 한 번 30알씩 복용한다.
- 효능 : 얼굴색이 검은 경우나 검버섯, 주근깨, 기미 등의 치료에 효과가 있다.

해설 굴에는 매우 높은 의약적 가치가 있다. 옛 한의서인 〈본초도경(本草圖經)〉에 의하면 "굴을 먹으면 피부가 고와지고 얼굴이 아름다워진다. 또 사람의 피부를 부드럽고 탄력있게 하고 안색을 불그스레하게 하니 실로 피부미용에 좋은 음식이다."라고 했다.

이렇듯 옛 사람들은 굴 껍질을 부수고 찧어서 얻어지는 고운 가루로 양기를 보하고 피부를 윤택하게 하며 자양하며 주근깨, 기미를 제거하고 살결을 희게 하는데 활용했다. 그 효능이 진주가루 못지않다고 여겼을 정도다.

그러나 이때 한 가지 유의할 점은 굴 껍질의 경우 불에 굽는다면 보음(補陰)하는 효능이 완전히 없어지므로 주의해야 한다.

○ 연실용안탕

- 처방 : 연실 30g, 검실 30g, 의이인 50g, 용안육 8g, 꿀 약간.
- 만드는 법 : 이상의 처방약에 물 500㎖를 붓고 약한 불로 한 시간 가량 달이면 된다. 그런 다음 꿀로 맛을 낸다. 이렇게 만들어진 연실용안탕은 먼저 연실을 건져 먹고 그 약즙을 한 번에 복용하면 된다.
- 효능 : 비장을 건강하게 하고 기(氣)를 도우며 보혈(補血)작용을 발휘하여 피부를 윤택하게 하고 얼굴을 희게 하는 미용 효과가 뛰어나다.

해설   용안육은 기혈을 보하고 연실은 비장을 보하는 효능이 탁월하다. 또 의이인과 검실은 약재의 성질이 온화하고 비장을 튼튼하게 하는 효능이 있다.

현대 약리학 연구에 의하면 검실에는 미용에 필수적인 비타민 A, B, C가 풍부하게 함유돼 있는 것으로 밝혀졌다. 꿀도 역시 비장을 보하는 효능이 있다. 특히 꿀 속의 효소물질은 피부세포에 자극을 주어 성장하게 하고 신진대사를 촉진하는 것으로 밝혀져 있다.

따라서 이 처방은 거칠고 검은 피부를 깨끗해지도록 하고 희게 하며 윤택하고 부드럽게 한다. 그 뿐만이 아니다. 주름살도 제거하고 또 감소시키는 작용도 있다.

다섯가지 식품 모두가 비장을 보하며 기혈을 생성시켜 피부 미용에 훌륭한 효과가 있는 미용약선이므로 늘 복용하면 좋다.

◯ 호두죽

- 처방 : 호두, 쌀 각각 적당량.
- 만드는 법 : 먼저 호두를 부수어 속살을 꺼낸 다음 찧어놓는다. 쌀은 죽을 끓이는데 죽이 거의 다 되었을 때 찧어놓은 호두를 넣고 익히면 된다. 이를 아침과 저녁 공복에 복용한다.
- 효능 : 피부를 윤택하게 하고 얼굴을 희게 하며 머리카락을 검게 한다.

해설 　 호두는 과육(果肉)에 영양이 풍부하여 몸을 건강하게 하고 뇌를 보하며 젊음을 간직하게 하는 약효를 지니고 있다. 특히 얼굴을 아름답게 할 뿐만 아니라 사람을 장수하게 하는 장수식품이기도 하다. 그래서 옛 사람들은 호두를 미용 장수의 중요한 식품으로 꼽았다.

현대 약리학 연구에서도 호두는 미용식품으로 밝혀졌다. 연구 결과에 의하면 호두에는 단백질과 비타민 B2가 풍부하고 항노쇠 효과를 발휘하는 비타민 E도 다량 함유돼 있는 것으로 나타났다.

그러므로 평소 호두로 죽을 끓여 상복하면 장수할 뿐만 아니라 놀라운 미용 효과 또한 거둘 수가 있을 것이다.

③
얼굴을 아름답게 하는 침구 미용법

침구 미용법은 침술과 뜸법으로 경락과 혈위를 자극하여 아름다움과 젊음을 유지시키는 미용법을 말한다.

그 원리는 간단하다. 침술과 뜸을 이용해 인체의 내적인 요소를 움직여서 오장육부 각 조직기관의 기능을 조절하여 기혈의 운행을 원활히 하는데 있다. 이로써 외부로부터 사기(邪氣)의 침입을 방어하여 노쇠를 완화시키고 아름다움과 젊음을 유지시키는 일종의 미용 방법이라고 할 수 있다.

이러한 침구 미용법이 기타 미용법과 다른 점은 피부를 아름답게 할 뿐만 아니라 내장의 기능까지도 조절함으로써 근본적인 피부 노화를 예방한다는데 있다.

경락은 기혈이 운행하는 통로이다. 기혈이 경락 속에서 운행하면서 경기(經氣)를 도우고 얼굴에 영향을 미쳤을 때 얼굴의 기혈이 보양을 얻어 비로소 혈색이 돌고 자양을 받아 피부가 윤택하게 된다.

그런데 만일 경기(經氣)의 운행이 원활하지 못하면 필연적으로 기혈의 운행이 영향을 받아 얼굴의 영양공급이 막히게 된다. 경락을 자극하는 것은 기혈이 정상적인 운행을 하도록 하는데 있다.

피부에 나타나는 각종 변화는 국부적인 변화일 뿐만 아니라 전신 변화의 결과이다. 따라서 피부 건강은 전신의 조리에 중점을 두고 있는 것이다. 이른바 총체적인 미용법이라 할 수 있다.

이때 경락은 전신의 상황을 조절하는 일종의 통로역할을 한다. 피부의 건강은 곧 오장육부의 건강상태를 나타내는 거울이어서 그 치료 또한 오장육부의 기능을 제고시켜 주는 것이 중요하다. 침구 미용법 또한 그런 이유에서 활용될 수 있다. 그러나 오장육부에 직접적인 침구술을 시술할 수는 없다. 그래서 신체 표면의 경락을 자극시키는 방법으로 시술을 하게 된다.

그리하여 음양(陰陽)과 기혈(氣血)이 유난히 거세거나 유난히 쇠약한 것을 조절시켜서 기혈의 운행을 원활히 하고 오장육부의 기능을 정상화 시키는데 중점을 둔다.

이때 일정 부위의 경락에 자극을 가하는 것은 건강에 적잖은 영향을 미친다. 특히 체질을 강화시키고 노쇠를 완화하며 젊음과 아름다움을 간직하게 하는 효과가 있다.

1) 미용 침술법이란 무엇인가?

침술법은 오랜 역사를 자랑하는 한의학의 중요한 의료기술이다. 한의학에서 말하는 침술로 각종 질병을 치료하기 시작한 것은 석기시대부터이며 돌조각을 찔러서 피를 빼내는 방법이었다. 그러다가 경락혈위(經絡穴位)에 침자법을 시술하여 병을 치료하는 것을 전문적으로 논술한 것은 〈황제내경(黃帝內經)〉에서 비롯되었다. 이는 지금으로부터 2천 여년 전의 일이었다.

이 문헌에 따르면 침자술로 피부질환, 즉 여드름, 검버섯, 주근깨 등을 치료했다는 기록이 비교적 많이 있다.

여기에서 출발한 미용 침술법은 최근 임상에서 가시적인 성과를 내놓고 있기도 하다. 우선은 해가 없다는 특성으로 각광을 받고 있다.

뿐만이 아니다. 비약물성 미용법이라는 특성으로도 인기를 모으고 있다. 실제로 미국이나 영국, 일본, 프랑스 등 여러 나라에서 침술 미용시술소가 성행하고 있을 정도다.

연구 보고에 의하면 침술은 얼굴의 혈액순환을 촉진시키고 표피세포(表皮細胞)의 신진대사 작용을 강화하며 피부를 더욱 건강하게 하고 부드럽게 하며 희게 하는 것으로 밝혀졌다.

특히 침술은 이중조절작용을 가지고 있는 것으로 알려져 있다. 즉 피지의 과다분비로 피부가 기름지는 것을 피하면서 또한 피지분비가 너무 적어서 빚어진 피부건조도 방지하는 것으로 나타났기 때문이다.

그 뿐만이 아니다. 침술은 근육의 탄력을 증강시키고 눈가와 눈꼬리의 주름살과 이마의 잔주름을 없애주는 효과가 있는 것으로 드러났다. 특히 기미와 주근깨, 검버섯 등을 없애주는 효능도 있다.

그것은 침술법이 경락을 소통하고 오장육부의 기혈을 조절하여 음양의 균형을 유지해 주기 때문이다. 그래서 침술 미용법은 훌륭한 미용법 중 한가지로 그 평가를 받고 있다.

시술하는 방법은 간단하다. 얼굴을 아름답게 하는 혈위에 침술을 행하면 된다. 미용 침술법에 주로 활용되는 대표적인 혈위를 소개하면 다음과 같다.

○ 백회혈(百會穴)

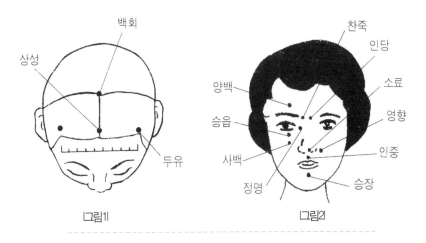

백회

상성

두유

〔그림1〕

찬죽

인당

양백

소료

승읍

영향

사백

인중

정명

승장

〔그림2〕

• 위치 : 머리 위 한 가운데 선과 양쪽 귀 끝에 마주하는 선의 교차
점이다 (그림1)

• 효능 : 심신을 안정시키고 간(肝)의 기능을 개선하며 양기(陽氣)를
북돋운다.

• 치료 : 두통이나 말문이 닫힌 증상, 구안와사를 주로 치료하는 혈
위이다. 피부 미용에도 효과가 있다.

◯ 상성혈(上星穴)

• 위치 : 머리 위 한가운데 선을 따라 머리카락 끝쪽에서 바로 위
일 촌 되는 곳을 말한다. (그림1)

• 효능 : 풍열(風熱)을 흩트리고 콧구멍을 소통한다.

• 치료 : 편두통을 치료한다. 또 눈이 아프고 눈물이 나오며 안검(眼
瞼)이 실룩거리는 경련증에도 효과가 있다. 특히 관자놀이 부근
의 주름살을 개선하고 안면신경마비를 치료한다.

182

○ 인당혈(印堂穴)

• 위치 : 양미간 일찍선을 이루는 곳의 한 가운데 부분이다. (그림2)

• 효능 : 풍(風)을 몰아내고 열을 흩트리며 심신을 안정시킨다.

• 치료 : 앞이마 부위의 통증이나 사시를 치료하고 이마 주름살을 완화시킨다.

○ 양백혈(陽白穴)

• 위치 : 눈동자를 앞으로 똑바로 바라보고 있을 때 동공과 직선으로 눈썹 위 일 촌 되는 곳이다. (그림2)

• 효능 : 풍(風)을 몰아내고 눈을 밝게 하며 경락을 소통한다.

• 치료 : 안면신경마비증, 안검하수증을 주로 치료한다.

○ 태양혈(太陽穴)

• 위치 : 눈썹 끝과 눈꼬리 끝의 중간부분에서 뒤로 일 촌 물러나서 움푹 들어간 곳이다. (그림3)

• 효능 : 두풍(頭風)을 흩트리고 해소하며 열을 맑혀서 눈을 밝게 한다.

• 치료 : 안면신경마비증과 눈꼬리 잔주름을 없애준다.

○ 어요혈(魚腰穴)

• 위치 : 눈썹 한가운데 부분으로 눈을 앞으로 직시하면 눈동자와 일직선이 된다.

• 효능 : 풍(風)을 흐트러뜨리고 눈을 밝게 하며 경락을 소통시킨다.

• 치료 : 사시와 안근마비(眼筋痲痺), 안면신경마비를 치료한다.

○ 찬죽혈
• 위치 : 눈썹 안쪽 끝부분이다. 즉 눈시울 위쪽이다. (그림2)
• 효능 : 풍(風)을 몰아내고 눈을 밝게 하면서 경락을 소통한다.
• 치료 : 눈의 충혈과 안면신경마비를 치료하고 눈꼬리의 잔주름을 개선하며 사시를 치료한다.

○ 정명혈(睛明穴)
• 위치 : 눈을 감으면 안쪽 눈 귀퉁이 위쪽 0.1촌 되는 곳이다. (그림 2)
• 효능 : 풍(風)을 흩트리고 열을 내리며 경락을 소통시켜 눈을 밝게 한다.
• 치료 : 안면신경마비를 주로 치료한다.

○ 승읍혈(承泣穴)
• 위치 : 눈을 앞으로 똑바로 바라보았을 때 눈동자 바로 밑 눈시울 가장자리 아래에 있다. (그림2)
• 효능 : 풍(風)을 흩트리고 경락을 소통하며 간을 맑혀서 눈을 밝게 한다.
• 치료 : 눈이 충혈되고 통증이 있으며 눈시울이 실룩거리는 구안와사증, 사시를 치료한다.

○ 동자료혈

- 위치 : 눈꼬리 끝에서 밖으로 0.5촌 되는 곳이다. (그림3)
- 효능 : 간(肝)을 소통하고 화(火)를 맑힌다. 눈을 밝게 하면서 주름살을 제거한다.
- 치료 : 주로 눈꼬리 부분의 주름살과 사시를 치료한다.

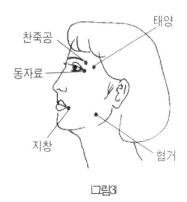

그림3

○ 사백혈(四白穴)

- 위치 : 앞을 똑바로 바라볼 때 눈동자 바로 밑 일 촌 되는 곳을 말한다. (그림2)
- 효능 : 간(肝)을 소통하고 담(膽)을 유익하게 한다. 또 풍(風)을 몰아내어 눈을 밝게 한다.
- 치료 : 안면신경마비, 안면신경 경련, 사시를 치료한다. 특히 안검(眼瞼)의 부종도 다스린다.

○ 소료혈

- 위치 : 코 끝 한가운데 부분을 말한다. (그림2)
- 효능 : 열을 배설시키고 양기를 북돋운다.
- 치료 : 코끝의 붉은 반점을 치료한다.

○ 영향혈(迎香穴)

- 위치 : 코 날개 옆 0.5촌 되는 곳이며 코와 얼굴 사이의 패인 곳이다. (그림2)
- 효능 : 콧구멍을 소통하고 풍열(風熱)을 흩트러뜨린다.
- 치료 : 얼굴이 가렵고 부종이 나타날 때 효과가 있다. 특히 구안와사를 치료한다.

○ 협거혈(頰車穴)

- 위치 : 귀 밑의 볼 부분으로 이빨을 힘껏 깨물면 근육이 돌아오르는 곳을 말한다. (그림3)
- 효능 : 풍(風)을 흩트러뜨리고 경락을 소통시킨다.
- 치료 : 볼거리와 안면신경마비를 치료한다.

○ 인중혈(人中穴)

- 위치 : 인중, 즉 코 밑에서 입까지 패인 자국의 위쪽 3분의 1부분과 아래쪽 3분의 2되는 지점이 맞닿는 곳을 말한다. (그림2)
- 효능 : 열을 내리고 심신을 안정시킨다.
- 치료 : 얼굴의 부종을 치료하고 구취를 제거한다. 또한 입과 눈부위의 근육 경련을 다스린다.

○ 승장혈(承漿穴)

- 위치 : 아래턱 한가운데에 아래 입술로 이어져 있는 패인 곳을 말한다. 즉 아랫 입술 바로 밑 움푹 들어간 곳이다. (그림2)
- 효능 : 풍(風)을 흩트리고 열을 내리고 경락을 소통시킨다.

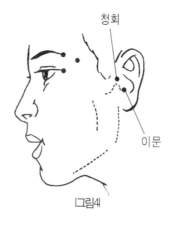

청회

이문

그림4

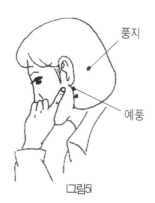

풍지

예풍

그림5

• 치료 : 구안와사를 치료하고 얼굴의 부종을 해소한다. 특히 입과
혀에 돋아난 포진(疱疹)에 효과가 있다.

○ 이문혈(耳門穴)

• 위치 : 귓밥 위 튀어나온 분계선 앞쪽의 움푹 패어 들어간 곳을
말한다. (그림4)
• 효능 : 풍(風)을 흩트러뜨리고 열을 내리며 귀를 밝게 한다.
• 치료 : 귀에서 고름이 나오는 질환이나 치통을 치료한다. 특히 아
래 턱 관절기능이 부실할 때 자극을 주면 효과가 있다.

○ 청회혈(聽會穴)

• 위치 : 청궁혈(聽宮穴) 아래 귓밥 위쪽 움푹 들어간 곳을 말한다.
(그림4)
• 효능 : 귀와 눈을 밝게 하고 풍(風)을 흩트러뜨리며 경락을 소통

187

한다.
- 치료 : 구안와사를 치료한다.

○ 예풍혈

- 위치 : 귓밥 뒤쪽 유돌과 하합골 사이의 움푹 들어간 곳을 말한다. (그림5)
- 효능 : 귀와 눈을 밝게 하고 풍(風)을 흩트러뜨리며 경락을 소통한다.
- 치료 : 구안와사를 치료한다.

○ 풍지혈(風紙穴)

- 위치 : 침골(枕骨) 튀어나온 곳 아래 움푹 패어 들어간 지점과 유돌(乳突) 사이로 사방근(斜方筋)과 흉쇄유돌근 사이에 있다. (그림5)
- 효능 : 풍(風)을 흩트러뜨리고 열을 내리며 귀와 눈을 밝게 한다.
- 치료 : 구안와사를 치료한다.

○ 상염천혈(上廉泉穴)

- 위치 : 턱 아래 한가운데 일치되는 지점으로 설골(舌骨)과 아래턱 가장자리 사이의 움푹 들어간 지점을 말한다. (그림6)
- 효능 : 막힌 곳을 소통하고 음

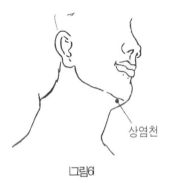

상염천

그림6

성을 맑게 하며 침이 흐르지
않게 한다.
- 치료 : 침 흘리는 증상과 목이
쉰 증상을 치료한다.

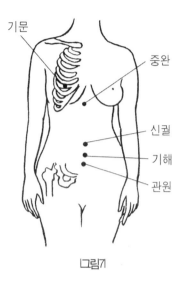

⟩ 기문혈(期門穴)

- 위치 : 배꼽 위 6촌, 거궐혈(巨
闕穴) 옆 3.5촌 되는 지점으로
여섯 번째 늑골 안쪽 끝 지점
이 있다. (그림⑦)
- 효능 : 간(肝)을 소통하고 기
(氣)를 북돋운다. 적체를 해소하고 어(瘀)를 소통하며 비장을 튼
튼하게 하면서 화혈(和血)한다.
- 치료 : 소화불량, 간염, 황달 등을 치료한다.

⟩ 중완혈(中脘穴)

- 위치 : 배꼽 위 4촌 되는 곳으로 복부 한가운데 지점을 말한다. (그
림⑦)
- 효능 : 비장을 튼튼하게 하고 위장을 조화롭게 한다. 특히 기(氣)
를 다스려서 습(濕)을 제거한다.
- 치료 : 밥을 잘 안먹는 증세와 신경성 위장병을 치료한다.

⟩ 신궐혈(神闕穴)

- 위치 : 배꼽 한가운데 위치한다. (그림7)
- 효능 : 양기(陽氣)를 덥게 하고 비장을 튼튼하게 한다. 특히 위장의 기능을 높여준다.
- 치료 : 만성장염이나 소화불량, 신경성 위장병을 치료한다.

◯ 기해혈(氣海穴)

- 위치 : 복부 한가운데 선이 있는데 배꼽 아래 1.5촌 되는 지점이다. (그림7)
- 효능 : 기혈(氣血)을 조리하고 신장을 보하며 정기를 북돋운다.
- 치료 : 신경쇠약을 치료하고 위장기능의 문란을 다스린다.

◯ 관원혈(關元穴)

- 위치 : 복부 한가운데 선이 있는데 배꼽 밑 3촌 되는 지점을 말한다. (그림7)
- 효능 : 신장을 보하고 근본을 다진다. 또한 기(氣)를 조리하면서 정기를 북돋운다.
- 치료 : 신경쇠약과 소화불량을 치료한다.

◯ 대추혈(大椎穴)

- 위치 : 일곱 번째 경추와 첫 번째 흉추 극돌 사이 한가운데 지점을 말한다. (그림8)
- 효능 : 뇌를 맑게 하고 정신을 안정시킨다. 또한 표열(表熱)을 해소하면서 양기를 소통한다.

• 치료 : 습진을 치료한다.

○ 고황수혈

• 위치 : 제 4흉추 옆으로 3촌 되는 곳을 말한다. (그림8)

• 효능 : 폐(肺)를 다스리고 기를 도우며 허약과 손상을 보한다.

• 치료 : 오랜 병으로 허약해진 몸과 몽정, 유정을 치료한다.

○ 심수혈(心兪穴)

• 위치 : 제 5흉추 극돌 옆 5촌 되는 곳을 말한다. (그림8)

• 효능 : 풍(風)을 몰아내고 양혈(養血)하며 정신을 안정시키고 지능을 높인다.

• 치료 : 얼굴빛이 잿빛으로 어둡거나 창백하며 윤기가 없는 증상을 치료한다.

○ 독수혈(督兪穴)

• 위치 : 제 6흉추 극돌 옆 1.5촌 되는 곳을 말한다. (그림8)

• 효능 : 지능을 높여준다.

• 치료 : 탈모증이나 피부소양증, 버짐 등 각종 피부질환을 치료한다.

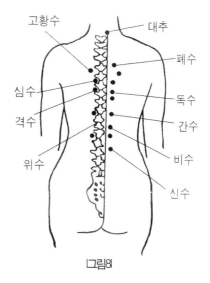

그림8

○ 격수혈(膈兪穴)

191

- 위치 : 제 7흉추 극돌 옆 1.5촌 되는 곳을 말한다. (그림8)
- 효능 : 기(氣)를 다스리고 어(瘀)를 제거하며 허약과 손상을 보해
  준다.
- 치료 : 거칠어진 피부를 윤택하게 하고 머리카락에 윤기를 더해주
  며 두드러기를 치료한다.

○ 간수혈(肝兪穴)

- 위치 : 제 9흉추 극돌 옆 1.5촌 되는 곳을 말한다. (그림8)
- 효능 : 간(肝)을 소통하고 담(膽)을 유익하게 한다. 비장을 튼튼하
  게 하고 습(濕)을 돕는다. 또 기(氣)를 조리하고 위장의 기능을 도
  우며 풍(風)을 몰아내고 양혈(養血)한다. 특히 경락을 소통시키면
  서 눈을 밝게 한다.
- 치료 : 알레르기나 기미를 치료하고 멜라닌 색소의 침착을 예방한
  다. 또 안구 충혈을 개선하기도 한다.

○ 비수혈(脾兪穴)

- 위치 : 제 11흉추 극돌 옆 1.5촌 되는 곳을 말한다. (그림8)
- 효능 : 비장을 튼튼하게 하고 위장의 기능을 돕는다. 또 기(氣)를
  보하고 화혈(和血)시켜서 피부를 윤기나게 한다.
- 치료 : 부종을 치료한다. 또 근육이 느슨해지고 두드러기가 돋는
  증상을 치료한다. 특히 피부가 창백하거나 누렇고 탄력이 없을
  때 효과가 있다.

○ 신수혈(腎兪穴)

• 위치 : 제 2요추 극돌 옆 1.5촌 되는 곳을 말한다. (그림8)

• 효능 : 신장을 보하고 정기를 다진다. 습을 건조시키고 기(氣)를 북돋우며 귀와 눈을 밝게 한다.

• 치료 : 탈모와 모발건조에 효과가 있고 머리가 희어지는 것을 예방한다. 특히 얼굴색이 검게 되는 증상을 개선한다.

○ 위수혈(胃兪穴)

• 위치 : 제 12흉추 극돌 옆 1.5촌 되는 곳을 말한다. (그림8)

• 효능 : 위장을 조화롭게 하고 기(氣)를 다스린다. 습(濕)을 제거하여 적체된 것을 내려가게 한다.

• 치료 : 위장과 대장의 신경성 질환을 치료하고 비만증을 다스린다.

○ 폐수혈(肺兪穴)

• 위치 : 제 3흉추 극돌 옆 1.5촌 되는 곳을 말한다. (그림8)

• 효능 : 폐기(肺氣)를 조리하고 피부를 윤택하게 한다.

• 치료 : 모발이 거칠고 푸석한 경우에 효과가 있다. 또한 피부가 거칠고 건조하며 갈라지고 윤기가 없는 증상을 개선한다.

○ 합곡혈(合谷穴)

• 위치 : 엄지와 식시를 폈을 때 첫 번째와 두 번째 손바닥 뼈의 가운데 부분으로 식지 쪽으로 약간 기울어져 있다. (그림9)

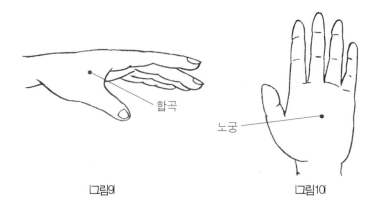

합곡

노궁

[그림9]   [그림10]

• 효능 : 풍(風)을 흐트리고 표열(表熱)을 해소한다. 경락을 소통하면서 통증을 진정시킨다.
• 치료 : 얼굴 부종과 안면신경마비를 치료한다. 또 풍(風)으로 빚어진 두드러기를 개선하고 부스럼에 효과가 있다.

◯ 노궁혈(勞宮穴)
• 위치 : 손가락을 구부려 주먹을 쥐었을 때 중지 끝쪽이다. (그림10)
• 효능 : 심장을 맑히고 열을 배설하며 피로를 씻어준다.
• 치료 :식욕부진과 손떨림을 치료한다.

◯ 족삼리혈(足三里穴)
• 위치 : 무릎 바깥쪽 움푹 들어간 곳 아래 3촌 되는 곳을 말한다. 경골(脛骨) 바깥쪽 손가락 하나 넓이의 지점이다. (그림 11)
• 효능 : 비장과 위장을 다스리고 기혈(氣血)을 조리하면서 허약을

보한다.

- 치료 : 신경쇠약과 소화불량을 다스린다. 따라서 구토나 설사, 변비 등에 효과가 있다.

○ 혈해혈(血海穴)

- 위치 : 무릎을 꿇고 바로 앉았을 때 빈골 위쪽 2촌 되는 곳을 말한다. (그림11)
- 효능 : 영혈(營血)을 조화롭게 하며 풍열(風熱)을 맑게 한다.
- 치료 : 기미, 주근깨를 치료한다. 각종 피부 색소침착증과 피부 소양증을 개선하고 신경성 피부염에도 효과가 있다.

○ 삼음교혈(三陰交穴)

- 위치 : 발목 안쪽 복숭아뼈에서 직선으로 3촌 되는 곳을 말한다. (그림11)

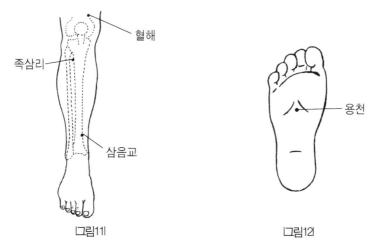

혈해

족삼리

삼음교

용천

|그림11|

|그림12|

- 효능 : 비장을 튼튼하게 하고 습(濕)을 제거한다. 간을 소통하고 신장의 기능을 돕는다.
- 치료 : 신경성 피부염과 습진을 치료한다.

○ 용천혈(湧泉穴)

- 위치 : 발바닥 한 가운데 앞쪽에서 3분의 1되는 지점과 뒤쪽에서 3분의 2되는 지점이 서로 맞닿는 경계지점을 말한다. (그림12)
- 효능 : 심신을 안정시키고 피로를 해소한다.
- 치료 : 머리의 통증이나 정신 위축을 다스린다. 또 쉬 피로해지고 무기력한 증상을 치료한다.

2) 얼굴을 아름답게 하는 침술법 활용법

○ 주혈(主穴)

- 제 1단계 : 간수혈, 신수혈, 삼음교혈, 용천혈에 침자법을 행한다.
- 제 2단계 : 폐수혈, 대장수혈, 관원수혈, 기해수혈에 침자법을 행한다.
- 제 3단계 : 비수혈, 족삼리혈, 중극혈, 관원혈에 침자법을 행한다.
- 제 4단계 : 합곡혈, 곡지혈, 삼초수혈, 방광수혈에 침자법을 행한다.
- 제 5단계 : 신수혈, 비수혈, 천추혈, 중완혈, 족삼리혈, 용천혈에 침자법을 행한다.

◯ 보조혈위(補助穴位)

정명혈, 찬죽혈, 사공죽혈, 태양혈, 관료혈, 거료혈, 영양혈에 보조 침자법을 행한다.

- 시술법 : 주혈을 1단계로 선택하고 보조혈위는 3~4곳을 선별한다. 양쪽으로 침자법을 시행한다. 또 주혈은 보법(補法)을 쓰고 보조 혈위는 평보평사법(平補平瀉法)을 쓴다. 단, 이때 이웃하고 있는 보조혈위는 두 곳을 동시에 시술하지 않도록 한다.
- 효능 : 오장육부를 조화롭게 하고 신체를 건강하게 하면서 얼굴을 아름답게 하는 침자법이다. 특히 주름살을 제거하는 효과가 뛰어나다.

해설 각 단계의 주혈 가운데 수혈(兪穴)이 많다. 그 이유는 수혈이 오장육부의 경기(經氣)를 등쪽과 허리쪽으로 주입시키는 곳이기 때문이다. 따라서 그 부위들을 자극하면 오장육부 경기(經氣)의 성쇠를 조절하고 경기(經氣)의 생장작용을 유발시키게 된다.

이로 인하여 비로소 인체는 건강해지고 노화도 방지할 수가 있다. 왜냐하면 오장육부의 기혈이 충실하고 거세지면 음양이 그 균형을 이루게 되고 경기(經氣)가 왕성해지기 때문이다.

일례로 오랜 기간 동안 수련을 한 사람이나 장수를 누리는 사람은 비록 규칙적인 미용건강법을 수련하지 않았더라도 젊음을 간직하고 장수를 누리는 것을 볼 수 있다. 그것은 그들의 몸이 건강하고 강장하기 때문이다.

그러므로 총체적인 각도로 미용 건강법을 실행하는 것이야말로 바로 한의학에서 말하는 미용 건강법의 중요한 특징이라 할 것이다.

197

3) 침술 미용법 활용 시 주의할 점

침술로 각종 질병을 치료하고 예방하려면 반드시 일정한 수혈(兪穴)에 대한 자극을 거쳐야 한다. 그러므로 수혈의 선별과 처방의 구성, 그리고 치료효과와는 밀접한 관계가 있다고 할 수 있다.

이러한 침술 미용법을 활용할 때는 각별한 주의가 요구된다. 특히 시술받는 자의 연령과 체질 등은 반드시 알아야 한다. 또 만약 시술받는 사람이 항상 긴장된 상태이거나 지속적으로 침을 맞을 수가 없는 경우에는 이침(耳鍼)을 이용해야 된다.

특히 침을 맞을 때 통증을 견디기 어려운 사람은 압환법(壓丸法)을 쓰고 기력이 급격히 떨어진 경우에는 강장효과가 있는 혈위에 시술해야 한다.

만일 시술을 받은 자가 주름살을 빨리 제거하고자 하면 국부혈위(局部穴位)를 택해야 하고 건강과 노쇠를 방지하려면 안면의 혈위는 고려하지 않아도 된다.

아무튼 한의학의 기본이론을 근거로 해야 한다고 강조할 수 있다. 사람에 따라 체질이 다르고 또 증세변별을 하여 치료에 임한다는 기본적인 원칙 아래 수혈(兪穴), 경락(經絡)의 기능과 특징을 결합하여 혈위 배합을 처방으로 시술하여 방법도 적합하고 원활한 변화를 실행하도록 해야 한다.

이때 수혈(兪穴)의 변화에도 주혈(主穴)과 차혈(次穴)의 분류가 있어야 하는데 각기 다른 목적을 따라 정하면 된다. 동시에 내복약과 외용약, 식이요법 등을 보조하면 보다 좋은 효과를 거둘 수가 있다.

침구 처방의 수혈 선별은 경락학설을 기본으로 삼고 각기 다른 목적을 근거로 하여 경락을 따라 혈위를 취한다. 그중에서 가까운 혈위를 취하는 것과 먼 부위의 혈위를 취하는 것이 있는데 그 구분은 필요에 따라 선별해서 시술한다.

◯ 가까운 혈위를 선택하는 경우

가까운 혈위 선택은 피부가 병변을 일으킨 국부 또는 주변 부위의 수혈을 미용적인 취혈 방법이다. 이것은 각 수혈마다 수혈이 있는 부위의 국부와 인근 부위의 피부변화를 치료할 수 있다는 보편적인 법칙에서 나온 것이다.

미용 치료에 있어서 기미나 주름살 등 피부의 변화에 적용된다. 만일 눈꼬리의 주름살을 치료하려면 양쪽 태양혈에 시술하고 관자놀이의 기미일 때는 영양혈에 시술하면 좋은 효과를 볼 수 있다.

◯ 먼 부위의 혈위를 선택하는 경우

먼 부위의 혈위 선택은 병 부위와 비교적 멀리 떨어져 있는 부위의 수혈을 선택하여 미용작용을 일으키는 치료법이다. 이는 경락학설 등 한의학의 기본 이론과 수혈의 주된 기능을 근거로 창안된 것이다. 시술을 행할 때는 장부본경(臟腑本經)에 속해 있는 수혈을 취할 수가 있다. 그리고 폐가 피부를 주관한다는 한의학 이론과 경락학설을 근거로 수태양폐경(手太陽肺經)의 어제혈(漁際穴)에 시술을 해도 된다.

입가의 주름살은 족양명위경(足陽明胃經)의 족삼리혈과 임맥(任脈)의 관원혈에 시술을 하면 된다. 또 표리경(表裡經) 또는 기타 경맥과

199

연관이 있는 수혈을 선택해도 된다. 예를 들어 폐풍(弊風) 여드름이면 수양명대장경(手陽明大腸經)인 합곡혈과 곡지혈에 시술하여 폐경(肺經)의 풍열(風熱)이 흐트러지게 해주어야 한다.

○ 필요에 따라 혈위를 선택한다.

미용은 주로 정상인에게 초점이 맞추어져 있다. 그런 까닭에 어떤 경우는 변별을 할 수 있는 증세가 없는 경우도 있다. 이럴 때에는 한의학의 음양이론과 장부이론, 그리고 기혈과 진액 등의 학설을 근거로 하여 혈위를 선택해야 한다.

즉 안색이 불그스레해지기를 바란다면 기혈(氣血)의 생성과 변화를 참고하면서 족삼리혈과 혈해혈에 시술하여 기혈의 변화와 생성을 도와야 한다는 말이다. 또 주름살이 너무 일찍 나타나는 것을 예방하기 위해서는 강장혈과 수액대사를 조절하는 혈위에 시술을 하면 된다. 전신기능을 강화하고 몸을 강장시키려면 족태양방광경의 신수혈과 위수혈, 비수혈에 침자요법을 실시하고 임맥의 관원혈에도 침술을 시술하여 신장의 정기를 강장시키고 오장육부의 각 장부 기능을 촉진시켜야 한다.

○ 침술을 시술할 때 주의할 점

• 배가 고프거나 피로하고 정신적으로도 과도하게 긴장되어 있을 때는 즉시 침술을 시행해서는 안된다. 또 몸이 허약하고 기혈이 부족한 환자에게 침술을 시행할 때는 수법을 너무 강하게 하지 말아야 하며 될 수 있는 대로 누운 자세로 시술을 해야 한다.

200

- 임신 3개월 된 여성은 아랫배의 수혈에 대한 침 시술을 행해서는 안된다. 만약 임신 3개월이 넘었을 때는 복부 요저부의 수혈에도 시술을 해서는 안된다. 특히 삼음교혈과 합곡혈, 곤륜혈, 지음혈 등 통경활혈(通經活血) 시키는 수혈의 경우 임신 기간 중에는 마땅히 시술을 금해야 한다. 만약 월경기간 중에 월경을 조절하기 위한 것이 아니면 역시 침을 시술해서는 안된다.
- 자발성 출혈이 잦거나 상처가 났을 때 출혈이 멎지 않는 환자의 경우는 침술 시술을 금해야 한다.
- 피부 감염, 궤양, 흉터, 종양 등이 있는 부위에는 침술 시술을 해서는 안된다.
- 가슴, 옆구리, 허리, 등부분, 장부가 있는 위치의 수혈은 직접 침을 꽂거나 깊이 찔러서는 안된다.

이상의 주의사항을 잘 지켜서 미용 침술법을 행한다면 기대한 만큼의 효과를 거둘 수가 있다. 그러나 한 가지 중요한 것은 이같은 목적을 달성하려면 하루 이틀의 노력으로 이루어지는 것이 결코 아니라는 점이다. 반드시 지속적으로 시행해야 한다. 일반적으로 처음에는 매일 시술을 한 번씩 행하고 효과가 나타나면 하루걸러 한 번씩 또는 일주일에 2회씩 몇 개월간 지속적으로 행하면 훌륭한 효과를 거둘 수가 있을 것이다.

4) 증상에 따른 침술 시술법

◯ 검버섯을 없애는 침술법

- **주혈** : 태충혈, 행간혈, 관충혈, 하렴혈.
- **보조혈위** : 신수혈, 간수혈, 격수혈, 기해혈, 혈해혈, 삼음교혈, 족삼리혈.
- **시술법** : 매회 주혈 1~2곳, 배합혈위 2~3개를 선택하여 시술한다. 침으로 자극을 가하는데 주혈은 사법(瀉法)을 쓰고 보조혈위는 보법(補法)을 응용하며 양쪽 혈위를 교대로 시술한다. 침을 남겨 두는 시간은 구체적인 상황을 근거로 하여 정한다.
- **효능** : 간장과 신장을 자양(滋養)하고 보(補)한다. 기혈을 조리하고 열을 배설시키며 피부를 곱게 한다.

해설 　이 처방의 주혈은 역대의 침구서적에 검버섯을 치료하는 방법으로 기록돼 있다. 주요 기능은 간(肝)을 소통하고 기(氣)를 다스리며 열을 배설시키면서 검버섯을 제거하는 작용을 담당한다.

보조혈위 또한 기혈을 조리하고 간장과 신장을 자양하며 보하는 효능을 발휘한다. 따라서 주혈과 보조혈위를 함께 응용하여 시술하면 표(標)와 본(本)을 동시에 치료하게 되는 것이다.

○ 주근깨를 치료하는 침술법

- **주혈** : 행간혈, 태충혈.
- **보조혈위** : 관충혈, 하렴혈, 족삼리혈, 삼음교혈, 기해혈, 혈해혈.
- **시술법** : 매번 주혈에 침술을 시행하는 것 외에 보조혈위 2~3곳에도 침술을 행한다. 작고 가는 침을 쓰는데 체질이 강한 사람은 사법(瀉法)을 쓰고 허약한 사람은 보법(補法)을 응용한다.
- **효능** : 기혈(氣血)을 조화롭게 하여 주근깨나 검버섯을 제거하고

얼굴을 희게 하는 효능이 뛰어나다.

해설 이 침법은 당나라 때 손사막의 저서인 〈비급천금요방(備急千金要方)〉에서 나온 것이다. 행간혈과 태충혈은 모두 족궐음간경(足厥陰肝經)에서 나온 것이다. 행간혈과 태충혈은 모두 족궐음간경(足厥陰肝經)의 혈위이다.

한의학에서는 이 혈위에 침술을 시행하면 기혈(氣血)을 조화롭게 하고 기(氣)가 넘치게 하여 살결을 희게 하는 효과를 거두게 된다고 했다. 또 적절하게 일부 혈위를 보조로 첨가하여 시술하면 얼굴을 희고 아름답게 하는 데에 효과가 더욱 뛰어나다고 기록돼 있다.

얼굴을 아름답게 하는 미용 뜸법

뜸법 미용법은 쑥 또는 기타 약물을 피부의 혈위에 두고 태우면서 그 열기로 지지는 것이다. 구화(灸火)의 더운 열기와 약의 작용을 경락을 통해 주입함으로써 미용 건강의 목적을 이루는 일종의 외과 치료법이라 할 수 있다.

이러한 뜸법은 침술로는 효과가 비교적 떨어지는 일부 질환 또는 침술과 결합하여 응용하면 치료효과를 배가시킬 수 있다.

뜸법에 응용되는 재료는 주로 쑥이 활용된다. 쑥으로 만든 뜸법 재료는 경락을 활성화 시키고 음한(陰寒)을 제거하는 효능이 있다. 또 양기(陽氣)를 북돋아주고 종기나 몽우리를 제거하여 건강과 각종 질병 예방에 훌륭한 효과가 있다.

이러한 뜸법이 건강과 미용에 영향을 미치는 원리를 요약하면 다음과 같다.

○ 뜸법은 인체의 기혈 운행을 강화시키게 된다.

한의학에서는 피가 열을 받아야 운행이 되고 한기(寒氣)를 받으면 응결된다고 했다. 또 기(氣)가 운행되면 피도 운행된다고 보고 있다.

뜸법은 바로 수혈에 열로 자극을 가하여 기혈(氣血)에 온기(溫氣)를 높여주는 것이다. 역대 한의학자들은 이것이 미용에 상당히 유익한 작용을 한다고 했다. 침술과 비교해 볼 때도 뜸법은 그런 작용이 비교적 강하다는 것이다.

○ 뜸법은 건강과 질병 예방 작용이 뛰어나다.

한의학계와 양의학에서는 한결같이 뜸법이 인체에 외사(外邪)가 침입하는 것을 막아주어 여러 종류의 질병을 예방하는 효과가 큰 것으로 보고 있다. 당나라 때의 의서인 〈천금요방(千金要方)〉에 의하면 우리의 인체에 뜸법을 자주 행하면 전염병을 예방할 수 있다고 적혀 있다.

현대 약리학 연구에서도 뜸법을 시행하면 확실히 일부 질병을 예방하는 효과가 있는 것으로 증명되고 있기도 하다. 일본의 일부 지방에서는 뜸법이 건강과 유아의 성장발육 촉진, 그리고 질병 예방의 중요한 수단과 방법으로 평가를 받고 있다.

이러한 미용 뜸법을 응용할 때는 쑥줄기 또는 쑥을 말아 만든 줄기를 활용하고 있다. 시중 약재상에서 쉽게 구할 수가 있어 비교적 사용하기가 편리하다. 쑥뜸을 행할 때는 깨끗한 쑥을 평평한 곳에 놓고 대추씨 크기의 원추형으로 비벼 만든다. 그런 다음 뜸을 뜨는데 한 개를 다 태우는 것을 일장(一壯)이라고 한다.

만약 쑥줄기를 직접 피부에 올려두면 피부가 화상을 입고 화농이 되어 나중에 흉터가 남게 되는데 이러한 뜸법을 반흔구(瘢痕灸)라고 한다.

이러한 반흔구를 남기지 않으려면 뜸을 뜰 때 화상을 입어도 화농이 되지 않게 하고 피부가 뜨겁고 화끈하며 붉어지는 뜸 뜨기를 끝내야 한다. 이같은 뜸법을 무흉터 뜸법이라고 한다.

205

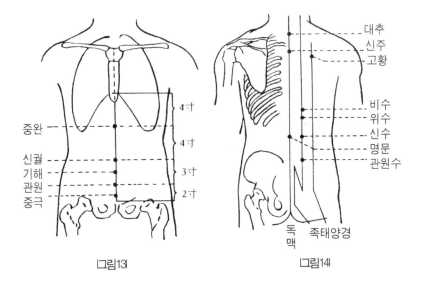

이상의 두 종류는 모두 직접 뜸법에 해당된다. 만일 뜸법을 시행할 때 쑥줄기와 수혈 피부 사이를 약재로 차단시키는 방법은 간접구법이라고 한다. 차단시키는 약재로는 생강, 마늘, 소금, 부자와 혼합한 약재를 주로 활용한다. 이러한 간접 뜸법은 직접 뜸법보다 고통이 좋다. 쑥줄기가 수혈과 일정한 거리를 유지하고 있기 때문에 피부에 감각에 따라 조절할 수 있으므로 고통이 없는 것이다. 그러나 이때 주의할 것은 어떤 종류의 뜸법이든지 안면에는 시행하지 않도록 해야 한다.

일반적으로 뜸법을 행할 때 많이 활용되는 혈위를 종합해보면 다음과 같다.

○ **임맥(任脈) : 모두 복부 한가운데 선에 있다.**

• 신궐혈 : 배꼽에 위치한다. (그림13)
• 관원혈 : 신궐혈 밑으로 3촌되는 곳에 있다.
• 기해혈 :신궐혈 밑으로 1.5촌 되는 곳에 있다.

◯ 족태양방광경(足太陽膀胱經) : 모두 척추 한가운데를 중심으로 하여 양쪽 옆에 위치해 있다.

• 고황혈 : 제4흉추 극돌 바로 밑에서 옆으로 3촌 되는 곳에 위치해 있다. (그림14)
• 신수혈 : 제2흉추 극돌 바로 밑에서 옆으로 1.5촌 되는 곳에 위치해 있다.
• 비수혈 : 제11흉추 극돌 바로 밑에서 옆으로 1.5촌 되는 곳에 위치해 있다.

◯ 독맥(督脈) : 모두 척추 한가운데에 있다.

• 명문혈 : 제2요추 극돌 밑에 있다. (그림14)
• 대추혈 : 제7경추 극돌 밑에 있다.
• 신주혈 : 제3흉추 극돌 밑에 있다.

◯ 족양명위경(足陽明胃經)

• 족삼리혈 : 무릎 옆 움푹 들어간 곳에서 밑으로 3촌 되는 곳에 있다. (그림15)

◯ 족태양경(足太陽經)

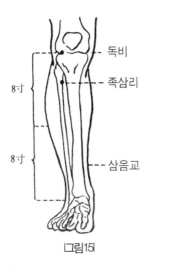

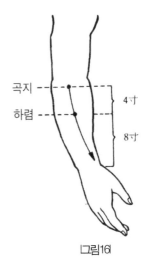

그림15   그림16

• 삼음교혈 : 안쪽 복숭아 뼈에서 위로 3촌 되는 곳에 있다. 즉 장딴
지뼈 안쪽 면 뒤쪽 가장자리에서 혈위를 취한다. (그림15)

◯ 수양명대장경(手陽明大腸經)

• 곡지혈 : 팔꿈치를 굽혔을 때 직각선을 이루고 팔꿈치 주름 바깥
쪽 끝이 팔 뼈 위쪽으로 이어지는 가운데 부분이다. (그림16)
• 하렴혈 : 곡지혈 아래 4촌 되는 지점이다.

미용 뜸법 활용례 3가지

■ 활용례 ①
• 주혈 : 기해혈, 족삼리혈.

• 시술법 : 자국 뜸법 또는 일반 뜸법을 응용한다. 자주 쓰거나 매년 2회씩 시술한다.
• 효능 : 기(氣)를 보하고 용모를 곱게 한다.

해설 이 뜸법은 주로 기 부족으로 인해 얼굴색이 어둡고 피부에 윤기가 없으며 정신이 위축된 증상에 응용된다.

■ 활용례 ②

• 혈위 : 관료혈, 협거혈, 하관혈, 양백혈, 인당혈, 곡지혈.
• 시술법 : 현구법(懸灸法)을 매회 1~2곳 혈위에 각 10분간 뜸을 행한다. 자주 시행하도록 한다.
• 효능 : 경락을 덥게 하고 소통시키며 활혈하고 기(氣)의 운행을 원활히 하여 얼굴을 곱고 윤기나게 한다.

해설 연령이 많아짐에 따라 점차 노쇠하게 되는 것은 필연적인 현상이다. 그러나 이러한 노쇠현상을 일부 약물 또는 비약물을 이용한 건강법을 통해 완화시킬 수가 있다. 미용 뜸법은 바로 이같은 인간의 염원을 실현시키고 있다. 신체를 건강하게 하고 젊음을 간직하게 하며 노화를 더디게 하는 효능이 있기 때문이다. 이러한 효능을 얻기 위해 관료혈, 협거혈, 하관혈, 양백혈, 인당혈에 뜸을 시행한다. 이들 혈위에 뜸을 뜨면 경락을 덥게 소통하고 기(氣)의 운행을 원활히 하며 활혈의 작용이 있어 노화를 방지하기 때문이다.

특히 양명경(陽明經)은 안면에 돌고 있어 수양명대장경(手陽明大腸經)의 합혈(合穴)인 곡지혈에 뜸을 뜨면 경기(經氣)를 진작시켜서 얼굴의 혈액순환작용을 개선시키게 된다. 이로 말미암아 얼굴의 혈맥이 막힘없이 소통되고 피부에 기혈이 충만되어 자양을 받게 된다. 이것이 자연 얼굴색을 밝게 하고 주름살을 예방하게 되는 것이다.

한편 이 뜸법의 현구(懸灸)는 애조구(艾條灸)라고도 부른다. 이는 쑥말이 한쪽의 불을 붙여서 피부 위 1~2촌 떨어진 곳에 달아놓아 그 열기로 뜸을 뜨는 것을 말한다. 쑥불이 공중에 매달린 채 피부와 직접 접촉이 되지 않기 때문에 현구(懸灸)라고 한다. 이 뜸법은 활용하기가 간단하지만 장기간 지속적으로 행해야만이 그 효과를 거둘 수가 있다는 특성이 있다.

■ 활용례 ③

• 주혈 : 곡지혈, 대추혈, 삼음교혈.

• 시술법 : 직접 뜸법 또는 애조 뜸법 모두 사용할 수가 있다. 때와 장소의 구애 없이 자주 응용한다.

• 효능 : 풍(風)을 몰아내고 기미, 검버섯을 제거하며 피부를 윤택하게 하여 젊음을 유지한다.

해설　주근깨, 검버섯, 기미 등은 풍사(風邪)에 의해 발생하는 경우가 많다. 이 처방의 곡지혈과 대추혈은 풍사(風邪)의 침입을 막아내면서 풍사를 몰아내는데 있어 효과가 매우 좋은 혈위이다.

삼음교혈은 족태음(足太陰), 족소음(足少陰), 족궐음(足厥陰)의 세 음경(陰莖)이 교차되는 지점이므로 자주 뜸을 뜨면 삼음경의 음혈(陰血)을 조절하여 음양의 균형이 이루어지게 한다. 따라서 이 처방에 활용된 혈위는 풍(風)을 몰아내어 안면을 보호한다. 또한 음혈(陰血)을 조절하여 안면을 자양하게 하므로 표(標)와 본(本)을 동시에 다스리는

210

미용 뜸법이라 할 수 있다.

■■■ 미용 뜸법 활용시 주의할점

미용 뜸법 치료가 훌륭한 미용작용을 발휘하지만 그 응용을 잘못하면 역시 폐해가 크다. 왜냐하면 뜸이 양(陽)을 유익하게 하지만 또한 음(陰)을 손상시킬 수도 있기 때문이다.

그러므로 음(陰)이 허(虛)하고 양(陽)이 거센 질병과 사열(邪熱)이 속에서 이글거리는 환자에게는 뜸법을 시행해서는 안된다.

또 뜸법을 시행할 때는 불 붙은 쑥이 떨어져서 피부를 손상시키는 일도 있으므로 주의해야 한다. 무릇 열증(熱症)이나 실증(實症), 그리고 음(陰)이 허하면서 열이 나는 사람은 일반적으로 뜸법 시술을 하지 않는다.

특히 임신부의 복부와 요저부에도 뜸법을 시술해서는 안된다.

이밖에도 뜸 시술한 부위가 부풀어 오르고 화농이 되었을 때는 다른 감염증을 예방하기 위하여 반드시 철저한 치료를 해야 한다.

얼굴을 아름답게 하는 미용 이침법

이침(耳針) 미용법은 침술 또는 기타의 방법으로 이곽(耳郭)의 혈위에 자극을 가하여 미용 효과를 이루는 침법이라고 할 수 있다.

한의학에서는 이곽(耳郭)이 인체의 각 부위와 일정한 생리적 연계가 있다고 보고 있다. 따라서 귀의 형태나 색깔을 살피는 것으로써 질병 진단의 보조역할을 삼고 있고 귀의 혈위를 자극하면 질병을 예방할 수도 있다는 관점이다. 이에 관해서 옛 한의서에 많은 기록이 있다. 이혈(耳穴)은 이곽(耳郭)에 분포돼 있는 수혈을 가리키는데 수혈은 고도 이곽의 일부 특정한 자극 부위이다.

이러한 이혈의 분포에는 일정한 규칙이 있다. 일반적으로 보면 머리, 안면부위와 상응하고 있는 이혈은 대부분 귓불에 분포돼있다. 상체와 상응되는 이혈은 대부분 이주(耳舟)에 분포돼 있고 하체와 상응되는 이혈은 대부분 이륜(耳輪)부위와 이륜의 위와 아래

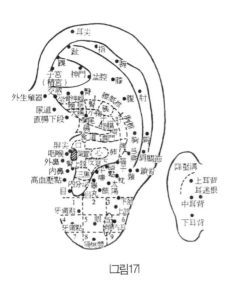

〔그림17〕

212

에 모여 있다. 또 내장과 상응되는 이혈은 대부분 이갑정(耳甲艇)과 이갑강(耳甲腔)에 분포돼 있다. (그림17)

1) 자주 이용되는 미용 이침혈

◯ 폐(肺)

- 위치 : 이갑강(耳甲腔) 가운데 움푹 패여 들어간 곳의 주위이다. (그림18)
- 효능 : 폐기(肺氣)를 자양하고 혈맥(血脈)을 소통시키면서 해소 천식, 감기, 콧병을 치료한다.

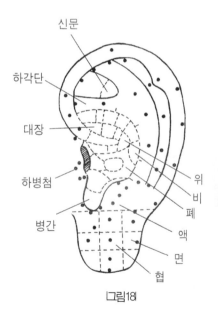

그림18

◯ 신문혈(神門穴)

- 위치 : 이륜(耳輪) 상각(上脚)과 하각(下脚)이 갈라지는 곳에서 약간 위쪽에 있다.
- 효능 : 피를 자양하고 정신을 안정시키며 간풍(肝風)을 가라앉힌다. 가래를 몰아내고 기침을 멎게 하며 활혈하고 통증을 멎게 한다. 따라서 잠을 잘 못이루거나 각종 통증질환,부인

213

병, 고혈압 등과 미용에 효
과가 뛰어나다.

○ 하각(下脚) 끝부분 : 교감신경 혈위

• 위치 : 이륜(耳輪) 하각의 끝부분이다.

• 효능 : 위속이 더부룩하고 신물이 올라오는 증상과 미용에 치료
효과가 있다.

○ 병간(屏間) : 내분비혈

• 위치 : 이갑강(耳甲腔) 밑부분 병간(屏間)의 잘린 자국 안에 있다.

• 효능 : 내분비 기능 문란을 조절한다. 따라서 소갈병과 월경 불순
을 치료하고 미용 효과가 있다.

○ 뇌혈(腦穴)

• 위치 : 이병(耳屏) 안쪽면 윗부분 1/2되는 곳에 위치한다.

• 효능 : 유뇨와 불면증을 치료하고 미용 효과가 있다.

○ 위혈(胃穴)

• 위치 : 이륜각(耳輪脚)이 사라지는 곳의 주위에 있다.

• 효능 : 비장을 튼튼하게 하고 위장을 조화롭게 한다. 중초(中焦)를
보하며 기를 도운다. 간(肝)을 소통시키며 기(氣)를 다스리고 위
장을 편안하게 하여 치밀어 오르는 것을 내리게 한다. 따라서 주
로 위와 장의 통증을 다스리고 속이 메스꺼우며 구토가 나는 증

상에 효과가 있다. 또 식욕이 떨어지고 소화가 잘 안되는 증상을
치료한다.

◯ 대장혈(大腸穴)

• 위치 : 이륜각(耳輪脚) 윗부분 안쪽으로 1/3되는 지점이다.
• 효능 : 열을 내리고 배변이 잘되게 하며 설사를 멎게 한다. 따라
서 주로 배탈 설사와 변비를 치료한다.

◯ 하병첨(下屛尖) : 신상선혈(腎上腺穴)

• 위치 : 이병(耳屛) 아래 융기된 부위의 끝부분이다.
• 효능 : 가려운 종기와 통증을 다스린다. 열이 나고 출혈증상을 치
료한다.

◯ 면협혈(面頰穴)

• 위치 : 귓불에 있다. 귓불을 아홉구역으로 분할하여 5~6지역의 교
차선 주위가 면협혈이다.
• 효능 : 경락을 덥게 하고 소통시키며 풍사(風邪)를 몰아낸다. 활혈
시키면서 통증을 멎게 한다. 따라서 주로 안면신경마비와 볼거
리, 안면통증을 치료한다.

◯ 액혈(額穴)

• 위치 : 이병(耳屛) 바깥쪽 앞의 아래에 있다.
• 효능 : 앞머리 통증을 다스리고 현운증을 치료한다.

○ 비혈(脾穴)

- 위치 : 이갑강(耳甲腔) 바깥쪽 위에 있다.
- 효능 : 비장을 튼튼하게 하고 기(氣)를 도우며 열을 내리면서 습(濕)을 유익하게 한다. 따라서 주로 과식설사와 헛배 부른 증상을 다스리고 소화가 잘 안되며 식욕이 없는 증상을 개선한다. 특히 여성의 봉루하혈을 치료하기도 한다.

○ 압통점(壓通點)

침자루 또는 성냥개비 등으로 골고루 눌러댄다. 질병과 상응되는 이곽부(耳廓部)부터 시작해서 점차 가운데 쪽으로 눌러준다. 또 위에서 아래로, 바깥에서 안쪽으로 골고루 눌러주어 이곽 전체를 검사하면서 민감한 압통증이 있는 부위를 찾아낸다. 그런 다음 다시 민감 부위가 대표하는 장부학설(臟腑學設)과 해부, 생리적 대응 부위의 분석을 진행하면서 질환 부위를 찾아낸다.

2) 이침 미용법의 혈위 응용법

이혈(耳穴)의 선별 응용은 일반적으로 안면 부위와 상응되는 이혈의 지점과 한의학 기초이론, 그리고 현대 의학상식을 결합하여 진행한다.

즉 얼굴 미용이면 면협혈(面頰穴)을 응용하는 것과 같은 이치다. 폐(肺)는 피부를 주관하고 있기 때문에 폐혈(肺穴)을 택한 것이다. 또 내분비혈(內分泌穴)은 피부의 색소침착, 예를 들어 기미나 주근깨, 검버

216

섯, 그리고 여드름 등의 증상에 뚜렷한 영향을 미치기 때문에 병간혈(屛間穴)을 택하여 응용하면 효과를 볼 수 있다.

시술을 할 때는 일반적으로 양쪽 혈위를 동시에 시술해야 하며 매번 혈위 4곳을 선택하여 여러 혈위를 교대로 시술해야 좋은 효과를 기대할 수 있다. 다시 말해 침술을 매일 또는 격일로 한 번씩 시술하되 계속 10일간의 치료를 1단계 치료과정으로 삼는다. 그런 다음 일주일간 휴식한 뒤 다시 계속 시술해야 한다.

이때 사용하는 침구(針具)는 가는 침을 쓰고 침을 꽂은 뒤에는 10~30분간 남겨두어야 한다. 또 침을 꽂고 있을 때는 간간히 침을 비벼주어야 한다.

3) 이침의 사용방법

이침의 사용방법은 기본적으로 몸에 침을 놓는 것과 별로 다르지 않다. 그러나 한 가지 중요한 것을 이혈(耳穴)을 정확하게 찾아내어 소독한 뒤 숙달된 기술로 침을 꽂아야 하고 시술 시간을 유의해야 한다는 점이다. 특히 이침을 시행할 때는 엄격한 소독 조치를 해야 한다. 소독은 두 갈래로 시행한다. 하나는 침구의 소독이고 또 다른 하나는 피부소독이다. 만약 제대로 소독을 하지 않으면 이연골막염(耳軟骨膜炎)이 발생되어 좋지 않은 결과를 초래하기 때문이다.

최근에 이르러서는 이혈압지법을 응용하여 침술로 대체하고 있다. 이혈압지법은 침술과 똑같은 효과를 발휘할 뿐만 아니라 안전하고 통증이 없으며 부작용도 적다. 또 감염이 잘 안된다는 특성이 있다. 이러한 압지법을 하는 요령은 유채씨앗이나 좁쌀, 녹두, 무씨, 백개자, 왕불류행 씨앗 등을 쓰면 된다. 대체로 둥글고 직경이 작으며 피부에 손상을 입히지 않는 것이 좋다. 사용 전에는 반드시 끓는 물에 데쳐서 씻은 뒤 말려서 보관한다.

응용할 때 왕불류행 씨앗을 조그마한 반창고 가운데다 붙인 다음 이혈에 붙여 고정시킨 뒤 여러 번 눌러주는데 시술받는 자가 견딜 수가 있을 정도로 누른다. 특히 시술받는 자는 시큰하고 더부룩한 통증을 느끼는 이른바 득기(得氣)의 느낌도 있어야 한다. 또한 피시술자로 하여금 날마다 스스로 혈위를 2분간 2~3회씩 누르도록 한다.

이러한 이혈압지법은 기본적으로 고통이 없다. 시술하기도 편리하고 간편하며 쉬워서 시술받는 사람에게도 거부감이 없다. 특히 이혈압지법은 짧은 시간 훈련만 받으면 손쉽게 활용할 수 있어 좋은 반응을 얻고 있다.

제6장

얼굴을 아름답게 하는 안마 미용법 |

① 안마 미용법이란?

안마 미용법은 바로 한의학의 장부 경락설(臟腑經絡設)을 이론적 근거로 하고 있다. 다양한 안마요법을 인체의 어느 혈위(穴位)나 부위에 응용하여 피부감응기를 통해서 신경 응격작용(神經應激作用)을 일으키게 하는 것이다.

그것은 곧 대뇌피층의 전신기능에 조절작용을 일으키고 또 신진대사를 촉진하여 인체의 각 계통, 각 기관의 운행으로 원활히 한다. 이로 말미암아 인체는 건강해지고 피부는 곱고 부드러워지며 얼굴을 아름답게 하는 미용의 효과를 얻을 수 있게 되는 원리이다. 특히 안마 미용법은 활용하기가 간편하면서도 좋은 효과가 있어 날로 각광을 받고 있는 분야인데 그 이론적 근거를 살펴보면 다음과 같다.

안마는 한방 요법의 한 분파다. 예로부터 전해 내려오는 한방 치료법의 한 갈래라 할 수 있다. 고대에서는 '안교'라 했고 남쪽 지방에서는 '추나(推拿)'라고 했다.

미용에 쓰이는 안마요법은 대체로 두 종류로 나눌 수가 있다. 하나는 직접 얼굴에 시행하는 것으로 곧 직접 안마 미용법이다. 또 다른 하나는 얼굴과 멀리 떨어져 있어 경락을 안마하여 미용의 효과를 얻는 것으로 간접 안마 미용법이라 할 수 있다.

이러한 안마 미용법과 관계가 있는 경락은 일곱 가닥이 있다. 안마 미용법을 시행할 때 영향을 미치는 경락을 소개하면 다음과 같다.

○ 족궐음간경(足厥陰肝經)

엄지 발가락의 발톱 바깥쪽에서 시작하여 장딴지와 허벅지 안쪽으로 해서 위로 올라간다. (그림19)

족궐음간경에 자극을 가하면 비만한 사람의 주근깨를 제거하고 간기(肝氣)의 소통이 잘 안되어 빚어진 우울증을 다스린다. 또 짜증이 쉽게 나며 쉽게 노하는 증상을 개선하고 유방의 더부룩한 통증과 유방의 발육부진을 치료한다. 특히 피부가 어둡고 윤기가 없는 것을 개선한다. 이외에도 간혈부족(肝血不足)으로 빚어진 야맹증과 색맹, 눈의 피로 등에도 효과가 있다.

○ 족소음신경(足少陰腎經)

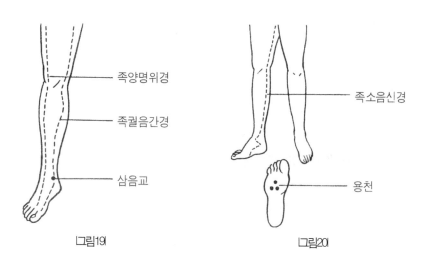

족양명위경

족궐음간경

삼음교

그림19

족소음신경

용천

그림20

발바닥의 용천혈에서 시작하여 장딴지와 허벅지 안쪽 간경(肝經) 뒤쪽으로 처진 채 위로 올라간다. (그림20)

　죽소음신경에 자극을 가하면 야윈 체질이 개선되고 과민성 체질도 개선된다. 또한 체중을 감량시켜 주기도 한다. 특히 정서가 불안정하여 저하된 신체 기능의 활동도 조절해주는 작용을 한다. 예를 들어 성신경 쇠약증이나 안면부종을 다스리고 어두운 얼굴색을 밝게 해주며 오래된 설사도 치료하는 효과가 있다.

◯ 족양명위경(足陽明胃經)

　눈 밑 승읍혈(承泣穴)에서 시작하여 하체 허벅지 다리와 장딴지 앞 바깥쪽 측면에서 해서 내려가다가 두 번째 발가락 발톱 뿌리 바깥쪽에서 끝난다. (그림19)

　족양명위경을 자극하면 야윈 체질을 개선하고 유선(乳腺)의 발육을 촉진하여 유방을 풍만하게 한다. 입과 입술의 부스럼과 구안와사를 개선하며 야위고 쉽게 배가 고파오면 식욕이 없는 증상에도 효과가 있다. 특히 두드러기를 치료하고 피부에 윤기가 없고 누런 색을 띠고 있는 경우 두드러진 효과가 있다.

◯ 족태양방광경(足太陽膀胱經)

　눈 안쪽 모서리 부근에서 시작하여 하체에는 허벅지 다리와 장딴지 뒤쪽, 그리고 바깥쪽 복숭아뼈 뒤로 내려가면서 새끼발가락 발톱 바깥쪽에서 끝이 난다. (그림21)

　족태양방광경을 자극하면 비만체질과 과민성체질을 개선한다. 또

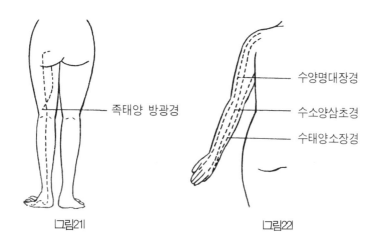

족태양 방광경

수양명대장경
수소양삼초경
수태양소장경

〔그림21〕   〔그림22〕

월경불순에 효과가 있고 내분비기능 문란과 자궁의 발육부전으로 빚어진 주근깨를 없애준다. 특히 임신기간이나 산후에 여성호르몬 분비의 문란으로 초래된 기미에도 효과가 있다. 이외에도 눈물이 잘 나고 머리카락이 푸석하며 입술에 혈색이 없는 증상도 개선시킨다.

○ 수양명대장경(手陽明大腸經)

식지 손톱 뿌리의 엄지손가락 쪽 부분에서 시작하여 팔 앞쪽 뒤쪽으로 해서 위로 올라간다. (그림22)

수양명대장경을 자극하면 변비와 두드러기를 치료하고 설사와 이질을 멎게 한다. 또 과민성 피부를 개선하고 얼굴 부종에도 효과가 있다.

○ 수소양삼초경(手少陽三焦經)

무명지 손톱뿌리의 새끼손가락에서 시작하여 팔 앞쪽과 뒤쪽 한가운데로 해서 위로 올라간다. (그림22)

수소양삼초경을 자극하면 얼굴 부종에 효과가 있고 치통이나 눈충혈 등에도 좋은 치료효과가 있다.

◯ 수태양소장경(手太陽小腸經)

새끼손가락 손톱뿌리 옆에서 시작하여 팔 앞쪽과 뒤쪽 옆에서 위로 올라간다. (그림22)

수태양소장경은 특히 피부가 꺼칠하고 윤기가 없는 경우에 효과가 뛰어나다.

이렇듯 안마는 일종의 좋은 기계적 자극으로 가장 먼저 피부에 그 작용을 하게 된다. 피부는 인체에 맨 바깥에 있어 신체를 보호하고 외사(外邪)를 방어하는 첫 번째 방어선이기도 하다. 그리고 또한 미용 안마의 핵심이기도 하다.

특히 얼굴의 피부는 미용학에서 가장 중요한 위치에 있다. 이러한 얼굴 피부에 안마를 해줌으로써 얻어지는 미용의 효과는 실로 뛰어나다. 왜냐하면 안마는 피부 표면에 직접 접촉함으로써 피부의 노쇠한 세포를 제거한다. 체온을 조절하며 감각의 전달을 강화시키면서 피부의 윤기와 탄력을 증가시키기 때문이다.

따라서 안마는 거칠어진 피부를 개선한다. 또 어둡고 윤기가 없는 안색이나 누렇고 창백한 얼굴을 밝게 하기도 한다. 특히 주근깨나 주름살, 여드름 등에 뚜렷한 치료작용이 있어 건강한 피부, 아름다운 피부로 가꾸어준다. 건강한 혈색이 감돌게 촉진하면서 피부 미용에 장애가 되는 각종 보이지 않는 질환의 뿌리를 뽑게 해준다. 그뿐만 아니라 안마를 통해서 얼굴에 난 다양한 흉터들을 부드럽고 유연하게도 할 수 있어 안마 미용법의 가치가 크다 하겠다.

그런 탓에 미용 안마법은 비교적 광범위하게 적용되고 있다. 그러나 만약 악성종양이나 급성전염병, 피부병, 심한 외상을 앓고 이는 경우에는 안마요법을 활용하지 않는 것이 좋다.

② 미용안마 16가지 활용법

◯ 안압법(按壓法)

이 방법은 손가락 또는 손바닥과 팔꿈치의 뾰족한 부분을 신체의 어느 부위 혹은 혈위에 대고 점차 힘을 주면서 내리누르는 방법을 말한다. (그림23)

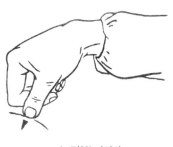

그림23 안압법

누를 때는 방향을 수직으로 하고 힘은 서서히 가중시키면서 흔들림이 없이 지속적으로 자극을 가하는데 그 자극이 살갗과 신체조직 깊숙한 곳까지 충분히 스며들도록 한다. 자극이 너무 강해서는 안된다. 자칫 잘못하면 부작용이 나타날 수가 있으므로 안마를 할 때는 힘의 안배에 주의해야 한다.

이 안마법은 유법과 결합하여 응용되는 경우가 많다. 즉 누르는 힘이 일정한 정점에 이르렀을 때 또 다른 한편에서는 서서히 주무르듯이 비벼대는 방법이다.

이러한 안압법은 손가락 안압과 손바닥 안압, 그리고 팔꿈치 안압법 등 세 종류가 있다. 미용안마는 엄지손가락으로 누르는 방법을 기본방법으로 하는데 하는 요령은 엄지손가락을 곧게 펴고 지면(指面)으로 경락 혈위를 누른다. 이때 나머지 네 손가락은 벌려서 지탱작용과 힘을 받쳐주는 협동작용을 한다.

만약 경락선을 누를 때는 경락 줄기를 따라 천천히 나선형으로 이동해야 한다. 이 수법은 경락을 소통시키고 어(瘀)를 흩트러뜨리며 통증을 멎게 하는 효능이 있다. 특히 음양의 균형을 유지하는 데에 뚜렷한 작용을 한다.

◯ 마법(摩法:주무르는 법)

식지와 중지, 무명지의 지면 또는 손바닥을 살갗의 일정한 부위에 대고 원형으로 리듬있게 주무르면 된다. (그림24)

이때는 팔꿈치 관절을 살짝 굽혀서 손목의 힘을 풀고 손바닥을 자연스럽게 펴고 살갗의 일정 부위에 댄다. 이어 팔과 함께 자연스럽게 빙글 돌리면서 주무른다. 시계바늘이 돌아가는 방향 또는 역방향이

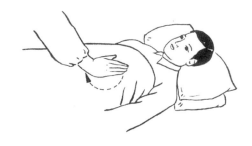

그림24 마 법

라도 되고 횟수는 1분에 120회 가량을 행한다.

이 처방은 부드럽고 편안하여 가슴이나 복부, 옆구리 부위에 가장 적합하게 시술할 수 있는 방법이다. 임상에서는 항상 유법과 추나, 안압 등의 방법과 함께 응용하면 된다.

○ 찰법(擦法)

찰법(擦法)은 평추법(平推法)이라고도 한다. 즉 손가락과 손바닥에 힘을 주어 신체 표면의 일정한 부위에서 마찰을 반복적으로 행하는 방법이다. (그림25)

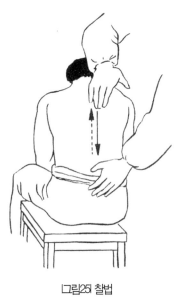

그림25 찰법

이 방법을 시술할 때는 직선으로 반복해야 하고 비뚤어져서는 안 된다. 피부에 바짝 붙이고 힘은 안정되게 써야 하고 동작은 균형을 이루어야 한다. 또 시술을 받는 사람은 자연스럽게 호흡을 해야 한다. 마찰하는 부위는 드러나게 하고 적당량의 윤활유를 발라주는 것이 좋다. 찰법을 쓴 뒤에는 시술부위에 또다른 수법을 사용해서는 안 되며 피부의 손상을 주의해야 한다.

이 안마법은 경락을 덥게 하고 소통시키는 효능이 있다. 또 기(氣)의 운행을 원활히 하고 활혈(活血)한다. 그래서 각종 종기를 가라앉히고 통증을 멎게 하며 비장을 튼튼하게 하면서 위장을 조화롭게 하는 효능이 있다.

○ 유 법

시술하는 자는 손바닥 뿌리 부분이나 손가락 지문 부분에 힘을 주

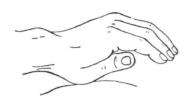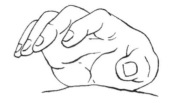

〔그림26〕 유 법

어 일정한 부위에 부착을 하거나 일정한 혈위에 대고 경쾌하고 부드
러운 동작으로 빙글 돌려대어 해당 부위의 피하조직을 연동시키는 안
마법이다. (그림26)

　이 안마법은 미용안마에서 가장 널리 쓰이는 수법 중 한 가지이다.
시술을 행할 때 손목은 힘을 풀어야 한다. 손목관절은 팔과 함께 빙글
돌리며 움직이도록 한다. 손목의 움직이는 폭은 점차 확대시켜야 하
고 누르는 압력은 부드러워야 한다. 일반적으로 1분간에 120~160회를
행하면 좋다.

　이 안마법은 특히 부드럽고 경쾌하며 온화하여 자극이 적다. 따라
서 편안한 느낌을 주며 전신의 모든 부위에 다 적용될 수 있다.

　주요 효능은 우선 가슴을 시원하게 하고 기(氣)를 다스리며 적체를
해소하고 내리게 한다. 또 활혈하고 어(瘀)를 제거하며 종기를 가라앉
히고 통증을 멎게 하는 작용이 있기도 하다. 특히 명치 부위의 통증과
헛배 부른 증상을 다스리며 가슴이 답답하고 옆구리 통증에도 효과가
있다. 이외에도 배탈, 설사 등 각종 위장질환을 치료하고 머리나 안면
의 통증도 개선한다. 흉터나 기미, 주근깨, 검버섯, 주름살 등의 개선

229

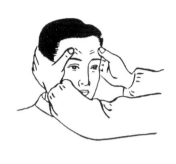
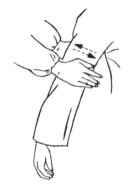

그림27 말 법   그림28 차 법

에도 응용된다.

○ 말법(抹法)

한 손 또는 양손 엄지손가락 지문 부위를 피부에 바짝 붙이고 상하
좌우 또는 원형곡선을 그리며 왕복으로 이동시킨다. (그림27)

이 방법은 미용 안마에서 가장 널리 쓰이는 수법 중 한 가지이다.
힘은 골고루 부드럽게 안배돼야 하고 피부에 상처가 나지 않도록 한
다. 동작은 단숨에 이루어져야 하며 계속 이어져야 한다.

이 안마법의 주요 효능은 막힌 곳을 열어주고 진정시키며 머리와
눈을 맑고 상쾌하게 한다. 또 피부 혈관을 확장시켜서 피부의 노화를
방지한다. 특히 얼굴의 주름살을 해소시키므로 피부 미용에 유익한
안마법이라 할 수 있다.

○ 차 법

시술하는 사람이 양손 손바닥으로 일정한 부위를 움켜쥐고 대칭으로 힘을 주어 빠르게 비비고 문지르며 동시에 상하, 좌우 왕복으로 이동하는 안마법을 말한다. (그림28)

이 안마법의 활용 시 양손에 힘을 줄 때는 반드시 대칭이 되어야 하고 비벼대는 동작은 빠르되 이동은 느려야 한다.

이 안마법은 가슴과 옆구리 부위, 그리고 사지 부위에 주로 적용된다. 일반적으로 안마 치료의 끝마무리 수법으로 주로 활용된다. 이 안마법의 주요 효능은 간(肝)을 소통하고 기(氣)를 다스리며 기혈을 조화롭게 한다. 또 맥락(脈絡)을 소통하며 근육을 풀어주면서 피로를 해소시키는 효능이 뛰어나다.

○ 나법(拿法)

엄지와 식지, 중지를 나란히 하여 어느 한 부위 또는 혈위를 움켜쥔 채 점차 힘을 합하면서 안으로 수축시킨다. 그리고 지속적으로 쳐들고 움켜쥐는 동작을 지속한다. (그림29)

이 안마법을 행할 때 손목은 힘을 풀고 자연스럽게 하며 손가락 끝에는 힘을 실어야 한다. 또 쳐들고 쥐는 동작은 끊어지지 않게 연속적으로 행하고 힘은 가볍게 시작해서 강하게 쓰고 다시 가볍게 힘을 빼준다.

이 안마법은 임상에서 응용할 때는 반드시 움켜 쥔 부위를 문질러주어 자

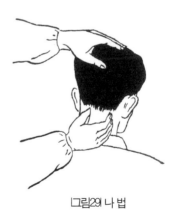

그림29 나법

231

극을 완화시켜주어야 한다. 일반적으로 이 수법은 치료를 끝내기 전의 수법으로 주로 활용된다.

이러한 나법은 자극성이 비교적 강하므로 기타 수법과 배합하여 응용하면 경락을 소통하고 표열(表熱)을 해소하며 땀이 나게 한다. 또한 막힌 곳을 뚫어주고 진정시키며 진통과 정신을 진작시키는 등의 작용이 있다. 따라서 이 안마법을 활용하면 전신의 기혈을 소통하고 조리하는 효능이 있다. 또 정신이 맑아지게 하는 작용이 뛰어나다.

○ 점법(點法)

이 요법은 안압법에서 변화되어 나온 것으로 안압법 범위에 속한다. 힘이 닿는 지점이 안압법보다 작지만 자극은 비교적 강한 편이다. (그림30)

이러한 점법을 하는 요령은 우선 주먹을 쥔다. 그런 다음 엄지손가락을 곧게 편 뒤 손가락 끝으로 일정한 혈위를 찍고 누르면 된다. 또는 엄지손가락이나 식지의 첫 번째 마디 관절을 구부려 돌기된 부분에 힘을 실어서 일정한 혈위를 누르고 찍으면 된다.

점법의 작용과 적응증은 안압법과 비슷하다.

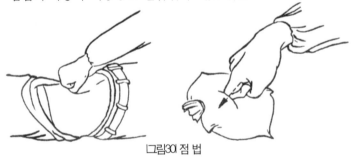

□그림30 점 법

○ 염법(捻法)

엄지와 식지의 지문 면으로 일정한 부위를 힘껏 쥐고 나서 힘을 약간 주면서 대칭적으로 실을 꼬는 것처럼 빠르게 비벼대는 것을 염법(捻法)이라고 한다. 이 요법은 혈액순환을 촉진시키는 작용이 있어 대부분 손가락의 질환 치료에 널리 응용되고 있다. 예를 들어 동상이나 삔곳 치료 등이다.

○ 문 법

손바닥으로 누르는 요법의 일종이다. 양손 손바닥을 비벼서 열이 나면 재빨리 손을 직접 치료 부위에 덮어서 그 열기가 피하조직에 스며들게 한다. 일반적으로 이 요법은 명치와 복부, 안면에만 주로 응용된다. 주요 효능은 기혈을 소통시키며 통증을 완화시키고 해소하는 등의 작용을 발휘한다.

○ 시 법

손바닥 또는 손바닥의 한 가운데를 치료하려는 부위에 대고 직선 또는 나선형으로 밀고 나가는 수법을 시법이라고 한다.

〈제병원후론(諸病源候論)〉에 의하면 두 손바닥을 비벼서 생긴 열로 눈을 닦으면 눈이 밝아진다고 기록돼 있기도 하다.

○ 박법(拍法)

다섯 손가락을 나란히 오므려서 일정한 부위를 두드린다. (그림31)

이렇게 두드리면 국부의 혈액순환이 촉진되고 활혈하며 어(瘀)를

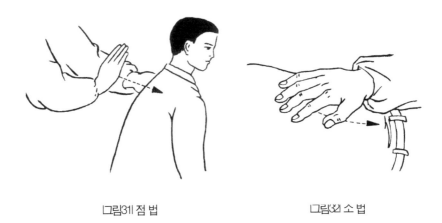

|그림31| 점 법 |그림32| 소 법

제거하는 효능을 발휘하게 된다.

○ 복 법

양쪽 손가락을 약간 구부리고 벌여서 갈고리 모양을 하거나 손가락을 오므려 매화꽃 모양으로 만들어서 위, 아래의 일정한 부위를 가볍게 두드린다. 두드리는 속도는 경쾌하고 리듬이 있게 하여 마치 닭이 모이를 좆는 모양을 한다. 이 안마법은 머리 부위의 혈위에 널리 응용될 수가 있다. 머리를 맑게 하고 기혈을 소통시키는 효능이 있기 때문이다. 따라서 두통이나 신경 쇠약, 피로 등의 증상에 활용하면 좋은 효과를 볼 수 있다.

○ 소법(梳法)

이 안마법은 소통하고 다스리는 수법을 말한다. 동작은 다섯 손가

락을 약간 구부려서 자연스럽게 벌린다. (그림32)

손가락 지문 쪽을 치료 부위에 대고 가볍게 한쪽 방향으로 미끄러져 가면서 빗고 다듬는 식으로 한다. 이 안마법은 어체(瘀滯)된 기혈을 소통하는 효능이 있어 간기울결(肝氣鬱結)로 인해 빚어진 각종 질병 치료에 응용된다.

○ 지법(指法)

매우 가벼운 서법 중 한 가지이다. 시술할 때는 손가락을 자연스럽게 편 뒤 치료해야 할 부위의 살갗을 가볍게 스치며 주무른다. 마치 손가락을 튕겨 먼지를 털어내는 동작을 행한다.

이 안마법은 도인(導引)과 소통작용이 있다. 항상 등부분과 복부에 시술하는데 그 효과는 간양상항(肝陽上亢) 증상을 다스리고 불면증에 뚜렷한 치료효과도 있다.

○ 소산법(掃散法)

이 안마법은 머리에 늘 응용되는 지찰법(指擦法)이다. 시술을 할 때 환자는 단정히 앉는다. 시술하는 사람이 그 앞에 마주 선 뒤 한손으로 피시술자의 머리 한쪽을 잡고 다른 한쪽 손으로는 엄지손가락 옆면으로 환자의 두유혈(頭維穴)에서 출발하여 머리카락 가장자리를 따라 귀 뒤쪽으

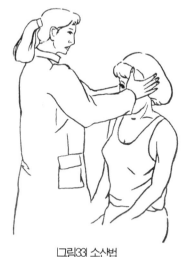

그림33 소산법

235

로 빠르게 오가면서 밀어 문지른다. 한편 나머지 네 손가락은 약간 구부려 엄지손가락의 이동에 따라 동시에 위, 아래로 문지른다. (그림33)

좌우 양쪽을 교대로 시술한다. 이 안마법은 간양(肝陽)을 잔잔하게 하고 풍한(風寒)을 몰아내며 진정시키는 효능이 있어 뇌를 맑게 하는 작용을 발휘한다.

3
아름다운 피부로 가꿔주는 안마법

◯ 팽조백면법(彭組白面法)

- **시술법** : 아침에 잠자리에서 일어나면 좌우 양손으로 귀를 비빈다. 귀 위의 머리카락 사이를 두 손으로 뒤로 빗어 넘긴다. 그렇게 하면 안면의 기(氣)가 유통된다. 그런 다음 다시 손바닥을 비벼서 열을 낸 후 얼굴을 위, 아래로 27회 정도 문질러준다.

- **효능** : 기혈을 소통하고 사기(邪氣)를 몰아내어 얼굴에 윤이 나게 하며 아름다워지게 한다.

해설 이 안마법은 손사막의 〈천금익방(千金翼方)〉에 기록된 방법으로 얼굴을 희게 하는 효능이 있다. 팽조백면법의 전체 안마법은 크게 2단계로 나눈다. 1단계는 양쪽으로 귀를 가볍게 문지르고 귀를 잡아당기면서 머리숱을 손으로 빗어 넘기는 동작을 행한다. 이 동작은 머리와 귀의 많은 혈위를 자극하므로 안면의 기혈을 시원하게 유통시키는 효과를 얻을 수 있다.

한편 2단계는 얼굴을 위에서 아래로 14회 정도 문질러 기혈의 운행을 한걸음 더 가속시켜 기혈이 안면에 충족하게 한다. 이 동작은 검어진 얼굴을 희게 하며 아름다워지게 하는 효과를 발휘한다.

특히 이 안마법은 안마 범위가 비교적 광범위 하여 미용작용과 질병을 치료하는 효과 또한 크다. 또한 방법도 간편하고 동작이 일관되어 있기 때문에 얼굴색이 초췌해지는 중년기에 활용하면 더욱 효과가 좋다.

○ 피부를 곱게 하는 안마법

• 시술법 : 방광경과 독맥경을 따라 대추(大椎)에서 미저골 사이의 가운데 선 또는 옆으로 1.5촌 되는 곳을 손바닥 또는 털솔로 경맥을 따라 5회 이상 문지른다. 또 식지와 중지로 폐수혈(肺兪穴)과 심수혈(心兪穴), 그리고 삼초수혈(三焦兪穴), 신수혈(腎兪穴), 명문혈(命門穴)에다 각각 찍고 누르는 수법으로 15회 이상을 시술한다.

이와 더불어 머리와 얼굴의 혈위, 그리고 주름살이 진 부분에 경쾌한 안마를 시행하면 좋은 효과를 볼 수 있다.

○ 피부를 윤택하게 하는 안마법

• 시술법 : 엄지손가락 등부분으로 손바닥의 노궁혈(勞宮穴)을 비벼 뜨거운 열이 나게 한 뒤 눈의 양쪽 끝을 9회 정도 비비고 문지른다. 이와 더불어 코 양쪽도 9회씩 문지른다. 그런 다음 다시 양손 손바닥을 비벼 열이 나게 한 뒤 입을 다물고 호흡을 멈춘 채 얼굴을 문지른다. 횟수는 구애받을 필요가 없으면 많을수록 좋다. 그 후 혀를 입 천장에 대고 움직여서 침으로 입을 백번 가신 뒤 세 모금으로 나누어 빠르게 삼킨다.

• 효능 : 오장육부를 유익하게 한다. 또 얼굴을 희고 윤기나게 하기도 한다.

해설   이 안마법의 특징은 얼굴의 피부를 안마하는 동시에

238

경락과 혈위의 자극을 중요시 한다. 손바닥의 노궁혈(勞宮穴)은 수궐음심포경(手厥陰心包經)의 혈위인데 이 혈(穴)을 자극하면 심신을 안정시킨다. 또한 눈 귀퉁이 안쪽의 정명혈(睛明穴)과 바깥쪽 귀퉁이의 동자료혈은 모두 얼굴 피부를 곱고 윤택하게 하는데 주로 활용되는 혈위이다. 특히 코 양쪽의 영향혈(迎香穴)을 자극하면 입가 주름살의 발생을 감소시킨다.

한편 이 안마법을 응용하여 각 혈위를 안마할 때는 치밀하고 정확해야 한다.

○ 피부를 광택나게 하는 안마요법

• 시술법① : 독맥(督脈)을 따라 위에서 아래로 손바닥 또는 부드러운 털솔로 5~10회를 밀면서 문지른다.

• 시술법② : 족소음신경(足少陰腎經)에서 아래로부터 위로 손바닥 또는 털솔로 5~10회를 밀면서 문지른다. 아울러 족삼리혈을 1분간 문지르며 지압을 행한다.

• 시술법③ : 족양명위경(足陽明胃經)의 머리와 안면 혈위, 그리고 그 주위를 가볍고 부드럽게 1분간 지압법으로 주무르며 문지른다. 즉 사백혈(四白穴), 지창혈(地倉穴), 협거혈(頰車穴), 두유혈(頭維穴) 등이다.

• 효능 : 이상의 시술법은 비장(脾腸)과 신장을 보하고 유익하게 한다. 따라서 이 안마법은 신정(腎精) 허약과 비장, 위장 기능의 조화상실로 빚어진 증상을 다스린다. 특히 얼굴색이 어두운 경우에 효과가 크다.

○ 홍안 안마 미용법(紅顔按摩美容法)

• 시술법① : 복부를 안마한다. 천천히 순차적으로 안마하며 시간은 10~15분간이 적절하다.

• 시술법② : 등 부위의 비수혈(脾兪穴), 간수혈(肝兪穴), 신수혈(腎兪穴)을 핵심으로 삼아 평온하면서도 착실한 안압(按壓)과 문지르고 주무르는 동작을 행한다. 1회 1분가량을 행한다.

• 시술법③ : 등 척추를 주무르고 만진다. 장강혈(長强穴)에서 시작하여 대추혈(大椎穴)까지 5~7회를 시행하고 비수혈(脾兪穴), 간수혈(肝兪穴), 신수혈(腎兪穴)에는 50회 정도로 지압과 주무르는 동작을 행한다.

• 효능 : 피부를 곱게 하고 젊어지게 한다. 이 안마법은 안색이 창백하고 윤기가 없으며 거친 경우에 효과가 뛰어나다.

기미·주근깨를 없애는 안마법

○ 기미·주근깨를 제거하는 지압법

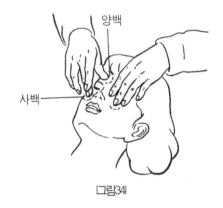

|그림34|

• 시술법① : 중지(中指)로 사백혈(四白穴)을 자극하고 엄지손가락은 양백혈(陽白穴)을 자극한다. (그림34)

이때 중요한 것은 혈위를 정확하게 자극한 뒤 내리누르고 이어 두 손가락으로 혈위를 가볍게 주무른다. 먼저 시계바늘 방향으로 50바퀴를 문지른 뒤 다시 시계바늘 반대 방향으로 50바퀴를 돌며 주무른다.

그런 다음 다시 중지의 지면 부분으로 관료혈을 누른 뒤 찍고 누르며 문지르는 것 등 세 가지 방법을 함께 응용한다. 문지를 때는 느리게 시작하여 점차 빠르게 한다. 문지르고 주무르는 속도는 1초에 4바퀴가 되게 한다. (일반적으로 100바퀴가 좋다.) 마지막으로 두유혈과 태양혈, 화료혈, 외관혈, 내관혈, 예명혈, 구후혈, 승장혈 등을 지압술로 누르면 된다. (그림35)

• 효능 : 이 지압법과 문지르는 법은 얼굴의 기미나 주근깨 치료에 많이 응용되는 수법이다.

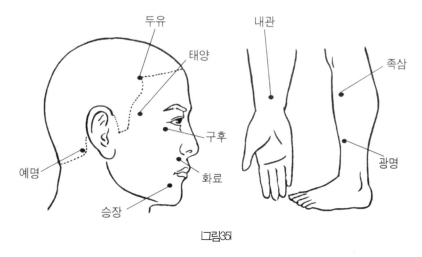

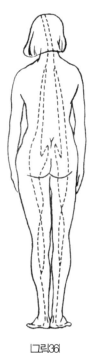

그림35

○ 기미를 없애주는 안마법

♣ 호르몬 분비와 관련돼 발생한 기미일 때

• 시술법① : 족태양방광경(足太陽膀胱經)을 안마한다. 발뒤꿈치 바깥쪽에서 위로 올라가고 위에서 다시 아래로 내려오는 안마법으로 5회를 자극한다. 이때 간수혈(肝兪穴)과 심수혈(心兪穴), 신수혈(腎兪穴), 비수혈(脾兪穴), 삼초수혈(三焦兪穴) 등의 혈위에서 잠깐동안 멈추어 누르면서 주무른다. (그림36)

그림36

242

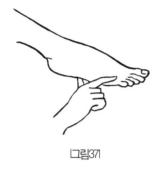

그림37

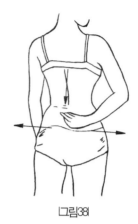

그림38

- 시술법② : 식지로 새끼발가락 발톱 뒤
쪽의 속골혈(束骨穴)을 누른다. 1초에
한 번씩 모두 5~10회를 누른다. (그림37)
- 시술법③ : 등 뒤 가운데 선의 독맥(督
脈) 부위를 위에서 아래로 5회 동안 밀
어내리면서 문지른다. 그런 다음 다시
척추를 중앙선으로 하여 손바닥으로 좌
우 양쪽을 각각 10회 이상 밀면서 문지
른다. (그림38)

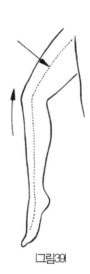

그림39

♣ 간의 소통과 배설기능 상실로 빚어진 기미일 때

- 시술법① : 족궐음간경(足厥陰肝經)을 따라 아래서 위로 손바닥으
로 부드럽게 5회 이상 누르면서 문지른다. (그림39)
- 시술법② : 양손 엄지손가락으로 양 무릎 안쪽의 혈해혈(血海穴)

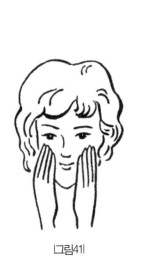

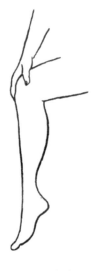

[그림41]

[그림40]

을 30~50회 정도 누르면서 주물러준다. (그림40)

• 시술법③ : 둘째, 셋째, 넷째 손가락의 지면(지문면)으로 협차혈(頰車穴), 지창혈(地倉穴), 영향혈(迎香穴), 쌍안구혈(雙眼球穴), 태양혈(太陽穴)을 거쳐 귀앞까지 간 뒤 다시 협거혈로 되돌아가는 방법이다. 안마를 할 때는 경쾌한 동작으로 누르고 주물러 주면서 이동한다. 왕복으로 오가는 동작을 10회 정도 행한다. (그림41)

♣ 신장허약으로 빚어진 기미일 때

• 시술법① : 족소음신경(足少陰腎經)을 따라 손바닥 또는 털솔로 아래에서 위로 5회 이상 문지른다. (그림42)

이때 중요한 것은 경미한 동작으로 해주어야 한다는 점이다.

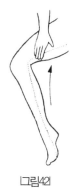

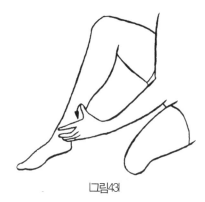

[그림42]   [그림43]

- 시술법② : 엄지손가락 끝으로 삼음교혈(三陰交穴)을 20회 정도 누르면서 주물러 준다. (그림 43)
- 시술법③ : 척추 가운데 선을 위에서 아래로 5회 정도 밀면서 문지른다. 이때 대추혈(大椎穴)과 명문혈(命門穴)에서 힘을 더 주어 누르면서 주물러 준다.

♣ 주근깨를 제거하는 안마법

- 시술법① : 중지(中指)로 사백혈(四白穴)을 찍고 엄지손가락은 양백혈(陽白穴)을 찍는다. 혈위에 정확하게 찍은 뒤 내리누른다. 그런 다음 엄지손가락과 중지의 지문면으로 혈위를 찍으면서 문지른다. 먼저 시계바늘 방향으로 50회 정도 주무른 뒤 다시 시계바늘 반대 방향으로 50회 정도를 주무른다.

그런 다음 다시 중지 지면으로 관료혈을 찍고 주물러 준다. 이 혈위는 찍고 누르며 주무르는 등 세 가지 방법을 함께 응용한다. 주무를 때는 서서히 시작하여 점차 빠르게 하고 빙글 도는 방식으로 1초에

245

네 바퀴를 돌린다. (일반적으로 100바퀴 정도 돌리는 것이 적당하다.)

마지막으로 두유혈(頭維穴)과 태양혈(太陽穴), 화료혈, 외관혈, 합곡혈, 구후혈, 승장혈 등의 혈위에 자극을 주고 눌러댄다. (그림44)

- 시술법② : 안마 시술자는 왼손 엄지손가락으로 시술 받는 자의 오른쪽 내관혈(內關穴)을 찍고 누르며 오른손 엄지손가락으로 시술받는 자의 왼쪽 광명혈(光明穴)을 찍고 누른다. 찍고 누르는 시간은 30초로 양쪽 똑같이 행한다.
- 시술법③ : 양손 엄지손가락으로 족삼리혈(足三里穴)을 찍고 눌러 위로 힘을 보내는 시간을 1분가량으로 한다.

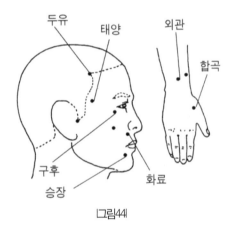

[그림44]

246

5

여드름을 없애주는 안마법

○ 위장 기능의 조화상실로 빚어진 여드름일 때

- 시술법① : 손바닥 또는 털솔로 발의 족양명위경(足陽明胃經)을 따라 위에서 아래로 경락을 따라 10회 정도를 밀면서 문지른다. 이와 동시에 족삼리혈(足三里穴)을 30초간 누르고 문지르는데 시큰한 느낌이 있을 때까지 한다.
- 시술법② : 손가락으로 맞은 편 손의 손목부터 시작하여 손가락 끝까지 수대장경(手大腸經), 수삼초경(手三焦經), 수소장경(手小腸經)을 순서대로 5~10회씩 누르고 주물러주며 문지른다. 또 털솔로 손목 바깥쪽을 수직으로 5회 정도 쓸어내린다.
- 시술법③ : 족태양방광경(足太陽膀胱經)의 경선(經線)을 따라 위에서 아래로 문질러 내린다. 그렇게 하면 이 경맥선에 있는 폐수혈(肺兪穴), 대장수혈(大腸兪穴), 위수혈(胃兪穴), 소장수혈(小腸兪穴), 삼초수혈(三焦兪穴)을 골고루 누르면서 주물러주게 된다.

○ 사춘기에 발생한 여드름일 때

- 시술법① : 족소양담경(足少陽膽經)의 발부분에서 시작하여 위로부터 아래로 경쾌한 동작으로 문지른다.

247

6

노화를 예방하는 안마법

• 시술법① : 아침에 일어났을 때와 잠자리에 들기 전 걸상에 단정히 앉는다. 그런 다음 먼저 양손 열손가락을 편 뒤 한 손은 이마 앞에서 머리카락을 뒤로 빗어 넘기는 동작을 행한다. 머리카락을 빗어 넘길 때 중지(中指)는 머리 가운데에 대어서 상성혈(上星穴: 머리 한가운데 선으로 머리카락 끝에서 1촌 들어간 곳)을 거쳐 백회혈(百會穴)을 지나 머리 뒤쪽의 풍부혈(風府穴:머리 한가운데 선으로 뒤쪽 머리카락 끝부분과 1촌 떨어진 곳)까지 서서히 힘을 주면서 좌우 양손을 교대로 각각 10회 빗어 넘긴다.

다 빗고 나면 양손 손바닥을 비벼서 뜨겁게 한 뒤 열손가락을 나란히 붙여서 이마에 댄다. 손가락은 위로 하고 손바닥은 눈시울을 누른다. 그런 다음 서서히 힘을 주면서 양쪽 태양혈(太陽穴)로 이동하며 귓전까지 안마를 행하는데 좌우 각각 10회씩 한다. 이 동작이 끝나면 손을 코의 양쪽으로 옮겨간다. 손가락은 위로 세우고 손바닥이 이마와 밀착되면 천천히 위, 아래로 움직이며 안마를 행한다. 좌우로 각각 10회씩 행한다. 그런 다음 양손을 귀밑까지 이동한다. 양쪽 귀를 두 손바닥의 중지와 무명지 사이에 둔 뒤 귀를 끼고 상하로 각각 10회씩 안마한다.

이상의 동작이 끝났을 때 마무리 동작으로 들어가는데 양손을 목 부분으로 옮겨간다. 손가락은 뒤쪽으로 향하고 손바닥 뿌리

248

는 목의 튀어나온 곳을 누른다. 이때 힘을 약간 주는 것이 좋다. 그런 다음 두 손바닥으로 목 뒤를 향해 서서히 안마를 10회 정도 행한다.

- **효능** : 기혈을 소통하고 젊음을 간직하게 하며 아름답게 하는 안마법이다.

해설 이 안마법의 작용은 안면 전체에 영향을 미친다. 먼저 두 피를 안마하여 독맥(督脈)의 경맥(硬脈)을 소통한다. 이로 인해 양기(陽氣)의 운행이 원활해진다. 또 족소양경맥(足少陽經脈)을 안마하며 담기(膽氣)가 정상적으로 소통되고 배설하게 한다. 그 뿐만이 아니다. 족양명위경(足陽明胃經)을 자극하여 기혈을 왕성하게도 한다. 수태양소장경(手太陽小腸經)을 자극하여 귀를 밝게 한다. 끝으로 목둘레를 안마하여 삼양경맥(三陽經脈)을 모두 소통시키게 한다. 이 안마법은 가장 쉽게 노화가 되는 귀 앞, 귀밑, 눈 바깥 언저리, 안검, 이마, 목, 입술 가장자리 등에 좋은 효과가 있다. 지속적으로 시행하면 이들 부분의 노화를 완화시키기 때문이다.

- **시술법②** : 양손 손바닥을 비벼서 열이 나게 한 뒤 얼굴을 골고루 문지른 다음 다시 침을 손바닥에 묻혀서 비비고 열을 내어 얼굴을 여러 번 문지른다.
- **효능** : 경락을 소통하고 피부를 윤택하게 한다. 주름살과 기미가 생기지 않게 하여 얼굴에 광택이 나게 한다.

해설 사람의 타액은 인체 진액의 일부분이며 피부를 윤택하게 한다. 특히 얼굴을 자양하는 효능이 있다. 그래서 예부터 역대 양생가들은 모두 타액을 귀하게 여겼다. 사람의 타액을 이용하는 이 안마법을 시행할 때는 입을 다물고 호흡을 멈추는 게 좋다. 또 얼굴을 문지르는 횟수가 많을수록 좋은 효과를 거둘 수 있다.

⑦ 주름살을 없애주는 안마법

◯ 주름살을 제거하려면

• 시술법① : 먼저 인당혈(印堂穴)에서 눈썹 뼈를 따라 각각 밀어내며 태양혈(太陽穴)까지 이르게 한다. (그림45)

그런 다음 다시 태양혈에서 귀를 따라 이문혈(耳門穴)과 청궁혈(聽宮穴)까지 밀어낸다. (그림46)

그리고 나서 손가락을 살짝 쳐드는데 원 위치에서 떨어지지는 않게 한다. 엄지손가락과 식지의 지면으로 귀를 살짝 쥔다. (그림46)

귀를 쥔 상태에서 아래로 끌어내렸다가 다시 위로 2~3회 치켜든다. (그림46)

그런 다음 인당혈부터 시작하여 눈썹 뼈를 밀고 나가 태양혈에

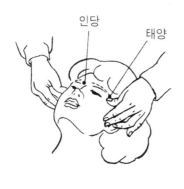

인당
태양

〔그림45〕

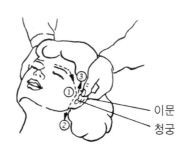

이문
청궁

〔그림46〕

251

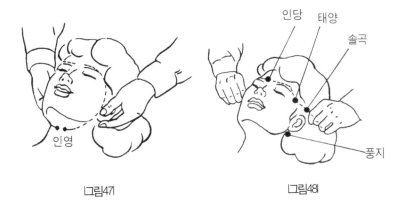

인당 태양
솔곡
인영
풍지

〔그림47〕 〔그림48〕

서 한 번 누른다. 손가락은 원 위치 그대로 하여 계속 이문혈까
지 밀고 가서 다시 한 번 누르고 계속 청궁혈까지 밀어서 한 번
누른다. 그리고는 다시 밑으로 밀어내려 아래턱을 거쳐 인영혈
까지 밀며 나가되 누르지는 않는다. 〔그림47〕

마지막으로 인당혈에서 각각 양쪽 태양혈로 밀고 나가 다시 한
번 누른 뒤 태양혈에서 뒤로 솔곡혈까지 밀고 나간다. 다시 중지
로 바꾸어 지면으로 풍지혈을 밀고 나간다. 〔그림48〕

이때 중지 지면은 풍지혈을 누르고 엄지손가락 지면은 태양혈을
누른다. 〔그림49〕

두 손을 누른 뒤 중지로 중지혈을 10~15바퀴 문지른 다음 뒤로
2~3회 살짝 잡아당긴다.

- **효능** : 수소양삼초경(手少陽三焦經)과 족소양담경(足少陽膽經), 족
양명위경(足陽明胃經), 수양명대장경(手陽明大腸經)등의 경맥을
활성화 시키고 기혈의 운행을 원활히 하며 안면 피부를 자양하고
온도를 높여준다. 이로 인하여 신진대사가 촉진되어 얼굴의 주름

252

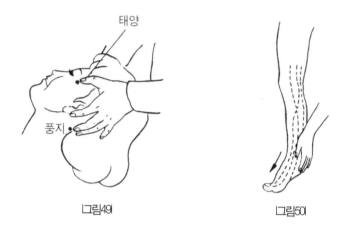

태양

풍지

□림49│ □림50│

살을 예방하고 치료하는 효능을 발휘하게 되는 것이다.

· 시술법② : 위에서 아래로 족양명위경(足陽明胃經)을 따라 손가락 또는 털솔로 5회 문질러 대고 족삼리혈을 1분간 눌러 주고 문질 러 준다.

· 시술법③ : 독맥(督脈)을 따라 위에서 아래로 미저부까지 손바닥 또는 털솔로 경락 마찰을 5회 정도 행한다. 동시에 비수혈과 위 수혈, 간수혈, 신수혈에 경락 마찰을 각각 15~30회 정도 행한다.

· 시술법④ : 위에서 아래로 발 부위의 삼음경(三陰經)을 5~10히 정 도 문지른다. (그림50)

이때 비(脾)가 허(虛)한 사람이면 아래에서 위로 진행하는 것이 좋 다.

또 삼음교혈(三陰交穴)과 혈해혈(血海穴)을 각각 30초 가량 눌러주 고 주물러준다.

· 시술법5 : 중완(中脘)을 중심으로 한 복부를 30회 정도 안마한다.

253

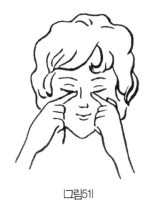

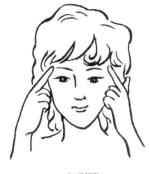

[그림51]   [그림52]

이 안마법을 아침, 저녁으로 시행하면 좋다.

○ 눈가 주름살을 제거하려면

• 시술법① : 먼저 식지로 양쪽 정명혈(睛明穴)을 누른다. 1초에 한 번씩 힘주어 누르는데 5~10회 정도를 행한다. (그림51)

• 시술법② : 식지를 곧게 세워 눈시울 밑의 승읍혈(承泣穴)을 수직으로 누른다. 1초에 한 번 씩 모두 5~10회 정도 눌러준다.

• 시술법③ : 식지로 양쪽 동자료혈을 누른다. 1초에 한 번씩 5~10회 정도 눌러댄다. (그림52)

• 효능 : 이상의 안마법은 눈 주위의 주름살을 제거하거나 완화시키는 효능이 있다.

해설   이상의 방법들은 혈위를 정확하게 취하고 수직으로 힘을 써야 한다. 비스듬히 누르지 않도록 조심하여 눈동자를 누르지 않게 해야 한다.

254

제7장

피부를 아름답게 하는 미용 기공법

기공(氣功)을 옛날에는 도인법(導引法), 또는 토납법(吐納法), 혹은 연기법(煉氣法) 등으로 불렀다. 이는 고대 양생학(養生學)의 중요한 구성부분 중 하나로 각종 질병을 예방하고 치료하는 건강법으로 전해져 내려오고 있다.

이 기공법의 효과는 피부 미용에 있어서도 놀라운 작용을 발휘한다. 피부를 곱고 젊게 하며 노화를 완화시킬 수 있는 것으로 밝혀지고 있기 때문이다. 그 비결은 기공의 작용이 인체에 미치는 영향에서 찾을 수가 있다.

지금까지 밝혀진 바에 의하면 기공의 작용은 주로 환자 스스로의 주관적인 노력에 의해 신체의 기능을 조절하고 근육을 풀어주며 정신을 안정하면서 입정(入靜)에 접어들게 한다는 것이다.

이러한 기초 위에서 기공은 호흡으로 수련하는 운동법이라 할 수 있다. 동작, 의식, 호흡을 거치면서 사람으로 하여금 긴장이 해소되고 마음이 차분해지도록 하며 평안한 기분이 들게 하는 것이 기공의 중요한 효과로 부각돼 있다.

이러한 기공의 작용을 미용의 각도에서 본다면 그것은 바로 장기간의 자극이 인체 내 오장육부의 기혈기능과 피부의 아름다움을 저해하는 나쁜 요소를 제거하는 것이다. 따라서 거의 모든 기공법은 얼굴을 아름답게 하고 젊음을 간직하게 하는 특별한 효능을 발휘하게 되는 것이다.

특히 기공요법은 응용하기가 편리하고 적응범위가 넓어 그 가치를 배가시키고 있다. 다만, 정신분열증 환자나 우울증 환자, 그리고 고열이 나는 경우, 대량 출혈이 있는 경우에는 수련을 금해야 한다.

1

살결을 곱게 하는 기공법

- **수련법①** : 침상에 꿇어앉은 뒤 두 팔을 앞으로 내밀고 상체를 앞으로 기울인다. 이마와 두 손바닥을 침상에 닿게 한다. (그림53)
- **수련법②** : 호흡에 따라 왼발을 천천히 뒤쪽 위로 쳐든다. 될 수 있는 대로 왼발를 곧고 높게 쳐들고 발끝도 쭉 뻗는다. (그림54) 이 자세를 약 10초가량 유지하면서 자연스럽게 호흡을 한다.
- **수련법③** : 숨을 들이마시면서 천천히 왼발을 내려 바로 선 자세를 회복한 뒤 10초 동안 자연스럽게 호흡을 하고 나서 다시 오른발로 수련한다. 좌우로 각각 3회씩 시행한다.
- **효능** : 이상의 기공 동작은 피부를 곱고 윤택하게 하며 주름살을 제거하는 효능이 있다.

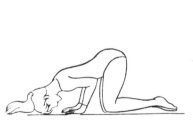

〔그림53〕

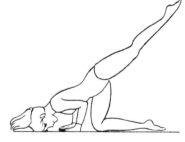

〔그림54〕

이상의 수련법을 행할 때는 반드시 의식을 아랫배에 둔다. 허리와 복부에 힘을 주면 균형을 유지할 수 있다. 허리는 결코 굽히지 않는다. 이 자세는 제6~7경추에 압박을 가하므로 갑상선(甲狀腺)에 대하여 안마작용이 있으므로 장과 간장기능을 강화하고 주름살을 제거하며 살결을 윤택하게 하는 작용이 있다.

258

② 피부를 윤택하게 하는 기공법

- **수련법①** : 침상에 바로 선 채 왼발을 앞으로 70cm 가량 내민다. 무릎을 굽히고 두 손으로 침상을 짚은 채 오른쪽 다리를 뻗는다. (그림55)
- **수련법②** : 머리를 침상에 댄다. 왼발을 오른발 쪽으로 모으며 힘껏 뻗는다. (그림56)
- **수련법③** : 머리를 중심으로 하고 허리를 축으로 하여 양발 발끝

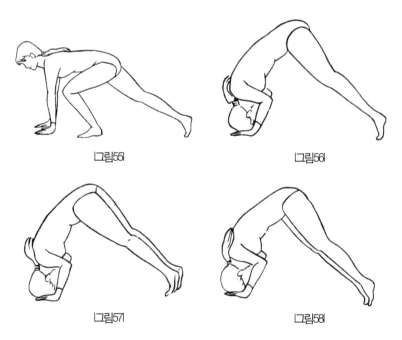

그림55

그림56

그림57

그림58

을 왼쪽으로 천천히 이동하여 약 90도가 되게 한다. (그림57)

그런 다음 다시 천천히 그림 56의 자세로 돌아간다. 이와 똑같은 방법으로 오른쪽으로 한 번을 행한다. (그림58)

이같은 동작을 반복적으로 3회를 행한다.

• **효능** : 이상의 수련법은 얼굴과 피부에 광택을 증가시키며 부드럽게 하는 효능이 있다.

해설 이 수련법을 행할 때는 의식을 머리 위에 두고 턱을 바싹 당기면서 자연스럽게 호흡한다. 그러나 이 동작은 식사 후 곧바로 행해서는 안된다.

특히 이 수련법은 몸을 강제로 틀어서 좌우로 운동을 함으로써 복강(腹腔) 속의 장기를 안마시켜서 식물신경기능을 높이는 작용을 발휘한다. 또한 몸속의 각종 호르몬 분비의 균형을 이루게 하여 피부를 윤기나게 하는 효과가 뛰어나다.

③
피부의 혈색을 돌게 하는 기공법

- **수련법①** : 침상에 반듯하게 눕고 무릎을 약간 구부린다. 양손을 마주 비벼서 뜨겁게 한 뒤 배꼽 밑 아랫배에 댄다. (그림59)
- **수련법②** : 허리와 등에 힘을 주어 치켜들면서 숨을 들이마심과 동시에 몸을 완전히 구부러지게 하여 머리끝과 발로 몸을 지탱한다. (그림60)
- **수련법③** : 허리의 힘을 빼고 몸을 자연스럽게 내리게 하면서 숨을 내쉰다. 이같은 동작을 반복하여 7회 정도 행한다.
- **효능** : 이상의 기공법은 피부의 혈액순환을 촉진시켜 혈색을 좋게 한다.

해설 　이 기공법을 행할 때 의식은 아랫배에 둔다. 허리와 등 부분에 부드러운 베개를 놓으면 보다 효과적이다. 한편 수련을 끝낸 뒤에는 침상에 반듯하게 누워 몇분간 휴식을 취한 뒤 일어난다. 만약 머리가 아프면 수련을 하지 말아야 한다.

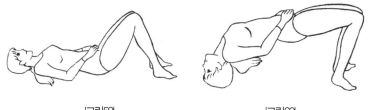

〔그림59〕　　　　　　　　　〔그림60〕

얼굴 전체를 아름답게 하는 기공법

• 수련법① : 머리 씻는 법 : 두 손을 마주 비벼서 열이 나게 한 뒤 손바닥을 이마에 대고 힘을 약간 주면서 아래턱으로 밀어내린다. 이때 코를 덮으며 행해야 한다. 그런 다음 다시 손을 뒤집어 머리 뒤에서 양쪽 귀까지 밀어간다. 다시 머리 위를 지나 이마 쪽으로 돌아오는 것을 1회로 하며 모두 10여회를 문질러준다.

이와 함께 열손가락 지면 또는 손톱으로 머리 전체의 머리카락 뿌리 부분을 가볍게 골고루 주물러주는 동작을 10~20회 행한다. 이때 방향은 구애받지 말고 머리를 빙글 돌려댄다.

그런 다음 양쪽 엄지손가락에 힘을 약간 주어서 태양혈 부근에서 머리 위를 꾹꾹 눌러준다. 나머지 네 손가락도 따라서 머리를 꾹꾹 눌러가다가 뒷덜미까지 간 뒤 다섯 손가락을 오무려 아래로 눌러가면서 목까지 내려가는 것을 1회로 한다.

• 수련법② : 눈 씻는 법 : 양손 엄지손가락 등부분을 마주 비벼서 열이 나게 한 뒤 양손을 가볍게 주먹을 쥔다. 엄지손가락은 약간 구부리고 엄지손가락 등부분으로 양쪽 눈의 눈꺼풀을 10여회 문지른다.

그런 다음 양손 엄지손가락을 양쪽 태양혈에 대고 10여회를 빙글 돌려대며 문지른 다음 다시 반대방향으로 10여회를 행한다. 이상의 동작이 끝났을 때 마지막으로 오른손 엄지손가락과 식지로 양미간의 가운데 부위를 집고 10여회를 당겨준다. 이와 함께 왼손을 머리 뒤쪽 머리카락 끝부분에서 목까지 10여회를 집어대면서 내려간다. 이렇게 한쪽이 끝나면 다시 손을 바꾸어 똑같은 동작을 10여회 행한다. 이 수련법을 행할 때 눈은 떠도 되고 감아도 된다.

- **수련법③** : 코 씻는 법 : 양손 엄지손가락 등부분을 마주 비벼서 열을 낸 뒤 두 엄지손가락을 약간 구부리고 나머지 네 손가락은 주먹을 살짝 쥔다. 엄지손가락 등부분으로 콧잔등 뼈의 양쪽을 따라 위, 아래로 힘을 주어 각각 10회씩 왕복으로 문질러댄다. 이때 위로는 눈밑까지 하고 밑으로는 콧구멍까지 한다. 한편 이 기공법을 행할 때 날씨가 춥다면 그 횟수를 30여회로 늘려서 행하면 좋다.

- **수련법④** : 이빨 부딪치기 : 먼저 정신을 가다듬고 입을 살짝 다문다. 그런 다음 위, 아래로 이빨을 가볍게 마주 부딪치게 한다. 한번에 30여회를 하는 것이 좋다.

- **수련법⑤** : 입가심 : 입을 다물고 이빨을 깨물어 마치 입속에 무엇을 물고 있는 것처럼 한 다음 양 볼과 혀로 입가심의 동작을 30여회 행한다. 입을 가실 때 입속에는 진액(타액)이 생겨나게 된다. 이렇게 해서 생겨난 진액이 입안에 가득해지면 세 모금으로 나누어 천천히 삼킨다. 한편 이 기공법의 수련 초기에는 진액이 많이 생겨나지 않을 수도 있는데 크게 걱정할 필요는 없다. 수련이 오래 되면 저절로 진액의 양이 증가하기 때문이다.

- **효능** : 위의 미용 기공법은 기혈을 조화시키고 안색을 건강하게 하며 주름살을 예방한다. 특히 탈모도 방지하며 신체의 노화를 완화시키는 효능이 뛰어나다.

263

⑤

피부를 부드럽게 하는 불가동면공(佛家童面功)

• **수련법①** : 자연스럽게 책상다리를 하고 앉은 뒤 정신을 집중시키고 잡념을 지운다. 두 손의 손바닥으로 무릎을 짚고 윗몸을 단정하게 세운다. 눈은 살며시 감고 혀는 입천장에 대며 의식을 단전 (丹田)에 집중시킨다. 호흡은 가늘고 고르며 깊고 길게 한다.

이 수련을 행할 때는 의식으로 기혈(氣血)을 단전으로 인도해간다. 단전은 네 곳에 위치한다. 양미간을 상단전(上丹田)이라고 하고 명치 부위를 중단전(中丹田)이라고 한다. 배꼽 아래의 아랫배를 하단전(下丹田)이라고 하며 명문혈(命門穴)을 후단전(後丹田)이라고 한다.

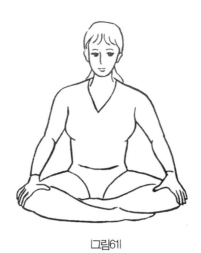

그림61

의식으로 기(氣)를 인도하고 입속으로 상단전, 중단전, 하단전과 후단전을 외우면 기혈이 곧 경락을 따라 임맥(任脈)과 독맥(督脈)을 타고 네 곳의 단전으로 운행하게 된다. 이렇게 한 바퀴를 운행시키는 것을 1회로 하고 반복으로 기(氣)를 인도하여 18회를 행한다. (그림61)

> •효능 : 단전공법(丹田功法)은 기혈을 왕성하게 하고 정신을 맑게 하며 피부가 어린이처럼 부드럽게 하는 효능이 있다.

해설 이 불가동면공은 달마비공(達摩秘攻)으로 불교에서 말하는 양생 장수법 중의 한 가지이다. 불가동면공은 '달마명수일지경십일법양생공(達摩明手一指經十一法養生功)'의 제 6단계 공법이기도 하다. 주로 내양공(內養功)을 수련하여 얼굴을 아름답게 하는 작용을 한다. 그것은 이 공법이 의념을 단전에 모으고 기혈을 인도하여 상, 중, 하, 후 등 네 곳의 단전으로 운행을 시키기 때문이다.

그래서 이 공법을 단전공법(丹田功法)이라고도 한다.

단전은 온몸의 생명과 연계가 되어 있기 때문에 인체 건강에 매우 중요한 영향을 미친다. 기혈이 따뜻하게 자양되면 오장육부와 피부 미용에 적잖은 영향을 미친다. 그래서 역대 양생가들이나 기공수련자들은 모두가 의식을 단전에 집중하여 단전 원기의 배양에 주력해왔다.

단전공에서 명문(命門)을 후단전이라고 밝혀놓은 것은 명문이 곧 독맥(督脈)의 명문혈(命門穴)로서 제 2~3요추 극돌 사이에 있기 때문이다.

이 공법의 핵심은 마음을 차분하게 안정시켜 의식으로 기(氣)를 인도한다는 점이다. 그러나 이때 주의할 것은 수련자는 반드시 마음속으로 기혈이 운행되면서 닿아야 하는 혈위를 묵상해야 한다.

265

⑥
얼굴을 젊게 하는 옥천주안법(玉泉駐顏法)

- **수련법** : 아침 잠자리에서 일어나기 전 입안에 진액이 가득 차도록 해서 입가심을 한 뒤 삼키고는 이빨을 27회 정도 맞딱뜨린다.
- **효능** : 기혈(氣血)을 보하고 도우며 얼굴을 젊게 한다.

해설　한의학의 관점에서 본다면 타액은 인체의 중요한 액체요, 영양물질이다. 역대 양생가들은 이를 일러 옥천(玉泉) 또는 감로(甘露), 금진옥액(金津玉液)이라 불렀다. 타액에는 기(氣)를 북돋우고 정신을 자양하며 눈을 밝게 하는 효능이 있다고 보았던 것이다. 그래서 옛 한의서에서는 이를 연정법(嚥精法)이라고 했다.

타액을 이 방식대로 오래 삼키면 장수를 하고 얼굴을 아름답고 젊게 하며 이빨을 튼튼하게 한다.

한편 이 공법을 행하는 방법은 입을 다물고 입가심을 10여회 정도 한다. 그렇게 하면 입안에 진액이 저절로 생겨나게 되기 때문이다. 이렇게 해서 생겨난 진액을 단전까지 삼킨 뒤 다시 이빨을 14회 정도 갈면 얼굴이나 이빨을 건강하게 하는 효과가 더욱 좋아진다.

특히 이 공법은 장기간, 그리고 지속적으로 행해야 효과를 볼 수 있다. 또 이 공법을 수련할 때는 얼굴에 바르는 지성화장품을 삼가야 한다.

⑦ 여드름을 치료하는 기공법

• **수련법①** : 침상에 반듯하게 눕는다. 그런 다음 먼저 윗몸을 천천히 일으킨다. 다시 엉덩이로 지탱점을 삼아 하체를 서서히 들어 올린다. 양팔은 약간 구부리고 몸 옆에다 붙인다. (그림62)

• **수련법②** : 양팔을 앞쪽 위로 밀어낸다. (그림63)

그런 다음 양팔과 다리를 함께 거둔 다음 (그림64) 다시 손과 발을 함께 밀어낸다. 이같은 동작을 반복적으로 10회 정도 행한다. 특히 손과 발을 밀어낼 때는 숨을 내쉬고 거둘 때는 숨을 들이마신다.

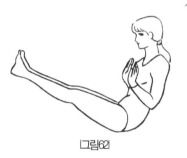

[그림62]

• **수련법③** : 반듯하게 눕고 자연스럽게 호흡을 하면서 10초간 쉬고 나서 다시 수련법1 부터 시작한다. 이렇게 반복 4회를 행한다.

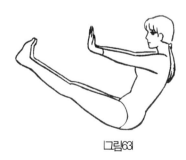

[그림63]

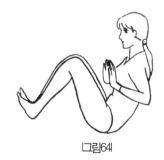

[그림64]

267

• 효능 : 이 방법은 혈액순환과 피부의 신진대사를 촉진시킨다. 따라서 얼굴에 난 여드름을 없애주는데 효과가 뛰어나다.

해설　　　이 방법을 행할 때 의식은 허리부분에 둔다. 밀어내는 동작을 행할 때는 너무 빠르게 하지 말아야 한다. 자연호흡의 리듬을 따라 숨을 내쉴 때 밀어내고 숨을 들이마실 때 거둔다. 처음 시작할 때는 균형을 유지하기가 쉽지 않지만 여러 번 연습하면 자연히 이루어지게 된다. 단, 이때 주의할 것은 빈혈환자는 이 방법을 수련하면 안된다.

• **수련법④** : 자신이 가장 편한 자세를 취하고 몇 초동안 가만히 있으면서 마음을 안정시키고 잡념을 지운다. 전신의 긴장을 풀고 호흡을 고르게 한 뒤 심호흡을 크게 한다. 1분에 10회 정도가 적당하다. 이때는 마음을 시원하고 즐겁게 가지며 정신을 집중시켜야 한다.

또한 의식을 얼굴에 집중한다. 눈은 감거나 살짝 감은 채 밑으로 콧잔등을 내려다본다. 숨을 들이 마실 때는 자신의 얼굴에 잡티가 없이 깨끗하고 매끈하며 살결이 곱고 혈색이 감돈다고 상상을 한다. 숨을 내쉴 때는 여드름이 사라졌다고 상상을 한다. 이렇게 반복적으로 20분간 수련을 한다.

이상의 방법을 수련한 뒤 양손 손바닥을 비벼 열을 내어서 안면을 안마한다. 중지 지면으로 코 양쪽의 아래서 위로 다른 손가락과 함께 문질러댄다. 이마까지 올라갔을 때 양쪽으로 갈라서 볼을 거쳐 내려오되 입 주위에서 순환적으로 36회를 문지른 뒤 끝을 낸다. 날마다 2회씩 행한다.

268

• **효능** : 오장육부를 자양하고 경락을 소통시켜서 여드름을 치료한
다.

해설　　이 기공법은 여드름을 전문으로 치료하는 기공법 중
하나다. 일반적으로 여드름이 심하지 않고 얼굴 부위 중 코에만 나 있
을 경우 이 기공법을 행하면 좋은 효과를 볼 수 있다.

그러나 이 기공법을 행할 때는 양손과 얼굴을 반드시 깨끗하게 씻
어야 한다. 만약 여드름이 심하여 마치 고름주머니 같고 크며 딱딱하
게 굳어져 있는 상태일 때는 이 기공법이 적절하지 않다.

한편 이 기공법을 수련할 때는 지방질 음식이나 설탕이 많이 함유
된 식품은 그 복용을 금하는 것이 좋다. 술 또한 삼가야 한다.

제8장

얼굴을 아름답게 하는
경락 자극 미용법

1
경락 자극 미용법이란?

　　현대의 미용방법은 인체의 건강, 그 중에서도 특히 피부의 자연미를 가장 중요시 한다. 피부의 건강과 아름다움은 내장(內臟)의 기능과 직접적인 연관이 있다. 만약 오장육부의 기능이 그 조화를 상실하면 곧 이에 상응되는 피부 변화가 나타나서 미용에 커다란 악영향을 미치게 된다. 반면 오장육부의 기능을 조절하여 균형을 이루도록 회복시키면 피부 또한 아름답게 되는 이치라 할 수 있다.

　　한의학에서는 미용의 근본은 기혈(氣血)을 자양하고 좋은 영양을 공급하는데 있다고 보고 있다. 기(氣)를 자양해야 만이 오장육부의 기능이 쇠퇴하는 것을 막을 수가 있고 피를 보(補)해야 만이 허약해진 인체에 신진대사를 왕성하게 활성화 시키게 된다는 것이다.

　　따라서 기혈을 자양해주면 기혈이 충만해지면서 경맥의 소통이 원활해지고 피부가 윤택해지면서 얼굴을 젊고 아름답게 할 수가 있다. 다시 말해 인체의 건강한 아름다움과 피부의 노화 예방은 곧 경락의 자극을 통해서 실현시킬 수 있다는 말이다.

　　경락(經絡)은 기혈(氣血)의 운행을 주관하고 있다. 경락은 기혈을 전신의 각 부위로 수송하여 안으로 오장육부를 자양하고 밖으로는 피부에 영양을 공급한다. 이로써 인체의 오장육부와 오관(五官), 칠규(七竅), 피부, 그리고 근육과 뼈가 서로 긴밀하게 균형을 이루도록 한다.

그런데 만약 기혈이 막혀 소통이 잘 안되거나 맺힌 채 열로 변하면 이와 연관이 있는 부위에 통증이 느껴진다. 때로는 부어오르기도 하고 두드러기나 발열 등 각종 경락실증(經絡實症)이 나타나게 된다.

또 기혈이 부족하면 근육이 마비되고 피부의 노화가 초래되는 등 각종 경락허증(經絡虛症)이 나타나기도 한다. 이러한 증상이 나타날 때 이와 연관된 경락 부위를 자극하면 오장육부에 대한 조절작용을 일으키게 되는 것이다. 예를 들어 기혈이 거센 상태이면 억제시키고 억제된 상태라면 흥분시켜서 균형을 이루게 한다. 이렇게 하면 오장육부의 기능 이상으로 빚어진 피부 질환도 자연히 개선된다.

경락 자극 미용법을 실시하는 요령은 간단하다. 털솔이나 거칠고 딱딱한 수세미 외솔 등으로 경락 계통을 자극하여 오장육부의 기능을 조절하고 피부에 대한 영양공급을 개선시켜 피부건강을 촉진시키면 되기 때문이다.

경락 계통은 십이경맥(十二經脈)과 기경팔맥(奇經八脈), 십이경별(十二經別), 십오락맥(十五絡脈), 그리고 그 외부를 두르고 있는 십이근경(十二筋經)과 십이피부(十二皮部)를 포괄하고 있다.

이들 경락은 종횡으로 연결되어 있어 고리처럼 시작도, 끝도 없이 기혈을 운행시키고 있는 관계를 맺고 있다. 그중에서 피부 미용이나 노화와 관련이 비교적 밀접한 관계를 가진 경락은 일곱줄기의 경맥이다. 즉 방광경(膀胱經), 신경(腎經), 위경(胃經), 대장경(大腸經), 소장경(小腸經) 그리고 삼초경(三焦經)이다.

1) 방광경(膀胱經)

방광경(膀胱經)은 눈 귀퉁이 안쪽의 정명혈(睛明穴)에서 시작하여 머리를 돌아 등과 허리를 거쳐 하체 허벅다리 뒤쪽으로 해서 새끼발가락 끝마디의 지음혈(至陰穴)까지이다. 방광경 기능의 조화가 상실되면 피부에 기미가 많이 끼고 얼굴이 붉어지는 현상이 나타나게 된다.

이러한 방광경의 이상 유무를 알아보려면 좌우 양 발의 뒤꿈치와 발끝을 한데 오무려 모은 뒤 다시 180도로 펴고도 그대로 온전하게 설 수 있게 되면 그 경맥의 기능이 정상임을 나타내는 것으로 볼 수 있다. 그런데도 만일 150도 이하만 펼 수 있으면 이상이 있음을 나타내는 것이다.

생식기관에 이상이 있게 되면 허리둘레에서 자궁과 난소를 에워싸고 있는 근육 또는 허벅다리와 둔부 사이의 근육이 경화되면서 150도 이상을 펼 수가 없게 된다. 이때 방광경을 자극해주면 호르몬의 정상적인 분비를 촉진시켜 월경불순과 임신, 그리고 산후에 빚어진 주근깨의 발생을 감소시키고 얼굴색을 밝고 윤택하게 하면서 비만을 억제한다.

2) 신경(腎經)

신경(腎經)은 발바닥의 용천혈(湧泉穴)에서 시작하여 하체 안쪽과 복부를 거쳐 가슴 부위의 수부혈(兪阜穴)까지 이른다. 이러한 신경의 기능이 그 조화를 잃게 되면 부신호르몬 분비에 이상이 생기면서 기미나 과민성 피부가 나타나게 된다. 또한 신장을 에워싸고 있는 근육이 경화되면서 허리가 잘 굽어지지 않게 된다.

일반적으로 건강한 사람이 바로 선 자세에서 서서히 윗몸을 굽히면서 양손으로 땅을 짚는데 이때 낮으면 낮을수록 건강하다는 증거다. 그러나 신경에 병이 있으면 양손이 땅에 닿기가 어렵다.

평소 이러한 신경을 꾸준히 자극해주면 이빨이 튼튼해지고 머리카락이 윤기나게 된다. 또 부신호르몬 분비 기능의 상실로 빚어진 기미를 없애주고 여드름을 치료하며 몸의 균형을 이루게 한다. 특히 피를 깨끗하게 하는 작용도 있다.

3) 간경(肝經)

간경(肝經)은 엄지발가락의 대돈혈(大敦穴)에서 시작하여 하체 안쪽과 복부를 지나 가슴 부위의 기문혈(期門穴)에 이른다.

일찍이 간(肝)은 정신과 의지를 조절하고 근육에 영양을 공급하며 눈을 밝게 하고 피부를 윤택하게 하는 작용을 한다.

따라서 간기능이 저하되면 간반점이나 기미가 나타나게 된다.

특히 간을 에워싸고 있는 근육이 굳어지게 되면 바로 선 상태에서 오른손을 뒤로 돌렸을 때 엄지손가락이 오른쪽 견갑골(肩胛骨)에 닿을 수가 없다. 이러한 간경(肝經)을 안마하면 검은 피부를 희게 하고 주근깨를 없애주며 살이 빠지는 효과를 거둘 수가 있다.

275

4) 위경(胃經)

위경(胃經)은 눈시울 아래끝 쪽의 승읍혈(承泣穴)에서 시작하여 볼, 목부분, 가슴, 복부와 하체 앞쪽을 지나서 두 번째 발가락 끝부분의 여태혈까지 이른다.

위경을 자극하면 음기(陰氣)를 자양하고 도우며 체중을 내리게 하고 소화를 촉진시키는 기능을 발휘한다. 그런데 만약 그 기능이 조화를 상실하면 얼굴색이 어두워지고 두드러기가 나며 야위게 된다. 또 위를 에워싸고 있는 견갑골(肩胛骨) 좌측의 근육에 경화가 온다.

이러한 효능을 발휘하는 위경의 기능이 정상인지, 아닌지를 판별하는 기준은 바로 서서 왼손을 뒤로 돌렸을 때 엄지손가락이 왼쪽 견갑골에 닿느냐, 그렇지 않느냐에 달려 있다. 만약 위경의 기능이 정상이 아닌 경우 닿지 않기 때문이다.

이럴 때에는 위경을 자극해주어야 한다. 그렇게 하면 두드러기를 예방 또는 치료한다. 또 피부에 윤기가 없고 혈색이 없으며 꺼칠하고 야위는 것을 개선시켜 주기 때문이다.

5) 대장경(大腸經)

대장경(大腸經)은 식지 끝에 있는 상양혈(商陽穴)에서 시작되어 팔 안쪽과 목, 볼을 거치면서 귀앞의 청궁혈(聽宮穴)까지 이르는 경맥을 말한다.

276

6) 소장경(小腸經)

소장경(小腸經)은 새끼손가락 끝의 소택혈(少澤穴)에서 시작되어 팔 안쪽과 목, 볼을 거치면서 귀앞의 청궁혈(聽宮穴)까지 이르는 경맥을 말한다.

7) 삼초경(三焦經)

삼초경(三焦經)은 무명지 끝부분의 관충혈(關?穴)에서 시작하여 팔 뒤쪽으로 해서 어깨와 목, 귀를 지나서 미간의 사죽공혈(絲竹空穴)에 이르는 경맥을 말한다.

이들 대장경과 소장경, 삼초경에 질환이 있으면 피부에 두드러기 등이 잘 돋아나고 쉽게 노쇠가 되며 주름살이 많이 생긴다.

이러한 대장경과 소장경의 기능 진단은 옆으로 누워 하체를 45도 각도 되게 들어 올려 보면 된다. 정상인의 경우 옆으로 누워 하체를 땅바닥과 45도 각도되게 들어 올릴 수가 있다. 그러나 대장경과 소장경의 조화가 상실되면 복부 근육이 무력해져서 하체를 45도 각도로 들어올리기가 어렵게 된다.

이럴 경우 대장경과 소장경, 그리고 삼초경을 자극해주는 것이 좋다. 그렇게 하면 심장을 맑히고 풍(風)을 몰아내며 음(陰)을 자양하고 열을 내리는 효능을 발휘하기 때문이다. 또 근육을 따뜻하게 하고 피부를 자양하며 윤기가 나게 하며 눈을 밝게 하기도 한다.

특히 변비가 과민성 피부의 여드름 등 여러 종류의 피부질환을 치료하며 체질을 강하게 해준다.

　이렇듯 경락자극법은 피부의 여러 질환에 대하여 뚜렷한 예방과 치료 작용이 있어 피부의 건강을 지키는 비결이 될 수 있다. 특히 노화를 완화시키는 미용 효과가 있으므로 평소 널리 응용하면 건강한 피부, 깨끗한 피부를 가꿀수가 있다.

② 주름살을 완화시키는 경락 자극법

일반적으로 소화기능에 이상이 있고 여성호르몬의 분비가 감소하거나 미세혈관의 순환기능이 저하되면 피부로 하여금 지방과 수분의 균형을 상실하게 하여 노화가 빨리 찾아오게 한다.

특히 정서적인 파동이나 신경 긴장도 역시 피부노화를 가속화 시키게 되는 주범이다. 이들 요소들은 모두 각종 피부 트러블을 야기시키고 또 주름살을 만들어낸다. 따라서 주름살은 피부노화를 나타내는 하나의 현상이라 할 수 있다.

이러한 주름살은 경락을 자극하여 완화하거나 예방할 수 있다.

• 자극법 : 손가락 또는 털솔로 위에서 아래로 위경(胃經)이 뻗어나 있는 발 부위를 5회 정도 자극한다. 또 위에서 아래로 발부위의 삼초경(三焦經)을 5회 정도 자극한다.

이와 동시에 손 또는 털솔로 등의 한가운데 선과 견갑(肩胛)사이에서 미저골까지에 강한 자극을 5회 정도 행한다. 그리고 등의 한가운데 선에서 좌와 우로 나누어 각 부분에 10회씩 자극을 가한다.

3

기미를 없애는 경락 자극법

일반적으로 기미의 발생은 긴장과 신장기능의 조화상실과 연관이 깊은 것으로 보고 있다. 또 임신으로 인한 내분비의 변화와도 밀접한 관계가 있는 것으로 밝혀져 있다.

먼저 간기능의 감퇴로 생성된 기미는 얼굴에서 양쪽으로 대칭적으로 분포하고 윤곽이 뚜렷하지만 색깔은 엷고 짙은 것이 일정하지 않는 특성을 보인다.

• **자극법** : 발 부위의 간경(肝經)을 따라 아래에서 위로 손바닥 또는 털솔로 부드럽게 5회 정도 안찰(按擦)한다.

또 두 번째와 세 번째, 네 번째 손가락의 지면으로 간경(肝經) 부위를 따라 아래턱에서 시작하여 양쪽 입가와 코 양쪽, 양쪽 눈동자, 이마, 볼의 순서에 따라 반복적으로 5회 정도 안마한다. 이와 함께 오른손을 떨어내는 운동을 10회 정도 행해준다. 오른손 손목 안쪽에서 아래턱을 지나 왼쪽 어깨 위로 올라간 뒤 뒤쪽으로 떨어낸다. 그런 다음 오른쪽 팔꿈치를 굽혀서 허리에 모으고 손은 어깨를 10회 정도 만져주면 된다.

한편 임신에 의해 빚어진 기미는 임신 초기에 주로 나타나면 낙태가 되었을 때는 더욱 뚜렷하게 나타난다. 이는 여성 호르몬의 분비 이상이나 자율신경 기능의 문란에 의한 것이다.

4
거친 피부를 개선하는 경락 자극법

피부가 거칠어지게 되는 것은 기본 인자나 피부 표피의 각질화와 연관이 있는 것 외에도 피부의 수분과 지방의 함량과도 연관이 매우 깊다. 피부 수분이나 지방의 함량이 감소되면 피부가 거칠어지기 때문이다. 따라서 거친 피부를 개선하려면 우선 피부에 수분을 충분히 공급해주고 풍부한 영양의 공급 또한 중요하다. 이와 더불어 경락을 자극시켜 주는 것도 윤기나는 피부로 가꾸는데 도움을 준다.

• 자극법 : 발 부분의 신경(腎莖)과 간경(肝經)에 자극을 3회 정도 가한다. 또 발 부위의 위경(胃經)에도 강한 자극을 3회 정도 가한다. 이때 방향은 위에서 아래로 향하게 해서 나선형으로 방광경을 3회 정도 자극한다.

이와 더불어 털솔이나 손바닥을 지각모양으로 세워서 대장경과 삼초경, 소장경에 자극을 3회 정도 가한 다음 네 손가락을 나란히 오무려 아래턱에서 태양혈까지 얼굴의 신경(腎莖)을 마찰한다. 그리고 손가락의 지면을 반달모양으로 만들어 안면 볼 부위를 5회 정도 마찰한다.

제9장

한방 약욕 미용법으로
피부미인이 되자

한방 약욕 미용법이란?

예로부터 미인의 조건으로 피부는 눈 같이 희고 얼굴은 복사꽃 같아야 하며 검은 머리카락이 삼단처럼 펼쳐져 있는 것을 아름다움의 최고 지표로 삼았다. 아름다움은 건강의 상징이기도 했다. 피부와 살결이 거칠거나 얼굴색이 누렇고 초췌하며 머리카락이 까칠하고 윤기가 없는 사람은 건강하다고 볼 수 없다. 아름다운 얼굴은 발랄하고 활력이 넘치는 청춘을 간직하고 있어야 한다.

그래서 예로부터 사람들은 청춘을 간직하기 위해 남다른 노력들을 기울여 왔다. 시간이 흐름에 따라 자연스럽게 찾아오는 노쇠는 비록 불가항력적인 것이긴 하지만 어느 정도 늦출 수가 있는 것은 인간의 노력으로 능히 가능한 일이다. 한의학에서 그 방법의 하나로 제시하고 있는 것이 이른바 약재를 이용한 목욕법이다. 적절한 약재 목욕을 통하여 노화를 어느 정도 완화시키고 아름다움을 가꿀 수가 있다는 것이다. 이를 일러 '약욕(藥浴)' 이라 한다.

이러한 약욕을 미용에 응용한 역사는 오래 전으로 거슬러 올라간다. 한의학 최초의 약물학 전문서적인 〈신농본초경(神農本草經)〉에는 얼굴을 자양하고 미용 효과가 있는 약재가 많이 수록돼 있다.

현존하는 한의서에 의하면 약욕을 미용의 수단으로 활용한 것은 중국 당나라 때부터 이미 시작된 것으로 전해진다. 특히 〈어약방원(御

藥方院)이나 〈자희광서방선의(慈禧光緖方選議)〉등 일부 궁중의 비방 집에는 미용 건강 약욕처방이 많이 기록돼 있다.

약욕 미용법의 원리

　　　　　　　　　　약욕 미용법의 원리는 먼저 얼굴이
나 피부, 손톱, 머리카락 등이 오장육부와 어떤 연관을 맺고 있는지를
밝히는 것부터 비롯돼야 한다. 우선 피부와 오장육부와의 관계를 살
펴보자.

1) 피부와 오장육부와의 관계

　한의학에서는 인체를 하나의 유기체(有機體)로 보고 있다. 이 유기
체는 오장(五臟)을 중심으로 한다. 경락(經絡)의 안쪽 면으로 오장육부
를 살펴보고, 밖으로는 지체(肢體)에 대한 작용으로 피부와 오장육부
를 유기적으로 연계시키고 있다. 이로써 안과 밖을 서로 연계하고 상
과 하를 교통시키며 협조하고 함께 작용하여 하나의 총체로 통일시키
는 것이다. 정(精), 기(氣), 혈(血), 진액(津液)의 작용을 빌어서 인체의
정상적인 생리활동을 유지시킨다.

■ 얼굴
　십이경맥(十二經脈)과 삼백육십오경락(三百六十五經絡)의 혈기가
모두 얼굴에서 운행되고 있다. 그러므로 기혈의 왕성과 쇠퇴, 그리고
오장육부의 질환이 모두 얼굴에 나타나게 된다. 오장(五臟)중에서 심

장은 혈맥(血脈)을 주관하여 그 현상은 얼굴에 드러난다. 따라서 얼굴의 윤택과 색깔의 변화, 그리고 기혈의 왕성과 쇠퇴는 모두 심장기능의 강약과 밀접한 관계가 있다. 심기(心氣)가 왕성하고 기혈이 충만하면 얼굴에 불그스레한 혈색이 돌면서 윤기가 흐른다.

그런데 만약 심기(心氣)가 쇠약하고 기혈이 부족하면 안색이 창백하고 혈색이 없게 된다. 또 맥락(脈絡)이 어(瘀)에 의해 막히게 되면 안색이 푸르틱틱해진다.

한편 오장 중에서 신장은 수(水)를 주관하는데 색깔이 검다. 따라서 만약 신장이 허약하구 수(水)가 떠오르게 되면 얼굴색이 검어지게 된다.

오장 중에서 비장은 토(土)에 속하고 색깔은 누렇다. 따라서 만약 비장이 허하고 습(濕)이 맺혀 있으면 얼굴색이 누렇게 된다.

오장 중 간장은 목(木)에 속하고 색깔은 짙은 남색이다. 따라서 만약 간에 병이 들고 만성화가 되면 안색이 검푸르게 된다.

■ 피부

피부는 인체의 외사(外邪)를 방어하는 장벽이다. 외사가 인체에 침입할 때는 대부분 피부를 통해서 들어오게 된다. 이로 인해 피부는 가장 쉽게 손상을 입기도 한다. 이러한 피부를 주관하는 장기는 폐(肺)다. 오장육부 중에서 폐는 피부를 주관하고 있어 피부가 매끈하고 솜털에 윤기가 흐르면 폐 기능이 정상임을 나타내는 것이어서 쉽사리 사(邪)에 감염이 되지 않는다.

그러나 만약 피부가 초췌하고 거칠면 폐기능이 약화된 것을 나타

287

내므로 사(邪)의 침입을 쉽게 받는다.

이때 약욕을 행하면 폐(肺)의 방어기능을 증강시키고 피부의 외사(外邪)를 막아내는 능력을 높여주게 되는 것이다.

■손톱

손톱을 한의학에서는 조(爪)라고 부르며 조(爪)는 근(筋)의 여분이라고 본다. 이러한 조(爪)의 간장이 주관하고 있기 때문에 손톱이 거칠거나 윤기가 있는 것은 간혈(肝血)의 강, 약과 밀접한 관계가 있다. 예를 들어 간혈이 충만하면 손톱이 단단하고 밝다. 또한 불그스레한 혈색이 돌면서 윤이 흐른다.

그러나 만약 간혈이 부족하면 손톱이 얇아지고 거칠어지면서 변형이 되거나 갈라지게 된다.

따라서 간혈(肝血)을 자양하고 보해주는 약액(藥液)으로 손발을 씻고 담그면 손톱을 아름답게 하고 거칠어지면서 변형이 되는 것을 예방할 수가 있다.

■머리카락

머리카락의 성장은 정혈(精血)의 자양(滋養)이 있어야 한다. 오장(五臟)중에서 신장은 정(精)을 간직하며 모발에 그 변화를 나타낸다.

예를 들어 정혈이 충만하면 머리카락이 잘 자라고 윤기가 있으면서 검다. 그러나 만약 정혈이 부족하고 허약하면 모발이 거칠어지고 잘 끊어진다. 특히 모발이 일찍부터 희어지는 것은 신장의 허약부족이거나 혈열증(血熱症) 때문이다.

288

2) 미용에 영향을 주는 요소들

피부가 아름답거나 거친 것은 크게 내적인 원인과 외적인 원인에 의해 결정된다. 그 가운데 가장 중요한 요소가 바로 풍(風), 습(濕), 열(熱), 충(蟲), 독(毒), 혈허(血虛), 혈어(血瘀), 그리고 간장과 신장의 허약 부족 등이다. 이들 요소들이 피부에 미치는 영향을 살펴보면 다음과 같다.

■풍(風)

풍은 온갖 병을 유발시켜주는 주범이다. 사람이 조리를 잘 하지 못하여 외부에 대한 방어능력이 약화되면 그 틈을 타고 풍(風)이 침입해 들어오게 된다. 이로 인하여 영양과 방어기능이 그 조화를 상실하고 혈액의 운행이 제대로 되지 않으면서 피부의 악영향을 미친다.

이로 말미암아 두드러기나 사마귀, 여드름 등의 각종 잡티가 나타나고 건조해지면서 주름살이 생기게 된다.

■습(濕)

습사(濕邪)가 피부병을 일으킨다는 것은 이미 옛 한의서인 〈황제내경〉에 기록돼 있기도 하다. 〈소문편(素問篇)〉의 생기통천론(生氣通天論)에 의하면 습사(濕邪)가 피부 속에 남은 채 흩어지지 않고 맺혀 있으면 혈기(血氣)와 다투게 되면서 두드러기나 가려움증, 짓물 등이 발생하게 된다고 했다.

■ 열(熱)

〈제병원후론(諸病源候論)의 하월불란창후(夏月佛爛瘡候)에 의하면 다음과 같이 기록돼 있다. "무더운 여름철에는 사람의 피부가 열려 있어 풍열(風熱)에 쉽게 침습을 받게 되고 풍열(風熱)의 독기가 피부에 머물러 있게 되면 열창(熱瘡)이 돋아나게 된다."고 했다.

이것은 외부로부터 침입해 들어오는 열을 논한 것이지만 오장육부의 열이 거세면 마찬가지로 열사(熱邪)가 살갗에 맺히면서 두드러기 등이 돋아나고 화끈거리며 가렵고 통증도 따르게 된다는 것을 나타낸 것이다.

■ 충(蟲)

충은 인체의 피부를 손상시켜 미용에 커다란 장애를 일으킨다. 이러한 충이 빚어낸 피부손상의 원인은 두 가지가 있다. 그 하나는 충(蟲)이 피부를 잠식하는 것이고, 또 다른 하나는 충의 독소와 배설물로 빚어진 과민성 피부로 인하여 가렵고 궤양이 되는 것이다.

■ 독(毒)

독으로 빚어진 피부 손상은 약독(藥毒)과 식독(食毒), 칠독(漆毒) 등으로 나눌 수 있다. 이는 인체가 어떤 특정한 물질에 대한 과민 반응으로 빚어지게 된다.

따라서 발병하기 전에는 어떤 약재나 음식을 먹었거나 어떤 물질과 접촉한 경우에 발병한다. 주로 피부가 벌겋게 붓고 두드러기가 돋으며 물집이 생기면서 궤양되는 등의 증상이 나타난다.

■ 혈허(血虛)

피는 피부를 윤택하게 하는 작용을 주관하고 있어 음혈(陰血)이 부족하고 허(虛)하면 피부가 거칠어지고 건조하며 두터워진다. 또 비늘이 떨어지기도 하고 가려움증을 동반하기도 한다.

■ 혈어(血瘀)

혈어(血瘀)나 기체(氣滯), 음허(陰虛), 외상(外傷)등은 모두 혈액의 운행을 원활하지 못하게 하여 어혈(瘀血)이 생겨나게 한다. 이렇게 생긴 어혈이 속에서 정체가 되면 피부를 자양하지 못하게 된다. 그래서 피부색을 어둡고 검게 하면서 검붉게 하기도 한다. 또한 피부에 어혈 반점이 생기기도 한다.

■ 간장과 신장의 부족

간(肝)은 피를 간직하고 신장은 정(精)을 간직한다. 이러한 간장과 신장의 음혈(陰血)이 부족하게 되면 여러 가지의 피부손상을 빚어내게 된다. 즉 피부가 건조하고 거칠어지며 두터워지게 되기 때문이다. 또 색소가 침착되거나 붉은 점, 탈모 등의 현상도 나타나게 된다.

③
약욕 미용법의 한의학적인 원리

　　　　　　　　　신체와 오장육부와의 관계, 그리고
미용에 영향을 미치는 원인들을 알고 나면 미용 건강의 이치도 어렵
지 않게 알 수 있다. 약욕의 미용 원리와 약욕의 치료작용은 그 이치
가 기본적으로 같다. 다만 구별되는 것은 목적이 다르다는 것 뿐이다.

　다시 말해 약욕 미용은 주로 정기(正氣)를 다지고 자양하여 사(邪)
의 침입을 막는데 있고 약욕 치료는 그 핵심이 질병치료에 있어 이 두
가지 중 한 가지는 예방이고 다른 한 가지는 치료이기 때문이다.

　일반적으로 건강한 미용의 목적을 실현하기 위해서는 약욕이 기혈
(氣血)을 소통시키는 데에 있다. 그리고 기혈이 원활하게 유통이 되도
록 하는 것이 바로 보(補)이다. 따라서 보(補)란 정기(正氣)를 보하고
도우는 것이라 할 수 있다.

　이러한 이치는 옛 한의서인 〈단계심법(丹溪心法) 육울(六鬱)〉에서
명확하게 지적해 놓고 있다.

　이 기록에 따르면 "기혈이 조화를 이루면 아무런 병도 생기지 않지
만 일단 노여움과 우울이 뭉쳐져 있게 되면 온갖 병이 생기게 된다.
그러므로 사람의 육신에 깃든 온갖 병은 대부분 울(鬱)에서 생기게 된
다."고 했다.

　약욕은 이러한 기혈을 소통시키는 기능이 있어 그 역할이 뛰어난
미용작용을 발휘한다.

현대 의학적인 연구에 의하면 얼굴 피부가 노화되는 주요 원인은 각완세포(角脘細胞)의 각질층 단백질에 수분이 결핍되면서 피부를 각질화 시키게 된다. 또 탈피(脫皮)의 주름살을 발생시키게 되는데 이때 약욕을 행하면 일정한 상태에서 각안세포의 수분 결핍상태를 막아주어 피부의 노화를 방지하게 된다.

또 약재의 미용액 속에는 항염 살균과 항병독(抗病毒)의 성분이 들어있기 때문에 피부병의 발생도 예방할 수가 있는 것이다. 특히 기미에 효과가 좋다.

기미는 미용에 영향을 미치는 중요한 원인이다. 그 발병 원인은 다양하지만 최종적으로 종합해보면 얼굴의 멜라닌 색소가 많아지고 침착이 됨으로써 형성된다.

지금까지의 연구 결과 밝혀진 바에 의하면 멜라닌 색소가 형성되는 과정 중 티로신(Tyrosine)이 중요한 작용을 하고 있다는 것이다.

그런데 한약재 중 당귀과 길경, 천궁 등에서 추출한 물질이 이러한 티로신의 활성화에 대하여 비교적 강한 억제작용이 있는 것으로 밝혀졌다. 독일의 과학자가 중국 당다라 E 손사막이 저술한 〈천금익방(千金翼方)〉의 내용 가운데 부인면약(婦人面藥)에 대한 연구를 진행하면서 이들 약재의 추출물로 항티로신 실험을 했는데 그 결과 당귀, 천궁 등의 약재 수용액이 티로신의 활성물질에 대하여 강력한 억제작용이 있는 것으로 밝혀냈던 것이다.

④
약욕 미용에 활용되는 처방들

약욕 미용 처방은 피부를 윤택하게 하고 각종 피부병을 예방하며 건강을 유지하는 기초 위에서 또한 치료작용까지 가지고 있다. 이러한 효능을 지닌 약욕 미용 처방을 소개하면 다음과 같다.

○ 얼굴을 희게 하는 약욕 처방

여기에 속하는 처방들은 대부분 얼굴을 희게 하는데 뚜렷한 효과가 있어 얼굴색을 백옥같이 희고 아름답게 한다. 약재는 비록 가루로 되어 있지만 물에 녹여서 세안을 하기 때문에 약욕방법을 벗어나는 것은 결코 아니다. 주로 많이 활용되는 약재를 소개하면 다음과 같다.

백복령, 백출, 백렴, 백급, 백선피, 백지, 동과인(늙은 호박씨), 백질려, 백단향, 흰콩가루, 백강잠 등이다.

활용례①

• 처방 : 백지, 백렴, 백출, 도인, 늙은 호박씨, 행인을 각각 같은 양으로 준비하고 조협은 그 양을 배로 준비한다.

• 사용법 : 이상의 일곱가지 약재를 분말로 만들어 물에 녹인 뒤 손과 얼굴을 문질러 씻는다. 약가루의 양에 따라 물을 적당히 붓는다.

294

- 효능 : 피부를 희게 하고 윤택하게 한다.
- 작용 : 얼굴을 백옥같이 희게 하고 매끈하게 하며 윤기가 흐르게
  한다. 특히 이 처방은 세안용 미용약재와 함께 적절히 배합해 쓰
  면 놀라운 효과를 거둘 수 있다.

◯ 피부를 윤택하게 하는 약욕처방

이 종류의 약욕 처방은 피부를 부드럽고 윤택하게 한다. 또 거칠어
지지 않게 하고 윤기가 나도록 살결을 매끈하게 한다. 이러한 효능을
발휘하는 약재를 소개하면 다음과 같다.

행인, 도인, 귤씨, 천궁, 당귀, 백지, 신이, 호박씨, 대추, 팥 정향, 침
향, 활석, 천문동, 세신 등이다.

이들 약재를 적절히 배합하여 분말로 만든 다음 물에 녹여서 세안
을 한다. 또 이들 약재를 물로 달여 그 물로 세안을 해도 효과적이다.

◯ 주름살을 예방하는 약욕처방

이 종류의 처방들은 노화 예방에 뚜렷한 작용이 있어 피부의 노쇠
를 완화시키고 주름살을 펴준다. 또 피부를 탄력있게 하므로 얼굴을
백옥처럼 곱게 하는 효능이 있다. 이러한 약효를 지닌 약재들을 소개
하면 다음과 같다.

백지, 도인, 백부자, 호박씨, 돼지족, 백강잠, 익모초, 천궁, 백복령
등이다. 이들 약재를 분말로 만든 다음 세안을 하거나 달여서 그 약즙
으로 세안을 한다. 특히 돼지족을 깨끗이 다듬은 다음 기름을 제거하
고 솥에서 푹 고아 물같이 굳게 하여 세안을 하면 얼굴 피부를 자양하

고 주름살을 펴주며 또한 없애주기도 한다.

○ 검은 얼굴을 희게 하는 약욕처방

여기에 속하는 처방들은 검은 얼굴을 백옥같이 희게 하는 효능이 있는데 이러한 약효를 지닌 약재를 소개하면 다음과 같다. 백지, 과루인, 당귀, 천궁, 도인, 행인, 백부자, 향부자 등이다.

이상의 약재를 분말로 만든 다음 적절히 배합하여 세안을 하거나 달여서 그 약즙으로 세안을 한다.

제10장

율무가 아름다운 얼굴을 만든다

1
율무는 훌륭한 미용사

아름다운 얼굴이란 피부가 눈같이 희고 깨끗하며 부드럽고 매끈해야 한다. 색소반점이나 기미, 주근깨, 여드름 등은 이러한 아름다움을 해치는 가장 큰 적이다. 훌륭한 미용사인 율무는 이러한 아름다움을 가꾸는데 뛰어난 약효를 지닌 약재이다.

특히 율무는 약재이면서도 식품이다. 율무를 주원료로 하면 많은 약선식품을 만들어낼 수가 있기 때문이다. 약선이란 한약재와 일반 음식의 합리적인 배합을 통해 음식으로 만들어 먹는 것을 말한다.

즉 약용겸 식용으로 쓸 수 있는 천연식물을 요리하고 가공하여 만드는데 율무는 이때 훌륭한 재료가 된다. 소위 율무를 이용한 율무 약선은 마치 미용사처럼 얼굴을 아름답게 하고 또 아름다움에 영향을 주는 각종 질환을 제거시켜 주기 때문이다.

특히 율무는 성질이 약간 냉하면서도 위장을 해치지 않고 비장의 기능 또한 유익하게 한다. 현대 약리학 연구 결과 밝혀진 바에 의하면 율무에는 포화지방산을 제거하고 불포화 지방산의 기능을 활성화 시켜 피를 맑게 하면서 순환을 도와주는 효능이 있는 것으로 드러났다.

이러한 성질이 피부 미용에 놀라운 효과를 발휘하게 하여 이른바 '율무'는 피부미용 약재라 할 수 있다.

298

② 여드름을 치료하는 의영음료

- 처방 : 의이인 30g, 포공영 15g.
- 만드는 법 : ■ 율무를 깨끗하게 씻어놓는다. 포공영은 신선한 것이 있으면 신선한 것을 쓰는 게 좋다. 양은 30g까지 배로 늘리고 건조된 것을 15g을 쓴다. 이들 재료는 깨끗이 씻어둔다.

  ■ 율무와 포공영을 함께 솥에 넣고 물을 부은 뒤 센불로 일단 끓인 뒤 약한 불로 20~30분 정도 더 끓여서 그 즙을 500㎖걸러낸다. 이때 물을 많이 부으면 율무포공영차가 된다.
- 복용법 : 걸러놓은 즙을 하루 3회로 나누어 세끼 식사 사이에 마신다. 이 약차를 한 번에 많이 만들어 냉장고에 보관하면 된다. 그러나 마실때는 차게 마시지 말고 따뜻한 물에 섞어서 마시는 것이 좋다. 아니면 하루 마실 양을 끓여서 보온병에 담아두고 마셔도 된다.

해설 율무는 열을 내리고 해독하며 소염(消炎)과 배농(排膿)의 효과가 있다. 포공영 또한 열을 내리고 소염작용이 비교적 강하여 여러 가지의 화농성 세균에 대해 억제와 살균의 효능이 있다. 따라서 이 두 가지의 약재를 서로 배합함으로써 여드름의 예방과 치료에 좋은 효과를 거둘 수 있다.

그것은 이 약선차 음료가 열을 내리고 해독하며 항균과 소염작용이 있어 화농성 여드름을 말끔히 없애주기 때문이다. 그 뿐만이 아니다. 율무는 또한 이뇨(利尿)작용이 있고 혈맥(血脈)을 소통하며 지방을 제거하는 작용이 있다. 이로 인해 율무를 복용하는 시간이 길면 길수록 얼굴에 나타난 각종 색소반점을 없애주고 피부를 희고 깨끗하게 하며 탄력있게 도와준다.

■치료사례① : 오래된 여드름일 때

윤지나(가명), 여, 21세.

이 환자의 경우는 18세 때부터 뺨과 이마에 여드름이 돋아나기 시작하여 내원했을 당시는 여드름이 만성화가 돼 있었다. 그 동안의 온갖 약을 다 먹어보고 발라보았지만 효과를 보지 못했다고 했다. 부끄러워서 외출조차 할 수가 없었고 속만 태우다 필자를 찾아왔다.

필자는 우선 그녀에게 여드름이란 사춘기 때 왕성한 발육을 나타내는 것으로 정상적인 현상이라고 위안을 주었다. 그리고 그동안 약을 바르고 먹었는데도 효과가 없었던 것은 지속적으로 끈질기게 복용하지 않았기 때문일 수도 있다고 말하고 치료를 하게 되면 끈기를 갖고 꾸준히 하는 것이 중요하다고 설명해주었다. 이같이 오래된 여드름 환자인 경우는 얼굴에 유지방이 많은 것이 주요한 특징이다. 따라서 기름기가 많은 약과 화장품을 쓰지 말아야 한다.

필자는 그녀의 체질과 모든 상태를 진찰한 뒤 약을 지어주면서 율무포공영차를 꾸준히 마시도록 권했다. 그리고 만일 달일 시간적인 여유가 없다면 율무와 포공영을 보온병에 넣고 끓는 물을 2/3까지 부어서 마개를 닫은 다음 2시간 정도 지나면 마실 수가 있다는 사실을 알려주었다. 그리고 3개월이 지났을 때 그녀의 얼굴에서는 여드름이 사라졌다.

그러나 얼굴에 여드름 자국은 흉하게 남아있었다. 필자는 다시 그녀에게 차를 그만 마시고 매일 아침 율무죽을 한 그릇씩 3개월간 먹어보라고 했다. 그렇게 3개월이 지났을 때 그녀의 얼굴에 있던 여드름 자국은 말끔히 없어졌다. 그리고 그녀의 피부는 희고 깨끗하며 매끈하게 변해 있었다.

■치료사례② : 화농성 여드름일 때

김수려(가명), 남, 26세.

이 청년은 3년 전부터 얼굴에 여드름이 돋아나기 시작했다. 처음에는 그저 붉게 불거져 나오다가 곧이어 화농이 되었고 고름주머니처럼 변했고 고름을 짜내면 흉한 흉터자국이 남았다.

그런데 채 낫기도 전에 계속 돋아났고 얼굴뿐만 아니라 목이나 등에서도 나타났다. 모든 방법을 다 동원하여 치료를 해보았지만 효과가 없었다. 그 남자의 여자 친구는 그의 얼굴이 울퉁불퉁하면서 형편없이 거칠어진 것이 보기 흉하다고 그의 곁을 떠나고 말았다. 그는 너무나 고뇌에 차 있다가 필자를 찾아온 경우였다.

필자는 우선 진찰을 끝낸 뒤 약을 처방해주면서 의이인차를 복용하도록 했다. 3개월 정도를 복용하자 여드름이 날이 갈수록 줄어들었고 피부도 점차 원래의 상태대로 돌아오기 시작했다.

그렇게 5개월간 복용하자 얼굴이 완전히 희어졌으면 생기가 넘치는 젊음의 광채가 나기 시작했다. 얼마 후 다시 다른 여자친구를 사귀게 되었다는 소식이 들리더니 어느 날 결혼을 하게 되었다고 필자를 찾아와서 너무나 고맙다는 인사를 했다.

필자는 그 젊은이에게 자기 자신에게 감사해야 된다고 말해주었다. 그가 만일 지속적이고 끈질기게 의이인차를 마시지 않았다면 이 같은 놀라운 효과를 거둘 수가 없었을 것이다.

301

③

검은 얼굴을 희게 하는 의이인호박씨차

- 처방 : 의이인 500g, 늙은 호박씨 500g, 소주 1000ml.
- 만드는 법 : ■ 의이인을 씻은 뒤 바짝 말려서 분말로 만든다.

  ■ 호박씨는 껍질을 벗기고 속살을 천에 싼 뒤 끓는 물에 5~10분 간 담근 다음 꺼내어 말린다. 이렇게 반복 3회를 행한다.

  ■ 말린 늙은 호박씨를 2일 동안 담구었다가 건져내어 말린 뒤 분말로 만든다.

  ■ 이렇게 만들어진 두 분말을 골고루 섞은 다음 10g씩 낱개로 포장해둔다.
- 복용법 : 한 번에 한 봉지씩 컵에 담은 다음 끓는 물을 부어서 하루 2회 마신다. 먼저 위쪽의 맑은 물을 마시고 다시 물을 부어 가루까지 마신다.
- 효능 : 의이인은 피부를 희고 곱게 하며 부드러워지게 한다. 일찍이 중국 동한시대(東漢時代)의 장군인 마원(馬援)은 이를 증명했다. 이는 그가 오랫동안 의이인을 즐겨 먹었기 때문이었다.

한편 늙은 호박씨는 예로부터 피부를 희게 하는 중요한 약재로 응용돼 왔다. 중국 진나라 때의 명의인 갈홍(葛洪)이 저술한 〈저후방〉이나 명나라 때 이시진이 저술한 〈본초강목(本草綱目)〉에 의하면 모두 늙은 호박씨가 얼굴을 옥같이 희게 하는 효능이 있는 것으로 밝히고 있다.

현대 의학적인 연구에 의하면 피부가 검어지는 주요 원인은 피부 멜라닌 세포에 의해 생성되는 흑갈색의 색소 양에 의해 결정 된다는 것이다. 만약 멜라닌 색소의 생성이 과다하여 한데 집중되면 곧 검버섯이나 주근깨가 검은 점이 되고 분산되면 주근깨가 된다는 것이다. 특히 이때 자외선은 피부의 멜라닌 세포로 하여금 흑갈색의 색소 분비를 촉진시키는 것으로 알려져 있다. 따라서 햇볕에 늘 노출되면 피부가 검어지고 주근깨나 검버섯 등이 많아지게 된다.

의이인과 호박씨는 이들 식품이 함유하고 있는 아연이나 셀레늄을 통하여 멜라닌 세포에 흑색소 생성을 억제하는 효능이 있다. 소위 검은 색소를 생산하는 공장을 폐쇄시키는 것과 같은 것이다. 특히 이들 식품들은 이뇨작용이 뛰어난데 이 작용을 통하여 흑색 색소들을 몸 밖으로 배출하는 효능도 있어 이들 식품들은 피부를 희게 하는 최고의 식품이라 할 수 있다.

■치료사례① : 주근깨 투성이 일 때

홍유리, 여, 19세.

대학생인 홍양은 몸매가 아름답고 윤기나는 검은 머리를 가진 예쁜 아가씨였다. 그런데 그녀에게 한 가지 결점이 있었는데 그것은 바로 피부였다. 피부가 비교적 검고 얼굴은 마치 검은깨를 뿌려놓은 것처럼 주근깨 투성이었다. 그녀는 독감으로 진료를 받으러 왔었는데 필자는 그녀의 모습을 보고 매우 안타까웠다. 그래서 독감을 치료하는 한약처방을 지어주면서 의이인호박씨차를 함께 마실 것을 권했다. 지속적으로 끈질기게 마시면 피부가 희어지고 주근깨도 사라지게 될 거라며 마실 것을 당부했다.

그로부터 여러 달이 지난 어느 날 그녀가 필자를 찾아왔다. 얼굴에 환한 웃음을 지으며 자기를 알아보겠느냐고 물었다. 자세히 살펴보니 과연 피부가 그전보다 한결 희어졌고 주근깨도 많이 없어져 있었다. 필자는 다시 의이인호박씨차에 귤껍질도 섞어서 한 번 먹어보라고 권했다.

　그리고 1년이 지난 어느 날 우연히 거리에서 그녀를 만났는데 그녀가 필자를 부르지 않았다면 그대로 지나치고 말았을 것이다. 희고 고운 얼굴에 주근깨는 찾아볼 수가 없었다. 또한 불그스레하게 혈색이 도는 얼굴은 마치 갓 피어난 장미꽃 같아 보여 지난날과는 완전히 딴 사람처럼 보였다.

　그녀는 즐거운 표정으로 필자가 알려준 처방대로 날마다 마셨더니 그렇게 됐노라고 했다.

　의이인은 확실히 뛰어난 피부미백 효과가 있는 약재다. 피부를 투명하게 하며 곱고 희게 한다. 특히 해변에서 강렬한 햇볕에 그을려 주근깨나 검버섯이 생겨난 경우는 의이인차를 마시면 좋다. 만드는 방법은 의이인 30g에 물 450㎖를 부은 다음 센불로 끓인 뒤 다시 약한 불로 물이 반 정도 남게 달여서 하루 2~3회로 나누어 마시면 된다. 날마다 그 즙을 30g 정도 복용하여 2~3개월이 지나면 주근깨나 검버섯, 검은 반점 등이 점차 사라지게 될 것이다.

　그것은 의이인이 피부의 신진대사를 활성화 시키고 또 멜라닌 색소가 피부에 침착되는 것을 방지하는 효능이 뛰어나기 때문이다. 특히 피부의 수분을 충분하게 유지시켜 준다. 이같은 작용으로 인해 의이인은 피부를 투명하게 하고 원래의 곱고 아름다운 흰살결로 회복시켜 준다.

4

기미를 없애주는 의이인당귀차 & 죽

- **차 처방** : 의이인 50g, 당귀 10g, 백지 10g, 대추 20g.
- **만드는 법** : ■ 이상의 재료를 함께 솥에 넣고 물을 홍건히 부어서 센불로 끓인 뒤 약한 불로 달여서 그 즙을 걸러낸다.

  ■ 이렇게 걸러낸 즙을 하루 3회 이상 마신다.
- **죽 처방** : 의이인 50g, 당귀 10g, 백지 10g, 닭다리 1개 찹쌀 50g.
- **만드는 법** : ■ 의이인을 깨끗이 씻은 뒤 따뜻한 물에 하룻밤을 담근 뒤 물기를 뺀다.

  ■ 찹쌀도 씻어서 물에 30분간 담궜다가 건져놓는다.

  ■ 당귀와 백지는 물 300ml를 부어 센불로 끓인 뒤 약한 불로 바꾸어 15분간 더 끓여서 150ml의 즙을 걸러낸다.

  ■ 의이인과 찹쌀을 한데 솥에 넣은 다음 의이인을 담궜던 물을 부어서 센불로 일단 끓인 뒤 닭다리를 넣는다. 닭다리는 뼈와 껍질, 그리고 기름을 제거하고 쓴다.

  ■ 여기에 당귀와 백지즙을 붓고 약한 불로 30분간을 더 끓인 뒤 양념을 하고 먹는다.
- **복용법** : 차는 하루에 수시로 마시고 죽은 아침 식사 대신으로 3개월 이상을 먹는다.
- **효능** : 의이인당귀차와 죽은 비장을 튼튼하게 하고 어(瘀)를 없애주며 기미를 제거하는 효능이 있다.

기미는 얼굴에 생기는 색소 침전성의 피부병이다. 대부분은 엷은 갈색 또는 커피색 반점이고 때로 흑갈색인 경우도 있다. 두 볼에 가장 두드러지게 나타나고 30세 이후의 여성에게서 많이 발생하는 경향이 있다.

현대의학에서는 기미가 여성 호르몬의 분비 이상이나 난소기능 부전과 밀접한 연관이 있다고 보고 있다. 한편 한의학에서는 이 병이 혈허(血虛)로 인한 안면 피부의 영양부족이나 혈허(血虛)로 인해 혈액의 운행이 제대로 이루어지지 못하여 형성된 어혈(瘀血)과 밀접한 연관이 있다고 본다. 이렇게 형성된 어혈이 피부에 머물러 곧 어반(瘀斑)과 기미가 된다고 보는 것이다.

이러한 기미는 주로 임산부에게서 많이 볼 수가 있다. 왜냐하면 임신부는 혈액을 태아에게 집중적으로 공급한다. 이로 인해 안면에 혈액공급이 부족하게 됨으로써 기미가 발생하게 되는 것이다. 그러나 젊은 여성의 경우는 출산을 하고 나면 기미는 저절로 없어지기도 한다.

임상에서 간염을 앓았던 사람의 경우 얼굴에 기미가 잘 생기는 것으로 발견되고 있다. 한의학적인 변증(辯症)에 따르면 그런 환자의 경우는 대부분 혈허(血虛)에 혈어(血瘀)까지 겸하고 있는 것으로 분석되고 있다.

이밖에도 수은이나 납, 비소 등이 함유된 화장품을 쓰면 모공이 막혀서 멜라닌 흑색소의 배출에 장애를 일으켜서 기미가 잘 돋아나게 한다.

요즈음에는 대기권의 오존층 파괴로 자외선 폭사량이 증가된 것도

306

역시 기미를 발병시키는 원인 중 한 가지로 떠오르고 있다.

이러한 기미에 의이인은 비장을 튼튼하게 하고 기(氣)를 보(補)하며 당귀는 보혈(補血)과 활혈(活血)하는 작용을 발휘한다. 이로 인해 의이인당귀차나 죽은 기미를 제거하는 효과가 있는 것이다.

한의학적인 이론에 따르면 혈허(血虛)인 사람의 경우 한 가지의 보혈약(補血藥)만으로 보혈(補血)을 할 수가 없다. 반드시 기(氣)를 보(補)하는 기초 위에서 보혈(補血)을 해야 하고 또 기(氣)의 도움이 있어야 만이 피가 충분할 수가 있다고 본다.

마치 한쌍의 부부처럼 남편의 뒷받침이 있어야 만이 아내가 그 능력을 발휘하는 것과 같은 이치다.

따라서 의이인과 당귀의 배합은 곧 기미를 일으키는 원인인 혈허(血虛)를 해결하게 된다. 여기서 말하는 혈허(血虛)는 여성 호르몬의 부족과 난소기능의 감퇴가 포함된 의미이다. 특히 이 처방 속의 백지 또한 활혈(活血)하고 기미와 반점을 제거하는 효능이 있다. 그래서 이 처방은 모든 기미에 효과가 있다.

현대 약리학 분석을 보면 의이인에는 단백질이나 아미노산, 비타민이 풍부하고 철분이나 아연도 함유하고 있는 것으로 밝혀졌다. 당귀도 역시 철분과 비타민 B12를 풍부하게 함유하고 있는 것으로 드러났다. 여기에 닭고기, 찹쌀 등을 배합하면 보혈(補血)뿐 아니라 여러 가지의 영양분도 공급하게 된다.

이렇게 해서 혈액이 충분하고 영양이 풍부하면 난소기능을 개선하여 여성 호르몬의 분비를 촉진시키고 배란작용도 일으키게 된다. 여기서 여성 호르몬은 살결을 탄력있게 하고 윤택하게 하는 작용이 있으며 기미나 검버섯을 없애주기도 한다.

■치료사례① : 기미가 거의 사라져

장진주(가명), 여, 36세.

이 여성은 3년 전부터 이마에서 기미가 생기기 시작했는데 머리카락으로 가릴 수 있어 처음에는 별로 개의치 않았다고 했다. 그러나 점차 양쪽 관자놀이와 양볼에도 기미가 돋아나기 시작했으며 색깔 또한 엷은 노란색에서 점차 짙어지자 걱정이 되지 않을 수 없었다고 한다.

특히나 그녀의 남편은 멋을 많이 부리는 사람인지라 아내의 얼굴에서 아름다움이 사라지자 남편과의 사이에도 왠지 모를 벽 같은 것이 느껴지기 시작하더라는 것이다. 결국 그녀는 기미를 없애기 위해 기미를 없앤다는 화장품을 이것저것 써보기 시작했지만 전혀 효과를 보지 못했다. 하는 수 없이 한의학으로 치료해 보자며 필자를 찾아온 경우였다.

필자는 우선 그녀의 안색이 누렇고 야위어 보이며 손톱에도 혈색이 없어 빈혈이 있다는 느낌을 받았다. 곧 한의학적인 변증법으로 진단을 해보니 그녀의 증세는 혈허(血虛)에 어혈(瘀血)도 있었다.

필자는 적절한 처방약을 지어 주면서 그녀에게 의이인당귀차와 죽을 아침 식사 대신 복용해 볼 것을 당부했다.

이렇게 해서 그녀는 필자의 당부에 따라 1개월간 의이인당귀차와 죽을 복용하기 시작했는데 얼마 되지 않아 얼굴에 난 기미의 색깔이 점차 엷어지기 시작했고 일부분은 없어지고 있었다. 그녀는 곧 자신감을 갖게 되었다. 필자는 계속 그녀에게 지속적으로 복용토록 했고 그로부터 석달 후 그녀의 얼굴에서 기미는 거의 사라졌다. 겨우 이마에 약간만 보일 뿐이었다. 특히 얼굴은 희어지면서 불그스레한 혈색이 돌기 시작했고 근육도 처음 내원했을 때보다 충만해졌다. 그러나 역시 젊은 날의 그 모습은 회복되지 않았다며 속상해 했다.

그러나 그것은 그녀가 감당해 낼 수밖에 없는 몫이었다. 중년기에 접어든 그녀의 나이가 부른 어쩔 수 없는 노화현상의 하나였던 것이다. 어떤 약이나 식품이 아무리 기미에 좋고 피부를 윤택하게 한다고 하더라도 나이를 먹어감에 따라 찾아드는 노화현상은 결코 막을 수는 없다. 다만 늦출 수가 있을 뿐이다.

■ 치료사례② : 노인성 반점에도 효과

박수영(가명), 남, 45세.

박씨는 2년 전부터 갑자기 얼굴에 흑갈색의 반점이 돋아나기 시작했다. 사십을 넘긴 지 얼마 되지 않았는데 어느새 노인반점이 돋아나게 되자 마음이 울적해졌다. 그래서 필자를 찾아왔는데 필자는 그에게 의이인당귀죽과 차를 먹고 마시도록 권했다.

그로부터 2개월이 지난 뒤 그의 얼굴에 돋아나 있던 노인반점이 말끔히 사라졌다.

여성의 난소와 남성의 고환은 모두 한의학에서 말하는 신(腎)이다. 의이인에는 비장을 튼튼하게 하고 신장을 보하는 효능이 있다. 그래서 남성의 신장허약으로 인해 빚어진 노인성 반점에 대하여 마찬가지로 치료작용이 있는 것이다. 물론 의이인의 어떤 성분이 남성의 노인 반점을 제거하는데 어떤 특별한 효능을 발휘했는지 하는 것은 앞으로 좀 더 시간을 두고 연구해볼 만한 과제이기는 하다.

제11장

얼굴을 아름답게 하는
한방 한약재 24가지

① 노화를 늦추어 주는 인삼

인삼은 오가과식물(五加科植物) 인삼의 뿌리로서 산삼, 홍삼, 백삼, 별직삼(別直參)등으로 나눈다.

○ 미용작용

인삼은 전형적인 강장(强壯) 보약이며 피부 미용과 모발 미용에 좋은 약재이다. 인삼에는 많은 유효성분이 함유되어 있기 때문이다. 항콜레스테롤 효능이 있어 피하(皮下) 미세혈관의 세밀한 순환을 촉진하고 피부의 영양 공급을 증가시킨다. 또 동맥경화를 예방하고 피부 노화를 완화시키는 작용이 있다.

특히 인삼에 함유돼 있는 미량의 광물질은 피부의 수분 균형을 조절하고 탈수로 인해 건조되는 것을 방지하며 피부의 탄력을 증가시키는 효능이 있다. 따라서 피부를 매끈하고 부드럽게 유지하며 피부의 주름살을 예방한다.

이뿐만이 아니다. 인삼은 머리 부위의 모세혈관을 확장시키는 작용이 있다. 이로 인해 두발에 영양공급을 증가하여 탈모를 예방하고 발모를 촉진한다. 그리고 손상된 모발에 대한 보호작용도 있다.

특히 인삼에는 기(氣)를 보(補)하고 허탈을 방지하며 폐(肺)와 비(脾)를 보한다. 또 진액을 생기게 하고 심신을 안정시키며 지능을 높여주는 효능도 있다.

따라서 인삼을 장복하면 살결을 윤택하게 하고 노화를 완화시킨다. 또 노인으로 하여금 몸이 가볍고 걸음걸이에 힘이 있게 하며 노쇠를 더디게 하고 사고력을 민첩하게 하기도 한다.

이렇듯 인삼의 효능은 무궁무진하다. 미용뿐만이 아니라 건강한 삶을 위해서도 인삼은 다양하게 활용하는 것이 좋다.

○ 약리작용

인삼에는 자양강장작용이 있어 원기(元氣)를 크게 보하고 정신을 안정시키며 지능을 높여준다. 또 비장을 튼튼하게 하고 기(氣)를 도우며 진액이 생겨나게 한다.

이같은 사실은 임상실험 결과 속속 밝혀지고 있다. 그동안의 임상실험 결과에 의하면 인삼 추출액은 피부에 서서히 흡수되면서 피부에 매우 좋은 영양작용이 있는 것으로 드러났다. 특히 부작용은 전혀 없는 데다 피부의 탈수와 경화, 그리고 주름이 생기는 것을 막아주어 피부의 탄력을 증가시키고 세포에 활력이 넘치게 하는 것으로 나타났던 것이다.

이밖에도 인삼은 모발에 대해서도 보호와 미용작용이 있다. 실험에서 증명된 바에 의하면 인삼액에다 머리를 담그면 머리 부위의 모세혈관을 확장시켜 두피에 대한 혈액과 영양공급을 증가시키는 것으로 드러났던 것이다. 따라서 인삼은 모발에 있어서도 없어서는 안될 훌륭한 약재이다.

해설 인삼은 자양강장의 보약이지만 함부로 남용해서는 안된다. 하루에 복용할 수 있는 용량은 20g을 초과하지 않는 것이 좋다. 인삼을 과도하게 복용하면 답답하고 불안해지며 흥분이나 현운, 두통, 두드러기가 나타난다. 심지어 코피가 나오면서 인삼을 남용한 종합증상이 발생하게 된다.

피부를 튼튼하게 하는 황기

황기는 콩과식물 막협황기, 몽고황기의 뿌리를 말한다. 별명으로는 전기, 독근 등이 있다. 위에서 말한 두 종류는 황기가 정품이고 이밖에는 금익황기, 다화황기가 있는 그 뿌리는 역시 약으로 쓰인다.

이러한 황기는 뿌리가 굵고 길며 주름이 적어야 하고 성질은 단단하면서 부드럽고 가루성질이 많은 데다 맛이 달아야 좋다.

임상에서 얻은 결론에 의하면 황기가 심한 화상으로 빚어진 피부 근육 등 손상을 입은 환자에게는 확실한 효과가 좋은 것으로 드러났다. 그것은 황기의 성분이 손상된 근육과 손상된 피부에 새살을 돋게 하기 때문이다. 중국 명나라 때 〈본초강목〉을 저술한 이시진은 황기를 보약 중의 으뜸이라고 하여 기(耆)라 부르기도 했다.

한편 한의학에서는 황기의 약효에 대해 다음과 같이 정의하고 있다.

"황기는 오장육부의 허약을 보한다. 생(生)으로 쓰면 표(表)를 다지고 땀이 없으면 땀이 나게하며 땀이 많을 때는 땀을 멎게 한다. 근육을 강하게 하고 피부를 튼튼하게 하며 음화(陰火)를 배설시키고 근육의 열을 해소한다. 자(炙)로 쓰면 중기(中氣)를 보하고 도우며 삼초(三焦)를 소통한다. 또 비장과 위장을 튼튼하게 하며 농(膿)을 배출시킨다." 했다.

따라서 황기는 모든 기혈(氣血)이 허약해진 증상에 좋은 치료 효과가 있다. 그래서 민간에서는 남녀노소를 막론하고 황기를 복용하며 양생하는 것이 인기를 끌고 있다. 특히 일반 가정에서 자주 먹는 약선에서 황기는 첨가 약재 중 으뜸으로 꼽히고 있다.

이러한 황기가 피부 미용에 좋은 것은 허약해진 기혈을 보하는 작용 때문이다. 용모가 맑고 아름다운 것은 기혈(氣血)과 밀접한 관계가 있다. 다시 말해 기혈이 부족하면 반드시 얼굴에는 혈색이 없고 피부는 거칠고 누런색을 띄게 된다. 이것은 기혈이 허(虛)하고 쇠약하기 때문이다.

황기는 기(氣)를 보하는 효능이 뛰어나다. 우리 인체에 기(氣)가 왕성하면 피가 생성되고 기혈이 넘치게 된다. 이렇게 되면 우리의 피부 또한 자연스럽게 자양을 받게 되어 건강한 아름다움을 유지하게 되는 것이다.

특히 의학 실험에서 밝혀진 또 하나의 사실은 황기의 성분이 혈관을 확장시켜서 피부의 혈액순환을 개선시키는 작용을 한다는 사실이다. 그래서 평소 황기를 자주 복용하면 누런 얼굴색을 불그스레한 혈색이 도는 얼굴로 만들어준다.

○ 약리작용

황기의 약리작용은 기(氣)를 보하고 양기(陽氣)를 북돋아주며 피부를 다지고 땀을 멎게 한다. 또 수(水)를 도우며 수종을 가라앉히고 독(毒)과 농(膿)을 배출시킨다.

◯ 미용작용

황기의 미용 작용은 주로 인체의 면역력을 증강하고 단백질의 합성을 촉진한다. 노쇠를 완화하며 주름살을 예방한다. 또 활성산소인 프리레디칼을 제거하며 피부암을 예방한다. 특히 피부를 보호하고 세포의 활성화를 증가시켜서 피부의 노화를 완화하고 피부 표면의 광택과 탄력을 증가시켜 준다.

그뿐만이 아니다. 황기의 추출물을 목욕제로 삼으면 피부를 청결하게 하고 영양을 줄 뿐만 아니라 피부의 저항력 또한 높여주기 때문에 특히 어린아이에게 적합한 목욕제제라 할 수 있다.

③
피부 탄력을 증가시키는 삼칠

삼칠(三七)은 오가과식물(五加科植物) 삼칠의 뿌리로서 별명은 전칠(田七), 산칠(山漆), 삼삼칠(參三七) 등이 있다. 크고 단단하며 무거워야 하고 껍질이 부드러우며 횡단면이 종흑색이고 갈라진 데가 없는 것이 상품이다.

○ 미용작용

인삼은 보기(補氣)에 으뜸이고 삼칠(三七)은 보혈(補血)에 제일이다. 삼칠과 인삼은 맛도 같고 효능도 비슷해 한약에서 진귀한 약재로 친다.

삼칠에는 자양강장(滋養强壯), 지혈활혈(止血活血) 하는 약효가 있고 또 어(瘀)를 흩트리며 각종 통증을 멎게 하는 효능도 있어 활혈(活血)하고 어(瘀)를 없애주며 지혈(止血)과 진통(鎭痛)의 중요한 약재라 할 수 있다.

이러한 삼칠의 미용작용은 인삼과 비슷하다. 혈관을 확장시켜서 혈관의 탄력을 증강하고 혈지(血脂)와 콜레스테롤의 수치를 내리게 한다.

따라서 삼칠은 혈액순환을 촉진시키기 때문에 피부에 대한 영양공급을 증가하여 피부의 탄력을 강화한다. 또 깨끗하고 부드러운 피부로 만들어주며 피부의 주름살을 감소시키는 작용을 발휘한다.

318

특히 삼칠에는 여러 종류의 활성성분이 함유돼 있기도 하다. 이중 일부 성분은 인삼보다도 더 많이 함유돼 있는 것으로 밝혀졌다. 이밖에도 단백질과 유리아미노산, 카로틴, 콜린, 포도당 등의 물질도 함유돼 있다.

해설　삼칠은 단방약만으로 효과가 있으며 복합처방이 되면 그 효과는 더욱 더 배가된다. 지혈(止血)과 활혈(活血), 그리고 어(瘀)를 흩트리며 통증을 멎게 하는데 있어 삼칠의 효과는 탁월하다. 최근에 와서는 관상동맥경화증 치료에도 많이 응용되고 있다.

대추는 서리과식물(鼠李科植物)인 대추의 건조된 과일이다. 별명은 건조(乾棗), 홍조(紅棗), 양조(良棗), 미조(美棗)등이 있다. 가공하는 방법이 다름에 따라 붉은 대추와 검은 대추의 구별이 있는데 대부분 붉은 대추를 약으로 쓴다. 색깔은 붉고 살이 두터우며 팽팽하고 씨가 작으며 단맛이 나는 것을 상품으로 친다.

○ 미용작용

대추에는 중기(中氣)를 보하고 진액을 생성시켜 위장의 기능을 돕는 작용이 있다. 또 양혈(養血)하고 정신을 안정시키며 각종 약독(藥毒)을 해독시키는 효능도 크다. 따라서 대추를 오랫동안 복용하면 체력을 증강시키고 몸을 가볍게 하며 장수를 누리게 한다.

현대 약리학 연구에서도 대추는 강장작용이 큰 것으로 밝혀졌다. 단백질의 신진대사를 촉진하는 성분이 있어 간장을 보호하면서 근육에 힘을 증강시키는 것으로 밝혀졌던 것이다. 또한 진정과 최면, 항알레르기 작용이 있고 혈압을 내리게 하며 기침을 진정시키는 등의 약리작용을 발휘하는 것으로 나타났다.

따라서 대추는 빈혈이나 고지혈증(高脂血症), 권태와 무력 등 여러 가지의 질병 치료에 다양하게 응용되고 있다.

특히 대추에는 대량의 비타민 C와 미량원소가 함유돼 있어 늘 복용하면 피부를 매끈하고 깨끗하게 하며 혈색이 건강하고 얼굴을 아름답게 하는 효능이 있다.

해설 대추에는 인체에 유익한 성분이 많이 함유돼 있다. 아미노산 등 14가지의 아미노산과 6가지의 당류를 함유하고 있다. 뿐만이 아니다. 기타 여러 가지의 영양 성분과 비타민A, B2, C, P등이 다양하게 함유돼 있기도 하다.

또 칼슘, 인, 철분, 마그네슘, 칼륨 등 36가지의 무기질이 함유돼 있고 유기산이나 사과산 등 많은 물질을 함유하고 있는 것으로 밝혀져 있다.

단, 설탕과 벌꿀로 버무리고 쪄낸 대추를 많이 먹거나 오래 먹으면 비장을 손상시키고 습열(濕熱)을 도와주기 되므로 그 복용을 삼가는 것이 좋다.

5
늙음을 예방하는 구기자

구기자는 예로부터 천정(天精), 지선(地仙)등으로 불리며 뛰어난 자양강장 효과를 지닌 약재로 정평이 나있다. 당나라 때의 시인 유우석(劉禹錫)은 구기자를 가리켜 다음과 같이 찬미했다.

"상품의 효능은 감로(甘露)와 같고 한숟가락이면 장수를 누리게 한다."고 했다.

그것은 구기자에 비타민 A, B1, B2, C, 카로틴, 니코틴산, 칼슘, 인, 철분 등이 풍부하게 함유돼 있기 때문이다.

◯ 약리작용

구기자의 약리작용은 크게 2가지로 요약할 수 있다. 첫째 구기자는 자양강장의 작용이 탁월하다는 점이다. 그것은 아마도 구기자에 함유돼 있는 다량의 영양물질과 연관이 깊다.

둘째 구기자는 조혈(造血)기능을 촉진하여 백혈구의 수를 증가시키고 신체의 면역기능을 높여준다는 것이다. 특히 혈당 수치를 내려주고 사염화탄소에 의해 빚어진 간장 손상을 예방해주는 효능이 있는 것으로 밝혀지기도 했다.

한의학에서는 일찍이 구기자가 간장과 신장의 음(陰)을 자양하고 보하면서도 양혈(養血)의 기능을 가진 약재로 분류했다.

따라서 구기자는 간장과 신장의 부족과 음혈(陰血)의 부족이나 허약으로 빚어진 각종 증상을 개선시킨다. 이는 피부 미용에 있어서도 적잖은 영향을 미친다. 예를 들어 얼굴색이 누렇게 되는 것을 예방하고 머리칼이 일찍 희어지는 것을 치료하는 효능을 발휘하기 때문이다.

따라서 구기자야말로 현대인의 건강 유지에 없어서는 안될 미용의 성약(聖藥)이다. 그런데 그 효과는 반드시 복용을 해야만이 거둘 수 있다. 그럼 일상생활에서 구기자를 손쉽게 활용할 수 있는 방법을 소개하면 다음과 같다. 이들 처방들은 역대 의학자들의 경험에 의해 구성된 임상 경험방임을 밝혀두는 바이다.

● **경험방① : 구원탕**(枸圓湯)

· **처방** : 구기자 30g, 원육 30g.

· **만드는 법** : ■ 구기자와 원육을 씻은 뒤 솥에 넣고 물 600ml를 붓는다.

　■ 약 15분간을 물에 담근 뒤 약한 불로 15분간 달여서 먹으면 된다.

· **복용법** : 아침과 저녁 2회로 나누어 약즙과 건더기를 먹는다. 차갑게 먹어도 상관없다.

· **효능** : 심한 빈혈로 인해 빚어진 정신의 황홀감과 얼굴색이 노래지고 손발이 마비되는 증상을 다스린다. 또 불면증과 꿈이 많은 증상 등에도 계속 2주간을 복용하면 뚜렷한 치료효과가 있다. 그런데 만약 풍사(風邪)가 침입해 몸에서 열이 나거나 비장이 허하여 설사기운이 있으면 이 처방의 복용을 금해야 한다.

● **경험방②** : **구원지황탕**(枸圓地黃湯)

• 처방 : 구기자 20g, 생지황 10g.

• 만드는 법 : ■ 구기자와 생지황을 깨끗이 씻어서 물 500ml에 담근 다음 약한 불로 30분 정도 달이면 된다.

• 복용법 : 아침과 저녁 공복에 따뜻하게 해서 복용한다. 그 즙과 건더기를 함께 먹으면 된다.

• 효능 : 간장과 신장의 정혈(精血)이 조화를 상실하여 빚어진 허리와 무릎의 시큰한 통증에 효과가 있다. 또 현기증과 신장기능의 감퇴로 인해 빚어진 검버섯이나 얼굴색이 검어진 증상에 지속적으로 복용하면 좋다. 간장과 신장의 기능을 서서히 회복시켜 미용에 훌륭한 효과를 발휘하기 때문이다.

그런데 만약 감기로 열이 나거나 비장이 허(虛)하여 설사 증상이 있으면 그 복용을 삼가야 한다.

　　해 설　　구기자와 지황은 똑같이 허약손상을 보(補)하고 살결을 곱게 하는 효능이 있다. 또 구기자를 청주에 담궈 마시면 신장을 따뜻하게 하고 양기를 북돋아준다. 특히 구기자와 현미로 죽을 끓여먹으면 비장을 튼튼하게 하고 지능을 강화시키기도 한다.

이외에도 구기자를 달인 물로 녹차를 우려마시면 피부를 윤택하게 하고 얼굴을 아름답게 하는 효능이 탁월하다.

그러므로 개개인의 체질과 증상에 따라 이상의 처방들을 다양하게 활용한다면 만족할 만한 효과를 거두게 되고 아름다운 피부를 가꾸게도 될 것이다.

324

6

생명의 에너지를 불어넣는 지황

　　　　　　　　　사람은 연령이 증가함에 따라 노쇠
하게 되는 것은 자연의 이치다. 남자든, 여자든 나이 40~50세가 지나
면 신기(腎氣)가 쇠퇴하게 되고 모발의 희어지며 체력이 허약해진다.
얼굴도 역시 점차 초췌해지기 마련이다. 이는 바로 생명이 노쇠되는
자연적인 과정이다.

　중국 송나라 때의 대문호인 소동파(蘇東坡)는 이것은 곧 생명의 불
꽃이 꺼져가는 경고이므로 이를 예방하려면 반드시 생명의 연료를 보
충해주어야 한다고 했다. 그러면서 소동파는 젊음을 간직하게 하고
생명을 연장시키는 데에는 지황이 제일 좋다고 했다.

　지황은 확실히 인류 생명의 연료라고 할 수 있다. 그도 그럴 것이
지황의 성분은 모발을 검게 하고 근육과 뼈를 튼튼하게 하기 때문이
다. 뿐만이 아니다. 지황은 특히 피부를 윤택하게 하고 얼굴을 아름답
게도 한다. 이빨도 튼튼하게 하므로 현대인의 건강 장수나 노화방지,
아름다운 얼굴을 가꾸는 데에 있어서 없어서는 안될 매우 훌륭한 약
재라고 할 수 있다.

　이러한 지황은 현삼과초본식물(玄參科草本植物)의 건조된 뿌리이
다. 약재로는 익혀서 쓰는 것과 생 것을 쓰는 두 가지로 나누어진다.
생지황은 성질이 차가워 열을 내리고 피를 식히며 음(陰)을 자양하여
진액이 생기게 한다.

한편 숙지황은 성질이 덥고 오장육부의 진음(眞陰)을 보(補)하며 자양하는 능력이 강하다.

이 두 가지 모두 미용에는 큰 효과가 있다.

○ 약리작용

지황에는 포도당과 철분, 여러 종류의 아미노산, 비타민A, 그리고 기타 다양한 성분을 함유하고 있다. 따라서 그 약리작용 또한 다양하다. 크게 대별하면 3가지로 요약할 수 있다.

① 지황은 지혈작용이 뛰어나다.

동물실험 결과에 의하면 생지황의 추출물이 혈액 응고에 촉진작용이 있는 것으로 밝혀졌다.

② 지황은 강심(强心)과 이뇨작용(利尿作用)이 있다.

쇠약해진 심장에 대해 지황은 심장을 강화하는 작용이 비교적 두드러져 주로 심근(心筋)에 많이 응용된다.

또한 지황에는 이뇨(利尿)와 항염(抗炎) 등의 작용도 있어 해열에 많은 도움이 되기도 한다.

③ 지황은 혈당수치를 내리는 작용이 탁월하다.

연구 결과에 의하면 지황은 실험성 고혈당을 억제하고 토끼실험에서는 혈당 수치를 내리게 하는 것으로 나타났다.

이렇듯 지황의 치료 효과는 광범위하기 때문에 한의학에서는 내과, 외과, 소아과, 부인과, 안과 등 여러 질환에 처방을 내고 약을 쓸 때면 모두 지황을 군약(君藥)으로 삼고 있다.

이밖에도 혈열(血熱)로 인해 빚어진 종기나 부스럼에는 생지황 30g,

하고초 15g을 물로 달여 복용하면 좋은 효과가 있다.

◯ 미용작용

지황의 미용작용은 생명의 연료 보충을 통하여 인체 정혈(精血)의 균형을 유지시켜서 피부와 살결을 윤택하게 한다. 또 귀와 눈을 밝게 하며 모발을 검게 하여 청춘을 간직하게 하는 작용을 한다.

그래서 역대 한의학자들은 지황에 대해 다음과 같이 밝히고 있다. "속으로 피를 식혀주고 음(陰)을 자양하며 외부로는 피부를 윤택하게 하고 얼굴을 아름답게 한다."고 했다.

이러한 지황은 달여서 복용하거나 술을 빚어 먹어도 된다. 또 죽을 쑤어 먹는 등 어떤 방식으로 먹어도 건강증수는 물론 얼굴을 곱고 아름답게 할 수 있다.

7

젊어지게 하는 황정(둥글레)

황정은 백합과식물(百合科植物) 황정(黃精)의 뿌리이다. 별명은 태양초(太陽草), 야생생강(野生生薑), 토영지(土靈芝) 등이 있다. 이러한 황정은 덩어리가 크며 색깔이 노랗고 횡단면이 투명하면 상품이다.

○ 약리작용

황정의 유효성분은 인체의 면역기능을 높여주고 DNA, RNA와 단백질의 합성을 촉진시키는 효능이 있다. 이와 동시에 심장관상동맥의 혈류량을 증가시키고 혈압과 혈지(血脂), 혈당 수치를 내려가게 한다. 또 세균에 대한 억제작용이 있어 황정을 복용하면 신정(腎精)이 허약하고 부족하여 빚어진 노년기 허약체질에 특이 효과가 뛰어나다. 그중에서도 노쇠완화와 주름살을 예방하는 등의 미용작용은 탁월하다고 할 수 있다.

○ 미용작용

현대 약리학 연구에 의하면 황정에는 많은 약리작용이 있는 것으로 밝혀졌다. 그중에서도 특히 노쇠를 완화시키고 피부를 아름답게 하는데 효과가 뛰어나다. 또한 인체의 영양상태를 개선하고 혈관의 탄력성을 높이며 피부를 윤택하게 하여 아름다움을 항상 간직하게 하

328

는 작용을 한다.

해설 황정에는 여러 종류의 아미노산과 다당, 니코산 등이 함유돼 있어 이러한 황정의 보익작용(補益作用)은 한의학에서 매우 높이 평가하고 있다. 또 일반인들로부터 각광을 받고 있기도 하다.

황정은 늘 복용하면 건강 장수를 누리게 한다. 이시진은 그의 저서 〈본초강목〉에서 밝히기를 "황정을 복용하면 1년 안에 노쇠에서 젊어지게 된다."고 했다.

이러한 황정의 복용방식은 여러 가지가 있다. 황정 한 가지만으로 가루를 만들어 복용할 수도 있고 달여서 그 즙을 마셔도 된다.

또 닭이나 오리, 돼지고기 등과 함께 끓여 먹어도 된다. 그리고 쌀과 함께 죽을 끓여 먹어도 된다. 이상의 복용방법은 모두 항노쇠 작용과 얼굴을 아름답게 하는 효과가 있다.

한편 황정의 추출물로 각종 화장품과 세안용으로 응용하면 더욱 좋은 효과를 거둘 수 있다.

청나라 서태후가 사랑한 국화

청나라 광서년간(光緒年間)의 이름
난 어의(御醫)가 서태후(西太后)를 위하여 국화연령음(菊花延齡飲) 처
방을 마련해주었다. 이 처방은 신선한 국화 한 가지에 끓는 물을 부어
우려낸 뒤 꿀을 넣어 만든 것으로 서태후는 이를 건강 장수와 얼굴을
아름답게 하는 미용 음료로 자주 마셨다.

이러한 국화는 차로 우려내어 복용해도 좋은 효과를 볼 수 있지만
물로 끓여 머리를 감으면 머리를 검고 윤기나게 한다. 또 세안을 하면
놀라운 미용효과가 있어 한의학에서는 귀중한 약재로 꼽는다.

국화는 황국화, 백국화, 들국화 등 세 가지로 나눌 수 있다. 약성이
약간 다르고 응용에 있어서도 약간 다르다. 일반적으로 국화는 맑히
고 배설시키며 흩트리는 작용을 하는 것으로 알려져 있어 응용 범위
가 비교적 광범위하다.

우선 백국화의 경우다. 백국화는 간장을 자양하는 효능이 있어 간
을 잔잔하게 하고 눈을 밝게 한다. 들국화는 내리고 배설시키는 효과
가 뛰어나므로 열을 내리고 해독하는 데에 많이 응용된다.

그 성분을 하나하나 살펴보면 다음과 같다. 먼저 황국화의 경우는
퓨린이나 휘발유, 콜린, 비타민 A, B1과 기타 성분들이 함유돼 있다.
백국화는 휘발유와 콜린, 기타 많은 성분이 들어있고 들국화 또한 들
국화 글리코사이드, 휘발유, 기타 많은 물질이 함유돼 있다. 그 약리작

용을 살펴보면 다음과 같다.

◯ 약리작용

- 황, 백국화 : 풍(風)을 소통하고 열을 흩트리며 소염과 해독작용이 있다. 특히 눈을 밝게 하며 항균작용을 한다.
- 들국화 : 열을 내리고 해독하며 혈압을 내린다.

이렇듯 국화는 그 종류에 따라 다양한 효능을 발휘한다. 그래서 예로부터 한의학에서는 국화에 대하여 다음과 같이 밝히고 있다.

"국화는 새살을 돋아나게 하고 머리가 희지 않게 한다. 또 얼굴을 곱게 하고 피부의 잡티를 제거하며 윤택하게 한다. 몸을 가볍게 하고 눈을 밝게 하여 머리를 검게 하면서 장수를 누리게 한다."고 했다.

이밖에도 국화는 여드름에 대해서도 좋은 효과를 나타낸다. 국화를 내복하고 피부에 바르면 단시일 내에 여드름을 없애주고 여드름 흉터 또한 개선하며 피부를 윤택하게 하는 것으로 밝혀져 있기 때문이다.

특히 한의학 문헌에 의하면 국화과 식물 모국(母菊)에는 인체를 자외선으로부터 보호해주고 손상을 입지 않게 하는 효능이 있는 것으로 기록돼 있다. 이로 인해 모국 추출물을 얼굴에 응용하면 햇볕에 그을린 것과 검은 피부를 희게 하는 미용작용을 발휘한다.

양귀비의 미용 비법 행인

중국의 고대 4대 미인 중 한 사람인 양귀비는 아름다운 자색(姿色)이 뛰어났으며 피부는 맑고 깨끗하여 윤기가 흐르던 미인으로 전해진다. 그녀의 미모는 보는 이로 하여금 정신을 홀릴 정도였다고 기록돼 있기도 하다.

그런 그녀가 일상에서 쓰던 화장품 가운데 양태진홍옥고(楊太眞紅玉膏)라는 비방의 처방이 있었다. 양귀비는 날마다 아침에 일어나서 세안을 한 뒤 이 처방을 얼굴에 발랐던 것으로 알려져 있다. 그 비방의 주요 약재가 바로 피부를 자양하고 윤택하게 하는 효과를 지닌 행인(杏仁), 즉 살구씨가 함유돼 있었다.

행인은 지역과 품종에 따라 고(苦)와 첨(甛)의 구별이 있고 유효한 성분도 역시 차이가 있다. 한의학에서는 고행인(苦杏仁)을 폐(肺)치료의 훌륭한 약재로 보고 있다. 고행인에는 해수와 천식을 멎게 하고 가라앉히는 효능이 있어 기침과 천식치료에 없어서는 안 되는 귀중한 약재이다.

따라서 풍한(風寒), 풍열(風熱) 등 외사(外邪)가 폐(肺)에 침범하여 빚어진 질환이나 폐한기(肺寒氣), 폐열(肺熱)로 빚어진 모든 질환에는 반드시 활용된다. 특히 담음(痰飮)까지 겹쳤을 때도 배합하여 쓸 수 있다.

그런데 이때 주의해야 할 점이 있다. 폐(肺)가 허(虛)한 오래된 기침일 때는 고행인을 쓰지 않는 것이 좋다. 이때는 성질이 평(平)하고 맛이 단 첨행인을 쓰는 것이 좋다. 첨행인을 쓰면 폐를 윤택하게 하고 기침을 멎게 하는 치료효과를 발휘하기 때문이다. 또 첨행인은 성질이 윤택하고 지방이 많아 팩으로 만들어 쓰면 피부를 매끈하고 부드럽게 해주는 효능도 있다.

○ 약리작용

행인에는 고행인 글루코사이드, 고행인 효소, 글루코사이드 효소, 유지방, 비타민 A, B1, B2, C, 그리고 여러 종류의 유리아미노산이 함유돼 있다. 이러한 성분들이 다양한 효능을 발휘하는데 그 약리작용을 요약하면 다음과 같다.

첫째 행인은 폐(肺)를 윤택하게 하고 기침을 멎게 한다. 여기서 폐를 윤택하게 한다는 것은 곧 폐조(肺燥)로 인해 빚어진 마른기침이나 조담(燥痰)을 윤택하게 하고 해소시킨다는 것을 의미한다. 그것은 행인의 주요 성분인 시안화수소산의 진해(鎭咳)와 거담작용(祛痰作用)에 의해 효과를 거두게 되는 것이다.

둘째 행인은 피부를 보호하고 얼굴을 자양하며 대장의 기능을 원활하게 하여 배변이 잘되게 하는 약리작용을 발휘한다.

이는 행인에 함유돼 있는 대량의 유지방 때문이다. 이를 피부에 바르면 피부를 자양하고 윤택하게 하며 영양공급을 충분히 해주게 된다. 또 복용을 하면 대장 속에 윤활작용을 일으켜 통변이 잘되게 하는 것이다.

해설 행인, 즉 살구씨는 향기로운 냄새를 풍기는 대량의 지방과 풍부한 비타민이 함유돼 있기 때문에 피부와 모발을 윤택하게 하는 작용이 있다. 이는 피부에 바르거나 머리를 감음으로써 효과를 볼 수 있다.

즉 첨행인의 껍질을 벗긴 다음 찧은 뒤 계란 흰자위로 개어서 밤에 잠자리에 들 때 얼굴에 발랐다가 그 다음날 아침 미지근한 물로 씻어내면 검버섯이나 주근깨, 여드름 등에 놀라운 효과를 발휘한다.

또한 예로부터 고행인과 삼씨를 같은 양으로 찧은 다음 물로 달여 그 즙을 내어서 머리를 감으면 두풍(頭風)과 비듬을 치료하며 머리카락을 검고 윤기나게 한다.

이밖에도 행인은 겨울철 동상을 예방하는데 좋은 약재이다. 옛 시대에는 고행인과 과루인을 같은 양으로 준비해서 가루로 만든 다음 여기에 꿀을 섞어 크림을 만들어 손에 바르면 손이 매끈해지고 고와진다고 전해지고 있다. 특히 행인으로 팩과 크림을 만들어 얼굴에 바르면 기미나 주근깨, 검버섯 등을 없애주며 얼굴을 아름답게 하는 효능이 뛰어나다.

⑩
미용에 효과가 좋은 영지버섯

영지버섯은 민간에서 온갖 질병을 다 고친다는 선초(仙草)로 알려져 있다. 예로부터 한의학에서 영지버섯은 상서로우면서도 자양과 보(補)로 인체에 건강을 안겨다주는 진귀한 약제로 꼽았다. 이러한 영지버섯이 오늘날에 이르러서는 인체의 항암과 체질을 개선시키는 한약재로 많이 활용되고 있다.

영지버섯에 대한 한의학적인 관점은 오장육부를 보하고 도우며 건강과 장수를 누리게 하는 신비한 효능이 있는 것으로 보고 있다. 그동안의 임상실험에 의하면 영지버섯의 유효성분이 인체의 면역기능을 높여서 만성기관지염이나 천식, 고지혈증, 당뇨병, 급만성간염 등 소위 현대 성인병이라고 일컬어지는 각종 질병에 만족할 만한 치료 효과가 있는 것으로 속속 밝혀지고 있다.

이러한 영지버섯은 특히 피부를 보호하고 얼굴을 아름답게 하는 작용도 발휘한다. 중국 명나라 때 〈본초강목〉을 저술한 이시진은 영지버섯의 효능에 대해 다음과 같이 밝혀놓고 있다.

"영지 버섯은 얼굴색을 좋게 하고 오래 복용하면 몸을 가볍게 하며 불로장수를 누리게 한다."고 했다.

이뿐만이 아니다. 중국의 옛 한의서인 〈태평성혜방(太平聖惠方)〉에서도 영지버섯의 효능에 대해 다음과 같이 기록돼 있다.

"영지버섯을 10일 정도 복용하면 몸이 가벼워지고 20일 복용하면 모든 병이 사라지며 한달을 복용하면 살결이 백옥처럼 아름다워지게 된다."고 했다. 이 말은 다소 과장된 점이 없지는 않지만 영지버섯의 유효성분이 인체의 노화를 더디게 하고 얼굴을 자양하며 놀라운 미용 효과를 가지고 있다는 점을 예시하고 있다고 할 수 있다.

◯ 약리작용

영지버섯에는 콜린과 여러 종류의 아미노산, 진균용해 효소, 그리고 단백질 등이 함유돼 있다. 이로 인해 뛰어난 약리작용을 지닌 약재라 할 수 있는데 그 약리작용을 살펴보면 다음과 같다.

첫째 영지버섯은 몸의 면역계통인 T세포와 B세포에 대한 작용이 서로 다르다. 일반적인 조건 아래 체액면역 억제에 대해 억제작용을 나타내고 임파세포에 대해서는 변화되어 쌍향성반응(雙向性反應)을 일으킨다.

둘째 거서단핵세포계통에 대하여 강화작용을 나타내어 거세세포의 삼키는 능력을 촉진한다.

셋째 여러 가지의 변태반응에 대해서는 억제작용을 나타낸다.

이상의 약리분석을 통해 영지버섯의 보익작용(補益作用)과 근본을 다지는 기능은 보다 확실하게 증명된 셈이다.

현재 일부 피부전문가들은 실제로 영지버섯을 피부염이나 경피병(硬皮病), 홍반낭창, 동상 등 각종 피부질환에 응용하여 뚜렷한 치료 효과를 거두고 있다.

이같은 효능은 영지버섯 농축 엑기스를 복용해도 된다. 영지버섯 농축 엑기스를 복용하면 체질을 개선시키고 세포의 정상적인 활성화

를 촉진시키는 것으로 드러났기 때문이다. 그 뿐만이 아니다. 피부로
하여금 자양을 얻어서 전신의 살결이 더욱 탄력이 있고 부드러우며
아름답게 하는 것으로 밝혀지고 있다.

피부의 탄력을 강화하는 복령

(11)

복령은 다공균과진균(多孔菌科眞菌) 복령의 균핵(菌核)으로 적송의 뿌리에 기생하고 있다. 별명은 운령, 송령이라고 부른다. 약재 복령은 부위에 응용이 다르기 때문에 효능도 각각 다르다. 부위에 따라 각기 다른 효능을 살펴보면 다음과 같다. 먼저 복령의 검은 겉껍질은 복령피라고 하는데 수(水)를 배출시켜 부종을 해소한다. 바깥쪽 껍질층 안쪽의 분홍색 부분은 적복령이라고 하는데 주로 열을 내리고 습(濕)을 제거한다.

또 균 핵심 안쪽의 백색부분은 백복령이라고 하는데 이것이 바로 약칭 복령이라고 하는 것이다. 대부분 얇게 썰거나 작은 토막으로 만들어 쓴다. 주로 비장을 튼튼하게 하고 습(濕)을 제거하는데 많이 응용된다.

한편 소나무 뿌리가 붙어있는 부분은 얇게 썰어 쓰는데 이것이 곧 복신(茯神)이다. 복신은 심신을 안정시키는 데에 효과가 뛰어나다.

이렇듯 다양하게 활용되는 복령은 그 성질이 단단하고 색깔이 흰 것이 상품이다.

○ 약리작용

복령에는 복령산, 콜린, 아미노산, 단백질, 레시틴, 지방, 칼륨, 효소 등 다양한 성분이 함유돼 있다. 이로 인해 그 약리작용 또한 광범위하다.

첫째 복령은 동물실험 결과 이뇨작용이 있는 것으로 입증되었다. 요나트륨과 요칼륨의 배출량을 증가시키는데 이는 신소관(腎小管)의 흡수기능에 영향을 미치기 때문이다.

둘째 복령은 자양작용이 있다. 한의학에서 복령은 보(補)하는 작용이 있어 비장을 튼튼하게 하고 중기(中氣)를 보한다고 본다. 그것은 복령에 함유되어 있는 대량의 영양분 때문이다.

셋째 복령은 혈당수치를 내린다. 복령에 함유되어 있는 B-다당(多糖)은 체액면역세포에 대하여 촉진작용이 있다.

넷째 복령에는 진정(鎭靜)작용이 있다. 동물실험 결과 밝혀진 바에 의하면 복신에는 진정작용을 하는 성분이 함유되어 있는 것으로 나타났다.

○ 미용작용

예로부터 한의학에서는 복령을 상품약재로 꼽았다. 복령의 주요 작용은 보(補)를 하는 효능이 있으면서도 거세지 않고 도와주면서도 맹렬하지 않아 정기(正氣)를 바로 세운다는 것이다. 또 사(邪)를 몰아내는 능력이 있다. 습(濕)을 제거하고 수(水)를 배출시켜 비장과 위장을 조화롭게 한다. 특히 기혈을 생성하고 변화시키며 심신을 안정시키는 효능이 있다.

이로 말미암아 복령은 오장육부가 기혈의 자양을 받아 쇠약해지지 않게 하고 피부 또한 기혈의 자양을 받아 아름다워지게 한다는 것이다. 즉 노화를 완화하고 피부를 매끈하게 하며 또 윤택하게 하는 효능이 뛰어나다. 또한 피부의 탄력을 강화하고 부드러움을 유지하여 젊어지게도 한다.

미용에 응용되는 복령은 희고 부드러운 백복령을 주로 쓰고 있다. 백복령을 고운 가루로 만든 다음 벌꿀로 개어서 얼굴에 바르면 여드름과 임산부의 주근깨를 치료한다.

이 처방은 한의학에서 오랫동안 암상실험을 거친 결과 여성을 괴롭히는 기미나 주근깨, 검버섯 등에 훌륭한 치료효과가 있음을 나타냈다.

특히 복령은 면역기능을 강화하는 작용이 탁월해 늘 복용하면 병에 대한 인체의 저항력을 높이게 되고 일부 암에 대해서도 억제 작용이 있는 것으로 밝혀져 있다.

12

거친 피부 부드럽게 하는 산사

산사는 장미과식물 산사 또는 야생 산사의 열매를 말한다. 약용 산사는 북산사와 남산사로 나눌 수 있다. 여기서 북산사는 품질이 좋고 크며 껍질이 붉고 살이 두터운 것이 좋다. 남산사는 작고 표면은 북산사보다 붉지 않다. 둥글거나 납작한 모양을 하고 있으며 크기가 크고 고르며 붉고 단단한 것이 상품이다.

◯ 약리작용

산사에는 레몬산, 산사산, 사과산, 콜린, 당류, 비타민C, 기타 광물질이 풍부하게 함유돼 있다.

이러한 유효성분들로 인해 인체에 유익한 약리작용을 발휘한다. 우선 산사는 위장을 튼튼하게 하고 가슴을 시원하게 한다. 식체(食滯)를 내리고 어혈(瘀血)을 흩트리므로 건강유지에 빠져서는 안될 매우 좋은 약재이다.

그 뿐만이 아니다. 산사는 어혈을 제거하며 새로운 피를 손상시키지 않는다. 울기(鬱氣)를 뚫으면서도 정기(正氣)를 손상시키지 않고 식체를 내리면서도 위장을 편안하게 한다.

따라서 산사는 소화작용과 식욕증진에 도움을 준다. 또 동맥경화를 완화하고 혈압을 내리며 심혈관질병을 예방하고 치료한다. 특히 산사는 양혈(養血)하고 보혈(補血)하기 때문에 심신을 안정하고 지능을 높

341

여주며 불면증을 개선하고 기억력을 증강시킨다.

이로써 인체의 신진대사가 왕성하게 되고 정력이 넘치며 얼굴색이 맑고 매끈하게 된다. 거칠어진 피부를 부드럽게 하며 여드름이나 주근깨, 기미 등도 감소시킨다.

해설 산사는 맛이 좋은 과일이면서도 좋은 약재이다. 응용되는 범위도 매우 다양하다. 가장 폭넓게 활용되는 방법은 차로 우려내어 마시는 것이다. 즉 산사편 5~6조각을 컵에 담고 끓는 물을 부어 잠시 있다가 마시면 된다. 수시로 차 대신 마시면 좋은 효과를 볼 수 있다.

이렇게 만든 산사차는 식체가 내려가게 하고 혈관을 유연하게 하며 혈압을 내린다. 특히 미용에도 효과가 있어 늘 마시면 인체가 건강하고 지능이 높아지며 피부에 탄력을 주고 매끈하게 하며 잡티를 없애준다.

이러한 산사는 죽으로 끓여 먹을 수도 있다. 가장 널리 쓰이는 방법은 보약에 첨가하여 쓰는 것인데 이렇게 하면 보(補)하는 작용을 보다 배가시키게 된다.

⑬
기미·주근깨를 없애는 당귀

당귀(當歸)는 산형화과식물(傘形花科植物) 당귀의 뿌리로서 별명은 건귀(乾歸), 진귀(秦歸) 등으로 불린다. 이러한 당귀는 귀두(歸頭), 귀신(歸身), 귀미(歸尾)로 나누고 있는데 모두 약으로 쓴다. 뿌리가 크고 굵으며 길고 잔뿌리가 적어야 한다. 또 횡단면은 황백색이고 짙은 향기가 나는 것을 상품으로 친다.

◯ 약리작용

당귀의 약리작용은 다양하다. 첫째 자궁기능을 조절한다는 점이다. 당귀는 자궁에 대하여 이중성질의 조절작용을 가지고 있다.

둘째 비타민 E 결핍증에 효과가 있다.

셋째 진정, 진통, 이뇨, 항균 등의 작용이 있다.

◯ 미용작용

당귀는 양혈(養血)하고 영혈(營血)하며 기(氣)를 보(補)하여 정(精)이 생겨나게 한다. 오장육부를 안정시키면서 신체를 강하게 하고 정신을 유익하게 한다. 또한 조(燥)를 윤택하게 하고 장(腸)을 원활하게 하며 중초(中焦)를 덥게 하여 각종 통증을 멎게 한다. 특히 월경을 조절하며 새살이 돋아나게도 한다.

당귀는 또한 뛰어난 미용약재이다. 혈관을 확장시켜 혈관의 막힘을

343

감소시키고 혈액순환을 촉진시키기 때문이다.

특히 멜라닌 색소의 형성을 억제하며 기미나 여드름, 주근깨 등 각종 색소성 피부병에 대한 치료효과가 뛰어나다. 이외에도 당귀를 주성분으로 한 샴푸나 린스는 머릿결을 부드럽게 하고 윤기가 흐르게 하기도 한다.

14

노화를 방지하는 하수오

하수오(何首烏)는 요과식물(蓼科植物) 하수오의 뿌리를 말한다. 별명은 수오(首烏), 지정(地精) 등이 있다. 성질이 무겁고 단단하며 가루성질을 나타낸 것이 상품이다.

○ 약리작용

하수오는 첫째 혈청콜레스테롤의 수치를 낮아지게 한다. 하수오에 함유된 유효성분은 혈청콜레스테롤 수치의 증가에 대해 억제작용이 있다. 또 위장의 콜레스테롤 흡수를 감소시키기도 한다.

둘째 하수오에는 항동맥경화작용이 있다. 하수오에 함유되어 있는 인지질 등은 동맥경화의 형성을 완화시키고 지방질이 혈청 속에 적체되는 것과 동맥 내막으로 스며드는 것을 막아준다.

셋째 하수오에는 항과민 반응작용이 있다. 하수오에 함유되어 있는 신상선(腎上腺) 피질 호르몬 등의 유효성분에는 항알레르기 효과가 있어 피부소양증이나 알레르기 등에 뚜렷한 치료 효과가 있다.

○ 미용작용

약용으로 많이 쓰는 적하수오와 생하수오의 효능은 서로 다르다. 우선 적하수오는 간장과 신장을 보(補)하고 도우며 양혈(養血)과 정(精)을 수렴하는데 많이 이용된다. 따라서 적하수오는 혈허(血虛)에 의

한 현기증이나 간장과 신장의 음(陰)이 허약한 증상에 효과가 있다. 또 머리가 일찍 희어지는 증상이나 허리, 무릎이 시큰해지는 증상, 몸과 팔다리가 저려오는 잠을 잘 이루지 못하는 불면증 치료에 많이 쓰인다.

근래에 와서는 피부소양증과 고지혈증 치료에 응용되고 있다.

한편 생하수오는 해독작용이 뛰어나고 대장을 윤활하게 하여 대변 배출이 잘되게 한다. 따라서 변비 예방에 좋다.

이러한 하수오의 미용작용은 주로 얼굴에 곱게 하고 피부를 탄력 있게 하며 윤기나게 한다. 또 모발을 검게 한다. 임상에서는 주로 이 두 가지 효능으로 인해 많이 활용되고 있다.

그것은 하수오가 정혈(精血)을 유익하게 하고 간장과 신장을 보하는 효과가 있기 때문이다. 이러한 작용으로 인해 사람으로 하여금 기혈이 충족하게 하고 얼굴색을 건강하게 하며 윤기가 흐르게 하여 항상 젊고 아름다운 얼굴을 지니게 한다.

이와 더불어 신정(腎精)이 충만하고 기혈이 왕성함으로써 모발이 일찍 희어지는 것을 방지하면 또 일찍 희어진 경우에는 검게 변하도록 만들어준다. 특히 푸석한 머릿결이나 과도한 탈모에도 효과가 있다.

현대 약리학 연구에서는 하수오에 혈관을 확장시키는 것과 경련을 완화시키는 작용이 있어 피부세포와 뇌세포, 그리고 모발에 충분한 혈액을 공급하게 된다는 것이 입증되었다.

그래서 하수오를 꾸준히 복용하면 얼굴색을 맑고 건강하게 하고 광택이 나게 하며 머리카락에 윤기가 흐리게 하면서 정신을 맑게 한다.

특히 최근의 임상 연구 결과에 의하면 하수오가 혈지(血脂) 수치를 내리게 하는데 뚜렷한 효과가 있는 것으로 밝혀졌으며 심한 탈모증에도 효과가 있는 것으로 속속 드러나고 있기도 하다.

따라서 하수오를 오래 복용하면 건강 장수를 누리게 할 뿐만 아니라 젊음을 간직하게 하고 노화르 더디게도 한다.

해설 하수오를 미용과 보익(補益)에 응용할 때는 반드시 불에 구운 것을 써야 하고 절대로 생 것을 써서는 안된다.

15

백반증을 치료하는 보골지

보골지(補骨脂)는 콩과식물 보골지의 열매를 말한다. 별명은 파고지(破古紙), 호구자, 흑고자(黑故子) 등으로 불리기도 한다. 보골지는 알이 크고 색깔이 검으며 팽팽하고 단단하며 윤기가 나는 것이 상품이다.

○ 약리작용

보골지는 양기(陽氣)를 북돋우고 근육과 뼈를 튼튼하게 한다. 원기를 크게 도우면서 건강 장수하게 하는 좋은 약재이다.

○ 미용작용

보골지는 얼굴의 백반증을 치료한다. 임상 연구에 의하면 보골지에는 피부 색소를 새로 생성시키는 작용이 있는 것으로 밝혀졌다. 또 보골지 액을 백반증 부위에 바르면 효과가 있는 것으로 나타났다. 이는 보골지 액을 환부에 바른 뒤 자외선을 쐬는 요법으로 햇볕을 쐬는 시간은 2분에 시작하여 점차 10분으로 증가시킨다. 이렇게 6개월 이상을 치료하면 백반증 부위에 색소를 새로 생성시켜서 원래의 피부색으로 회복시키게 된다.

해설 보골지는 백반증, 탈모 등 각종 미용장애에 많이 응용되는 약제이다. 특히 새벽설사나 남성의 발기부전, 성기능장애, 유정 등에 효과가 뛰어나다.

16
주름살을 펴주는 수세미 외

수세미 외는 초롱박과식물 수세미의 신선하고 부드러운 열매 또는 서리맞아 말라버린 늙은 열매를 말한다.

이러한 수세미는 식물 전체가 약으로 쓰인다. 즉 뿌리, 덩굴, 잎, 꽃, 수세미외 꼭지, 수세미 외속, 껍질, 씨앗, 즙이 그것이다. 이들 부위들은 특히 피부 미용에 좋은 효과를 나타낸다.

○ 미용작용

수세미는 피부를 보호하는데 훌륭한 자연 식물약이다. 미용에는 대부분 수세미 즙을 주로 쓴다. 그 즙에는 풍부한 영양성분이 있어 피부로 하여금 정상적인 기능을 유지시켜서 피부의 적정한 수분 함량을 유지하도록 한다. 그래서 피부는 건강해지고 광택이 나게 된다. 장기간 수세미외 즙을 미용에 응용하면 놀라운 효과를 거둘 수 있다.

특히 수세미 외 즙에는 피부에 영양을 공급하는 특수한 물질이 함유돼 있기 때문에 피부에 노화를 예방하고 주름살을 없애준다. 또한 여드름을 예방하고 멜라닌 색소의 침전을 막아주기도 한다. 무엇보다 지성피부에 쓰게 되면 넓어진 모공을 수축시키며 매끈하게 만들어주고 윤기가 나게 한다.

해설   수세미 외 즙의 미용방법은 맑은 물로 피부를 씻고 닦은 뒤 수세미 외 즙을 얼굴, 손 부위에 바른다. 마르면 다시 바른다.

이런 방식으로 날마다 몇 번씩 바른다. 또는 수세미 외를 얇게 썰어서 얼굴을 가볍게 문질러도 같은 효과가 있다.

한편 수세미 잎으로는 기미를 치료할 수 있다. 수세미 잎과 붕사, 빙편 등 세 가지를 넣고 찧은 뒤 얼굴에 바르면 된다.

⑰
여드름 · 기미 · 주근깨를 없애는 알로에

알로에는 백합과식물(百合科植物)
의 쿠라소 알로에와 희망봉 알로에로 나눌 수 있다. 이러한 알로에는
피부 미용에 있어 최고의 효능을 지닌 식물이라 할 수 있다. 응용범위
또한 참으로 다양하다.

○ 미용작용

신선한 알로에 잎 속에 함유돼 있는 성분은 피부 미용에 독특한 효
과를 나타낸다. 알로에에는 통증과 가려움증을 제거하고 살균하는 효
능이 있으며 새로운 세포의 생성을 촉진시키기도 한다.

이러한 알로에에 대한 한의학적인 관점은 간경(肝經)의 실화(實火)
를 배설하고 뭉쳐진 열을 배설시키며 열을 내리면서 독을 제거한다고
보고 있다.

따라서 알로에를 배합하여 만들어진 화장품을 피부 미용에 응용하
면 피부습윤을 유지하는 효과가 매우 뛰어나다. 이는 피부의 수분을
조절하여 매끈하고 부드럽게 하면서 피부의 과민과 염증의 발생을 방
지하는 역할을 한다.

그래서 알로에는 과도한 피지(皮脂)의 분비로 인해 형성된 여드름
이나 기미, 검버섯 등의 치료에 놀라운 효과를 발휘하게 되는 것이다.

해설 평소 일상생활에서 알로에를 활용한 피부 미용법을 소

351

개 하면 다음과 같다.

먼저 알로에 300g, 녹두 150g을 분말로 만들어 둔다. 여름철에는 수박즙으로 알로에와 녹두가루를 개어서 쓰고 기타 계절에는 계란 흰자위로 버무린다. 이렇게 버무린 것을 얼굴과 환부에 얇게 펴바른 뒤 30분 동안 그대로 둔 다음 미지근한 물로 씻어내면 된다.

이 팩을 아침과 저녁에 각각 한 번씩 행한다. 일반적으로 1개월간 사용하면 얼굴의 피부성질이 바뀌게 되고 2~3개월을 사용하면 각종 피부질환이 호전되거나 사라지게 된다. 특히 기미와 여드름에 효과가 뛰어나다.

한의학에서는 기미를 간반점(肝斑點)이라고 부른다. 대부분 간기(肝氣)가 울결(鬱結)됨으로써 울화(鬱火)가 경맥(硬脈)을 따라 위로 올라가서 얼굴에 침범하는데 이때 색소를 얼굴에 침전시켜 발생하게 된다.

맛이 쓰고 성질이 냉한 알로에는 이러한 기미의 발생 메카니즘에 작용해서 그 효능을 발휘하며 간경(肝經)과 위경(胃經)에 들어가서 작용을 하기 때문이다. 즉 간경(肝經)의 실화(實火)를 배설시키며 울열(鬱熱)을 맑히고 해소함으로써 기미를 없애주는 것이다.

특히 알로에 잎에서 흘러나오는 끈적거리는 성질의 액체는 피부를 깨끗하게 하고 열독(熱毒)을 제거하므로 여드름을 치료하고 피부의 청결과 미용작용을 이루게 된다.

⑱ 주름을 예방하는 사원자

사원자(沙苑子)는 콩과식물 편경황기의 화황기의 씨앗을 말한다. 별명은 사원질려, 하황초 등이 있다. 약재는 성질이 단단하면서 팽만하고 크기가 고른 것이 상품이다.

○ 미용작용

〈본경봉원(本經逢原)〉의 기록에 따르면 사원자는 다음과 같이 기록돼 있다. "사원질려는 하강(下降)하는 성질과 보하는 작용이 있어 이를 끓여서 차 대신 마시면 얼굴을 아름답게 한다."고 했다.

사원자는 간장을 자양하고 눈을 밝게 하며 얼굴을 아름답게 한다. 눈을 윤택하게 하고 신장을 보하며 정(精)을 다지므로 노인은 젊어지게 하고 젊은 사람은 더욱 아름다워지게 한다.

실제로 화학적인 분석에 의하면 사원자는 인체에 필수적인 미량원소인 아연과 셀레늄이 함유돼 있어 발육을 촉진하고 또 노화를 완화시키는 것으로 밝혀졌다. 또한 주름살을 제거하고 예방하며 몸을 풍만하게 하는 작용을 가지고 있기 때문에 피부를 매끈하고 부드럽게 하며 희고 윤기가 흐르게 하여 젊음을 간직하게 한다는 것이다.

이러한 사원자에는 특히 16종류가 되는 아미노산이 있으며 그 중에서 7가지는 필수 아미노산인 것으로 밝혀져 있다. 이외에도 단백질과 콜린, 무기성분 등 인체에 유익한 많은 미량원소가 함유돼 있는 것으로 알려져 있다.

사원자는 단방만으로 미용에 응용될 수가 있다. 깨끗하게 씻은 뒤 노랗게 볶아서 쓴다. 복용을 할 때는 끓는 물에 우려내어 차 대신 마시면 된다. 또다른 약재와 배합하여 써도 되는데 무엇보다 미용에 좋은 약재라 할 수 있다.

옛 기록에 따르면 당나라 영락공주가 어려서부터 병약한 체질로 얼굴이 마르고 살결이 거칠었는데 사원질려를 차 대신 복용하여 건강하고 아름답게 됐다는 기록이 오늘날까지전해지고 있다.

주름살을 제거하는 검실

검실은 수련과식물 검의 씨앗으로 별명은 황실(皇室), 계두실(鷄頭實) 등으로 불린다.

검은 일년생 수생초본식물(水生草本植物)로 그 씨앗에는 대량의 전분, 단백질, 지방 등이 함유돼 있다.

이러한 검실은 약용에 쓰이는 것 외에도 음식의 훌륭한 배합 재료로도 많이 응용되고 있다 검실과 검실가루는 영양이 풍부한 약재이면서 식품이다. 한편 검실은 품질이 희면서 가루가 많으며 과립이 팽팽하고 크기가 고르며 부스러기가 없는 것이 상품이다.

◯ 미용작용

검실에는 전분이나 단백질, 지방, 비타민 B1, B2, C, 니코틴산, 카로틴, 칼슘, 인, 철분 등이 풍부하게 함유돼 있다. 이러한 유효성분들이 자양과 건강 장수를 누리게 하는 다양한 효능을 발휘한다. 또 신장을 도우고 정(精)을 다지며 비장을 보하면서 설사를 멎게 하는 상품 약재라 할 수 있다.

신장은 선천(先天)의 근본이고 비장은 후천(後天)의 근본이다.

검실은 신장을 도우면서도 비장을 건강하게 하므로 병을 물리치고 건강하게 한다. 따라서 검실을 오랫동안 복용하면 몸이 가벼워지고 오장육부가 자양을 받아 윤택하게 되며 뇌수(腦髓)를 보하는 작용을 발휘한다. 이로 말미암아 인체가 건강해지고 사고력이 민첩해지며 얼굴색이 건강하고 탄력이 있게 되는 것이다.

해설   미용에 응용되는 검실은 약선에 배합하거나 단방으로 쓸 수가 있다. 기록에 의하면 중국 송나라 때 대문학가인 소동파(蘇東坡)는 날마다 검실 10~20알을 씹어 먹었는데 이것이 수십년간 계속되자 늙었어도 신체가 건강하고 사고력이 민첩했으며 얼굴에는 혈색이 돌고 주름살이 거의 없었던 것으로 전해지고 있다.

㉚ 여드름·기미에 효과적인 뽕잎

상엽(桑葉)은 상과식물 뽕나무 잎으로 동상엽(冬桑葉)이라고 하기도 한다. 10~11월 사이 서리가 내린 후 뽕잎을 채취하여 말린다. 잎이 완전하고 크며 두텁고 색깔이 황녹색이며 성질이 부드럽고 깨끗한 것이 상품이다.

○ 미용작용

옛 한의서에 의하면 "상엽은 단맛으로 피를 도우고 차가운 성질로 피를 식힌다. 단맛과 차가움이 함께 어울림으로써 기(氣)를 내리고 음(陰)을 도운다. 특히 모발은 피의 소산물로서 피를 도우면 모발을 자라게 한다."고 기록돼 있다.

그래서 혹자는 상엽을 천연 양모제라고 하기도 한다. 신선한 뽕잎으로 머리를 감으면 머리카락을 윤기나게 하고 비듬을 제거할 뿐만 아니라 두통까지 방지한다. 활용하는 방법은 우선 신선한 뽕잎을 씻은 다음 잘게 썰어서 용기에 넣고 물을 붓는다. 그런 다음 손으로 힘껏 비벼대어 맑은 물이 끈적거리는 즙이 되면 잎을 걸러내고 머리를 감으면 머리가 검어지고 아름답게 된다.

> **해설** 뽕잎 즙으로 세안을 하면서 피부를 잘 문질러 주면 피부가 곱고 윤기가 있으며 탄력이 생기게 된다. 특히 여드름이나 기미 등을 제거한다. 한편 뽕잎으로 차를 끓여 마셔도 피부 미용에 효과가 있다.

357

머리카락을 윤기나게 하는 상기생

상기생과식물(桑寄生科植物) 상기생(桑寄生)의 잎이 달린 가지를 말한다. 상기생은 기생식물로서 성질은 기생숙주와 비슷하다. 상기생을 채취한 뒤 토막으로 잘라 끓는 물에 데쳐내어 말린다. 말렸을 때 잎이 푸르틱틱한 색깔이면 상품이다.

○ 미용작용

역대 한의학 서적에 의하면 상기생에는 간장과 신장을 보하고 풍습(風濕)을 제거하며 근육과 뼈를 튼튼하게 한다고 기록돼 있다. 또 태(胎)를 안정시키고 경락을 소통하여 기(氣)를 운행시킨다.

이러한 상기생은 다른 식물에 기생하면서 정기(精氣)를 흡수하므로 훌륭한 보(補)작용이 있어 인체에 들어오면 곧 신장의 정기를 자양하여 음액(陰液)의 분비를 촉진시킨다. 이로 말미암아 피부에 정기(精氣)가 충만하게 되어 피부와 모발을 건강하고 아름답게 하는 것이다. 또한 치아도 건강하게 한다.

현대 약리학 연구에서 밝혀진 바에 의하면 상기생에는 혈관을 확장시키고 혈압을 내리며 관상동맥의 혈류량을 증가시키는 작용이 있는 것으로 드러났다.

그러므로 상기생은 원기와 피를 자양하고 정(精)을 인도하며 경락을 자양하면서 피부에 영양을 공급하게 되므로 훌륭한 미용작용과 건강 장수를 누리게 하는 능력을 발휘하는 것이다.

22
노화를 방지하는 검은깨

검은깨는 호마과식물(胡麻科植物) 지마(脂麻)의 검은 색 씨앗을 말한다. 별명은 호마(胡麻), 거승자(巨勝子) 등으로 불리기도 한다. 일반적으로 씨알이 크고 색깔이 검으며 팽팽하고 깨끗한 것을 상품으로 친다.

○ 미용작용

검은 깨는 오장(五臟)을 보(補)하고 기력을 강하게 한다. 또 뇌수(腦髓)를 보충한다. 따라서 오래 복용하면 몸을 가볍게 하고 노화를 완화시키는 효능이 있어 장수식품으로 꼽힌다. 이러한 검은 깨의 미용작용은 주로 모발을 자라나게 하고 검게 하며 새살을 돋게 한다는 것이다. 살결을 윤택하게 하고 피부 건조를 방지하므로 얼굴을 아름답게 하고 피부를 곱고 부드럽게 한다.

현대 약리학 연구에서도 검은 깨에는 비타민 E와 레시틴 등이 풍부한 것으로 밝혀졌다. 이들 물질들은 주로 항노쇠에 중요한 작용을 한다. 특히 비타민 E는 세포의 소멸을 방지하고 각종 색소반점과 노인성반점의 형성을 막아주는 역할을 한다.

따라서 검은 깨는 노화를 완화시키고 얼굴을 아름답게 하며 피부를 윤택하고 탄력있게 한다. 특히 기미 등도 없애준다.

해설 검은 깨는 좋은 식품으로 건강 장수와 미용에 놀라운 효능이 있는 식품이다.

359

23

검버섯을 없애주는 토사자

토사자는 선화과식물(旋花科植物) 토사자의 씨앗을 말한다. 토사자의 원식물은 초본(草本)에 기생하는 식물로서 대부분 콩과 식물, 국화과식물, 이과식물, 기타 초본식물에 기생하고 있다.

줄기는 노란색으로 실 모양을 하고 있고 장소에 따라 흡판이 생겨나와 기생식물 조직 속에 침입한다. 잎새가 없기 때문에 기생체에서 영양을 공급받는데 다른 식물을 칭칭 감아서 영양분을 빨아 먹는다. 이러한 토사자 약재는 질이 단단하고 과립이 팽만하면 깨끗해야 상품이다.

○ 미용작용

토사자는 신정(腎精)을 보하고 도우며 간(肝)을 자양하며 눈을 밝게 하는 효능이 있다. 또 근육과 뼈를 튼튼하게도 한다. 정수(精髓)를 보충시키므로 장기간 복용하면 얼굴에 난 기미나 주근깨, 검버섯 등을 제거하고 얼굴을 아름답게 한다고 옛 한의서에 기록돼 있다.

이러한 효능은 현대 약리학 연구에서도 속속 밝혀지고 있다. 연구 결과에 의하면 토사자는 강장작용(强壯作用)이 있고 인체의 면역기능을 높여주는 것으로 드러났기 때문이다. 그 뿐만이 아니다. 얼굴을 윤택하게 하고 주름살을 제거하여 젊어지고 아름답게 하는 것으로 알려져 있다.

해 설　토사자는 원래 신장을 보하고 양기와 정력을 북돋아주는 중요한 약재로 주로 쓰인다. 신선한 토사자의 액즙을 써도 되고 단방으로 달여서 복용을 해도 된다. 대부분은 다른 약재와 함께 배합하여 쓰고 있다.

24

피부 노화를 완화시키는 잠사

잠사(蠶絲)란 말이 나오면 대부분의 사람들은 아름다운 비단을 떠올리게 될 것이다. 그러나 이러한 잠사도 역시 피부 미용에 좋은 효과가 있는 약재이다.

〈본초강목〉을 편찬한 이시진은 "누에고치가 피부의 화농성 질병을 치료한다."고 기록해 놓고 있다.

현대에 이르러서도 잠사를 주원료로 한 잠사 화장품이 개발돼 있기도 하다. 풍부한 단백질을 함유하고 있어 피부 노화 방지에 놀라운 효과가 있는 것으로 알려져 있다.

잠사는 주로 섬유상태의 단백질은 사섬유단백질(絲纖維蛋白質)에 싸인 채 한데 붙어서 이루어진 것이다. 이 두 종류의 단백질은 모두 각단백질(角蛋白質)이며 각각 18가지의 아미노산을 함유하고 있다. 인체에 필요하면서도 체내에서는 합성이 안되는 아미노산 8종류가 있다.

이들 아미노산은 피부 세포의 신진대사를 촉진하여 피부조직의 재생능력을 높인다. 피부 표면 세포의 활동력을 강화하여 피부 노화를 완화시키며 얼굴의 주름살 발생을 감소하기도 한다.

특히 햇볕에 타지 않게 하고 피부 세포를 증식시키는 효과가 있어 피부를 더욱 탄력있고 부드러우며 곱게 한다.

그것은 생잠사(生蠶絲)의 70%를 차지하는 사섬유단백질의 분자 구

362

조가 피부를 구성하는 교원섬유(膠原纖維)와 매우 유사하기 때문이다. 따라서 잠사의 유효성분은 빠른 속도로 피부에 흡수된다. 특히 잠사의 사단백질(絲蛋白質)은 피부를 자양하고 보습효과도 있어 피부의 건조를 막아주는 작용을 한다.

또한 생잠사 성분의 20%나 되는 사교단백질(絲膠蛋白疾)의 아미노산 구조는 대체로 사섬유단백질과 비슷하고 다른점이 있다면 알라닌, 티로신 등이 비교적 적은 반면 실크 아미노산, 글루타민산, 천문동 아미노산 등이 비교적 많다는 것이다.

그러므로 잠사의 작용은 피부 세포의 재생까지도 촉진하게 한다. 그 중의 유효성분은 또한 노화를 완화시키고 주름살의 생성을 감소시킨다. 이외에도 실크 단백질은 피부조직 세포인 티로신의 활발한 움직임을 억제하고 피부 속 멜라닌 색소의 생성을 감소시키면서 피부를 더욱 윤기나고 매끈하게 만드는 것이다.

한편 잠사를 가공한 제품은 일반적으로 사원소(絲原素)라 하며 수용성 물질로 분자량은 비교적 적기 때문에 피부에 대해 비교적 강한 침투력을 가지고 있다.

이는 미용과 피부보호, 그리고 피부를 윤택하게 하는 데에 많이 응용된다. 특히 모발은 아름답게 보호하기도 한다. 왜냐하면 잠사속의 실크단백질은 모발 속의 각단백질(角蛋白質) 구조가 비슷하기 때문에 사원소(絲原素)를 첨가한 머리 영양제나 샴푸, 린스 등은 모발 표면에 보호막을 형성하여 모발을 더욱 탄력있고 부드러워지게 한다.

한방 피부미용법
330지혜

초판 인쇄일 : 2015년 10월 6일
초판 발행일 : 2015년 10월 10일

저 자 : 김이현
펴낸곳 : 도서출판 한방미디어

등록번호 : 592-99-00032
주소 : 경기도 안양시 만안구 안양로510번길 26, 201호(석수동)
전화 : (031)471-9997
팩스 : (031)471-9998

ISBN 979-11-955819-2-4   03510

E-mail : kgon999@naver.com

* 잘못 만들어진 책은 바꾸어 드립니다.
* 좋은 원고를 찾습니다.
* 책값과 바코드는 뒤표지에 있습니다.